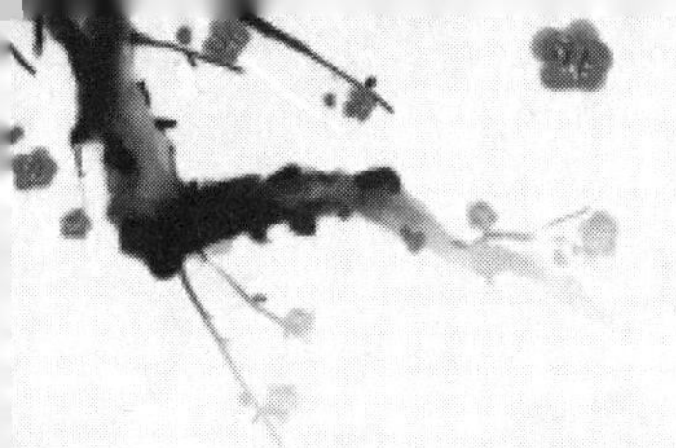
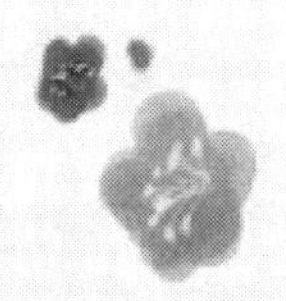

神农本草经药物解读

——从形味性效到临床（1）

顾　问　孙光荣
主　编　祝之友
副主编　张德鸿　祝庆明
编　者　李　杨　郑　倩　李领娥
杨建宇　赵玉珍

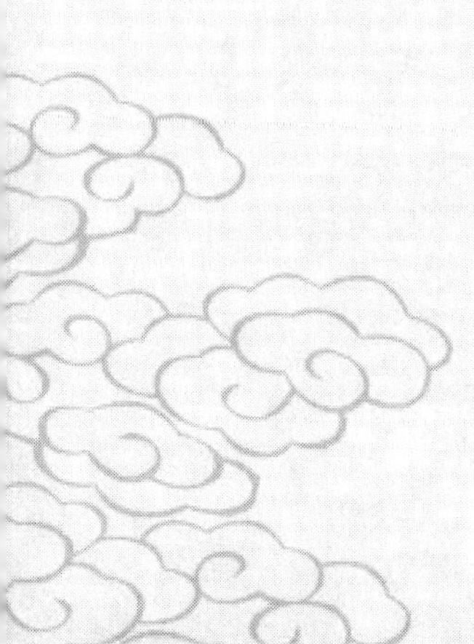

人民卫生出版社

图书在版编目(CIP)数据

神农本草经药物解读：从形味性效到临床．1/祝之友主编．—北京：人民卫生出版社，2016

ISBN 978-7-117-23859-5

Ⅰ.①神…　Ⅱ.①祝…　Ⅲ.①《神农本草经》-研究　Ⅳ.①R281.2

中国版本图书馆 CIP 数据核字(2016)第 310959 号

人卫智网	**www.ipmph.com**	**医学教育、学术、考试、健康，购书智慧智能综合服务平台**
人卫官网	**www.pmph.com**	**人卫官方资讯发布平台**

神农本草经药物解读——从形味性效到临床(1)

主　　编：祝之友
出版发行：人民卫生出版社（中继线 010-59780011）
地　　址：北京市朝阳区潘家园南里 19 号
邮　　编：100021
E - mail：pmph @ pmph. com
购书热线：010-59787592　010-59787584　010-65264830
印　　刷：三河市尚艺印装有限公司
经　　销：新华书店
开　　本：710×1000　1/16　　**印张**：15
字　　数：231 千字
版　　次：2017 年 1 月第 1 版　2023 年12月第 1 版第 7 次印刷
标准书号：ISBN 978-7-117-23859-5/R・23860
定　　价：42.00 元
打击盗版举报电话：010-59787491　E-mail：WQ @ pmph. com
（凡属印装质量问题请与本社市场营销中心联系退换）

前　言

《神农本草经》(简称《本经》)是我国亦是世界上最古老的药物学典籍之一，是中医药四大经典著作(《黄帝内经》《神农本草经》《难经》《伤寒杂病论》)之一。所载药物之功效与主治是其主要内容，另有药物正名、性味、主治、异名、产地、采收季节，以及用法、用量、剂型、七情畏恶、所附方剂、服用方法等。中医药界对其研究者甚多。

自宋代始，有多种版本的《神农本草经》辑复本面世，如清・孙星衍等《神农本草经》，清・黄奭《神农本草经》，清・陈念祖(陈修园)《神农本草经读》，清・叶桂(叶天士)《本草经解》等。近半个世纪以来，对《神农本草经》的研究成果颇丰，如尚志钧校点《神农本草经》，曹元宇辑校《本草经》，张树生等主编的《神农本草经贯通》，叶显纯等所著《神农本草经临证发微》，张登本的《全注全译神农本草经》，最近才出版的宋永刚《神农本草经讲读》等。但这些版本都有一个共同的弱点——不注重中药品种理论的研究，有的甚至与《神农本草经》的本义相差甚远。

随着对《伤寒杂病论》研究的深入和"读经典"的提倡，中医药界已经开始重视对《神农本草经》的研读，为还原《伤寒杂病论》和《神农本草经》中药物的本来面貌，已经取得很多突破性进展。中医界已开始注重中药品种理论的研究，《神农本草经》的价值已逐渐显现。不断积累的临床经验使《神农本草经》的很多记载得到证实，如半夏"主咽喉肿痛"，厚朴"主气血痹"，桔梗"主胸胁痛如刀刺"，甘草"主金疮肿"，麻黄"破癥坚积聚"，芍药"主利小便"，苦参"主溺有余沥"而逐水，桂枝(肉桂)"主上气咳逆，结气喉痹"，白芷"主女人漏下赤白，血闭阴肿"，柴胡"推陈致新"，天花粉"续绝伤"，玄参"治女子产乳余疾，补肾气"，大黄"调中化食，安和五脏"，独活"主金疮、奔豚、女子疝瘕"，乌头治"咳逆上气"，茯苓治疗"寒热烦满咳逆"，天麻"补益身体"等。

值得一提的是,《神农本草经·序录》是较为全面、系统、纲领性的临床中药学综合性经典论著,全文共 755 字,它奠定了中医药临床药学的理论基础和内容框架。历代中药本草文献对该序录全文均有转载、注释和研究,如《新修本草》《证类本草》《本草纲目》等,对《神农本草经》的注释亦有很多版本,如清·张璐《本经逢原》,清·张志聪(张隐庵)《本草崇原》,仅名称和个别文字、标点符号略有差异。历代本草文献认为《神农本草经》:“凡药,上者养命,中药养性,下药养病。”

要学习好中医中药,必须要读经典。要读《黄帝内经》、读《伤寒杂病论》、读《神农本草经》,不仅要读,而且要精读。《伤寒杂病论》方证源于神农时代,《神农本草经》标志了经方的起源。

《神农本草经》的主要内容是讲中药的功效与应用,内容丰富。但由于其文辞古奥,很难读懂,特别是现代相当一部分年轻的中医药工作者,即使读完《神农本草经》,也不一定能理解透彻,更不要说融会贯通,学以致用,这就造成了很多学习中医中药人员不理解《神农本草经》,而只是使用一些后世医药学家的相关本草书籍和现代中药教科书。据调查,有相当一部分中医中药人员没有读过《神农本草经》,正如清代名医张志聪在其《本草崇原》自序中言《神农本草经》:“词古义深,难于窥测,后人纂集药性,不明《本经》,但言某药治某病,某病须某药,不探其原,只言其治,是药用也,非药性也。知其性而用之,则用之有本,神变无方;袭其用而用之,则用之无本,窒碍难通。”

《神农本草经》序录反复强调辨证用药原则,可见《神农本草经》是一部着眼于临床实践,教导人用药治病的医药图书,不是某些人误解的单纯讲中药的药书。相反,现代很多与中药相关的教科书背离了《神农本草经》的原意。《神农本草经》序录强调辨证用药原则,经文则主要讲单味药之功效。其核心是讲解每一味药物的形、色、气、味,并对“大病”(常见病)辨证分型,对症用药。这表现在 365 种药物的论述之中。

《神农本草经》应用每一单味药或单方治病,均是从我们祖先养身保健、防病治病的经验总结而来,而张机(张仲景)所著《伤寒杂病论》复方证中各药物的解读均源于《神农本草经》的单方药疗理论。现在的教科书对经方的解读,并没有用《神农本草经》的药理去解读,也就是说,我们现代医药人并没有首先继承《伤寒杂病论》和《神农本草经》的根本,有的甚至完全

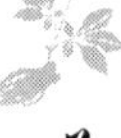

曲解了经方理意。如桂枝汤、金匮肾气丸等方所用桂枝，不是用肉桂本意去解读，而是用清代才在临床上投入使用的桂枝枝条去解读。如果用《伤寒杂病论》和《神农本草经》互解，必定给现代教科书（如《方剂学》）带来一个翻天覆地的改变。

正如著名中医学家孙启明教授所说："千百年来，《伤寒论》注家几百家，他们研究《伤寒论》时，只抓住'方和证'的研究，而忽略了'方和药'的研究，尤其是方和药物品种的研究，这是中医传统研究课题中的一大疏漏。"孙老先生又说："从来的中医名家，大多数人只知道疏方而识药物。伤寒注家们从来也没有注解《伤寒论》大、小柴胡汤中柴胡是什么品种。"这种"方未变而药多变"的特殊发展，造成了古方、经方与用药之间的脱节，造成了医方与用药的矛盾。如《伤寒论》中众多经典名方至今未变，但其临床用药却被"偷换"了药物概念。

《神农本草经》及以后的《本草经集注》《新修本草》《证类本草》《本草纲目》等多为综合性本草，讲中药的名称（包括别称）、植物形态、产地、生境、加工（修治）炮制、性味、功用、主治病证、附方等。但是距离现代越近的本草文献，其叠加（滚雪球）式发展就越重。同时，背离《神农本草经》之根本就越远。而现代人讨论临床用药时的引经据典，又往往追溯至某篇文献，虽然某药出自《神农本草经》，但并没有道出《神农本草经》之核心意义。

相比其他类型的本草文献，如各种《伤寒论》注解本，《神农本草经》的注解本，如《本草衍义》《本草原始》《本经疏证》等，属于应用类型的本草文献，均是录用《神农本草经》所载药物之名或有关文字而阐发个人的临床用药心得或相互评论，还是未能追根溯源，阐明《神农本草经》的根本含义。对于《神农本草经》所强调的五气五味、用药法度之核心，并没有做到真正的解读。

《神农本草经》所载药物，根据其序录的内容玄机：依据药物形，推断药物作用；依据药物的味则可辨药物的作用部位；依据药物的色可辨明药物的作用趋向（即药物的归经）；依据药物的气（药气），就可知道药物的阴阳属性等。笔者认为，《神农本草经》的精髓是讲中药的形、色、气（药气）、味，现代中医药人对此往往容易忽视，而用现代《中药学》教材去解析《神农本草经》，显然有失偏颇。

要读经典，就要还原《伤寒杂病论》和《神农本草经》的本来面貌，就要

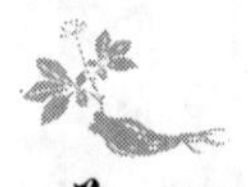

注意以下两个要点。一，要以经方来解读《神农本草经》之功效主治；二，要用《神农本草经》之意来推衍经方之用与配伍。唯有如此，方能继承和正确解读经典之奥秘，阐明中医用药之准绳。

笔者参阅清·孙星衍、孙冯翼辑《神农本草经》（人民卫生出版社，1963）；清·黄奭辑《神农本草经》（中医古籍出版社影印，1982）；曹元宇辑校《本草经》（上海科学技术出版社，1987）；尚志钧等整理《神农本草经》（华夏出版社，1994）；梁·陶弘景《本草经集注》（人民卫生出版社，1994）等文献，对《神农本草经》序录和其中所收载常用中药的品种及临床性能、功效进行学习和研究，可供中药临床药学人员学习参考。

我们预计将《神农本草经》所载药物全部解读，分集出版。

本书若有错误和观点偏颇之处，敬请读者斧正，深表感谢。

全国名老中医药专家传承工作室　祝之友

乙未年初冬于洪雅县中医医院

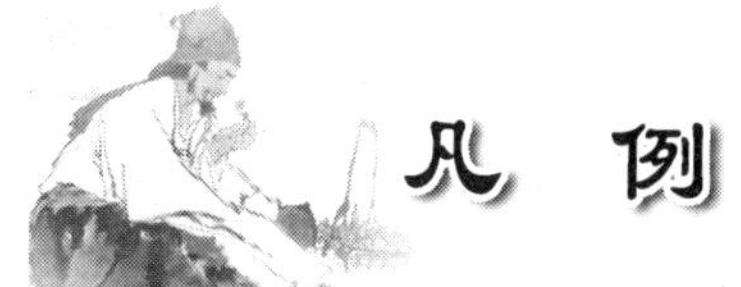

凡例

古人云："读仲圣书而不先辨本草，犹航断港绝潢而望至于海也。夫辨本草者，医学之始基。"（清·周岩《本草思辨录》自序）又云："人知辨证之难，甚于辨药；孰知方之不效，由于不识证者半，由于不识药者亦半。证识矣而药不当，非特不效，抑且贻害。"

中医学的两大重要支柱：医和药。医则其道，药则其术。医之本在《黄帝内经》，药之本在《神农本草经》。

清代名医邹澍在其《本经疏证》序例中云："医道之见于载籍者，《灵枢》《素问》《难经》而上，《神农本草经》为最古，诸经所论在审病，《本经》所论者在主治，道实相为表里。"

值得引人深思的问题是，《神农本草经》对药物的认识与当今药物作用的联系很容易被人们忽略，即便有时产生一些联系，也往往只是只言片语的引用而已。现代人只注重当代，忽略与药物发展的历史联系，这种认识是肤浅的、不全面的，它会直接影响对某些药物功能的全面和正确理解。现今，要注重对《神农本草经》的重新认识和解读。如《神农本草经》所载半夏"主咽喉肿痛"，厚朴"主气血痹"，桔梗"主胸胁痛如刀刺"，甘草"主金疮肿"，当归"主咳逆上气"，麻黄"破癥坚积聚"，芍药"主利小便"，苦参主治"妊娠小便难，饮食如故""逐水""主溺有余沥"等，都能在经方如半夏厚朴汤、桔梗汤、真武汤、当归贝母苦参丸等中得到验证。

为了促进临床中药学人才基础知识的学习和基本技能的提高，增加对《神农本草经》药物的全面了解，笔者将多年教学讲稿和学习心得整理成册，供同道学习参考，亦可供临床医师参考。

药物名称：以《神农本草经》（以下称《本经》）所载名称为准。

本经要义：以《本经》（孙本）原文为准，参考其他版本解读。

因目前临床中药从业人员中医临床知识欠缺，为帮助临床药学人员掌握更多的中医临床知识，在解读经文时尽量做到详解本意，并尽量标明出处及原文，以利于后学者参阅，发挥引路作用。为了便于加深对经典的学习，有些字、词作必要的解读。

处方用名：以《中华人民共和国药典》2015年版收载名称为准。

性味归经、功能主治：以《中华人民共和国药典》2015年版为准，作为对《本经》的对照学习。

鉴别要点：主要考虑到临床中药从业人员接触的多为中药饮片，很少接触原生药材，故学习和掌握中药材鉴别要点，有利于更准确地鉴别中药饮片质量。

中药饮片鉴别是临床中药从业人员的重点学习内容，只有保证了中药饮片质量，才能确保中医临床疗效，有利于中医中药的发展。

拓展阅读：中医药文化的精髓要好好学习和掌握，尽管科技发展到今天，有先进的仪器设备，但仍无法代替传统的经验鉴别方法，传统经验鉴别是基层临床中药师最实用、最简捷的鉴别方法，应努力学习和掌握。

注意事项：是临床中药从业人员尤其是临床中药师必须要掌握的内容，亦是中医中药的核心要点，对提高临床疗效非常重要。

医籍论选：主要选读清代名家张志聪、叶桂（叶天士）、陈念祖（陈修园）、黄玉璐（黄元御）、徐大椿（徐灵胎）等对《本经》的解读，相互参阅，以加深对经文的理解，即对中医中药有真正意义的中药药理学的学习和解读。

需要说明的是，本书所引用文献，因在全书多次出现，又广为人知，故不在页脚逐条列出，而以书名（如《黄帝内经·素问》《医学衷中参西录》等）或作者名（如张锡纯、陶弘景等）代替。

黄帝内经·素问（影印）[M]. 北京：人民卫生出版社，1963.

隋·巢元方. 诸病源候论（影印本）[M]. 北京：人民卫生出版社，1955.

张锡纯. 医学衷中参西录[M]. 2版. 石家庄：河北人民出版社，1974.

梁·陶弘景. 本草经集注（辑校本）[M]. 尚志钧，尚元盛，辑校. 北京：人民卫生出版社，1994.

周仲瑛. 中医内科学[M]. 北京：人民卫生出版社，1988.

战国·秦越人. 难经（影印本）[M]. 北京：人民卫生出版社，2004.

金匮要略方论[M]. 北京：人民卫生出版社，1963.

唐·孙思邈. 备急千金要方（影印本）[M]. 北京：人民卫生出版社，1982.

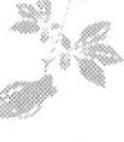

明·张介宾.景岳全书(影印本)[M].上海:上海科学技术出版社,1995.

梁·陶弘景.名医别录(辑校本)[M].尚志钧辑校.北京:人民卫生出版社,1986.

宋·寇宗奭.本草衍义[M].北京:商务印书馆,1957.

五代吴越.日华子本草[M].合肥:安徽科学技术出版社,2005.

明·李时珍.本草纲目(影印本)[M].北京:人民卫生出版社,1957.

清·徐大椿.徐大椿医书全集[M].北京:人民卫生出版社,1988.

明·卢之颐.本草乘雅半偈(校点本)[M].冷方南,王齐南,校点.北京:人民卫生出版社,1986.

中华人民共和国卫生部药政管理局,中国药品生物制品检定所.中药材手册[S].北京:人民卫生出版社,1990.

王洪图.难经白话解[M].北京:人民卫生出版社,2004.

王洪图.黄帝内经灵枢白话解[M].北京:人民卫生出版社,2004.

李培生.伤寒论讲义[M].上海:上海科学技术出版社,1985.

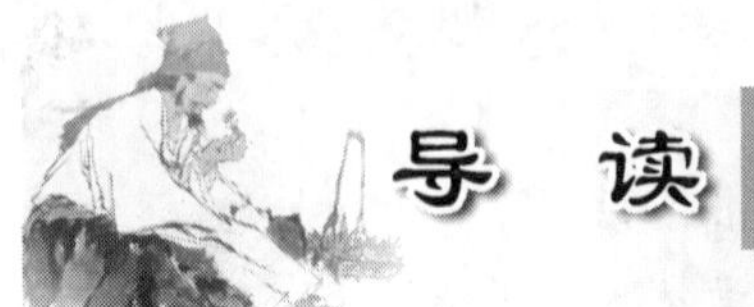

导　读

《神农本草经》(以下简称《本经》)建立了中药药性理论体系,建立了中药从产地、采收到加工炮制的临床用药原则,且确保用药安全、有效。《本经》以《黄帝内经》为理论指导,治病求本,告诫中医药人:药物的有效性和安全性是核心问题。《序录》全文 755 字,共 12 条经文,内容丰富,独创中药三品分类法,尤其是对中药五气、五味的建立和阐述。

★《神农本草经》三品分类法

《本经》三品分类法,是将药物分为上、中、下三类,并明确指出:上药一百二十种为君,主养命以应天;中药一百二十种为臣,主养性以应人;下药一百二十五种为佐使,主治病以应地。

君臣佐使本指国家官系等级层次,只有各个层次发挥各自作用,才能构成完整的社会,如同《黄帝内经素问・灵兰秘典论》(以下简称为《素问》)中,十二脏腑之功能、地位及相互关联,不单是一个生理学、生命学和生物学的问题,它涵盖了很重要的社会问题,透过生理现象映射出一定的社会问题,而通过社会问题的研究反过来促进生理问题的认识,向我们展示了社会医学模式。

《素问・宝命全形论篇》云:"天覆地载,万物悉备,莫贵于人,人以天地之气生,四时之法成……人生于地,悬命于天,天地合气,命之曰人。人能应四时者,天地为之父母(天地就是养育人类的父母)……"天、地、人三者和谐相处,演化出自然界和人类社会。《本经・序录》将中药三品匹配成君、臣、佐使的不同地位,与天、地、人进行相应的联系,是用中国古代哲学类比思想和整体观进行推论。《本经》中药物的分类方法与国家官系匹配,自然是上品药为君,中品药为臣,下品药为佐使。三品药与天、地、人相对应的根本原因,实际上遵从了陶弘景在《本草经集注》所解释的"上品药养命,而天道仁育,故云应天;中品药养性,而人怀性情,故云应人;下品药主

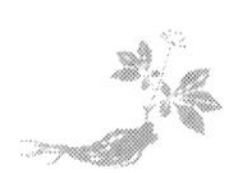

治病，而地体收杀，故云应地”。现代中医中药临床药学研究认为，君药的作用是针对病因的主证，又称之为主药；臣药的作用是辅助君药针对病因和主证，又称之为辅药；佐药是治疗兼证，抑制主辅药的不良反应，协助主辅药发挥治疗作用；使药可引经、调和、矫味，发挥次要作用。诸药合用，共达安全、有效的最佳结果。

值得注意的是，君臣佐使药并非一成不变，在某种情况下是可以互相转换的，所以古之中药上、中、下三品，不是上、中、下三等。先辈早有告诫：药无贵贱，能愈疾者皆为良药也。

★《神农本草经》临床药学八原则

1. 阴干暴干，采治时月，土地所出，真伪新陈，并各有法度的采收加工原则。

2. 有毒宜制的炮制原则。

3. 治热以寒药、治寒以热药的原则。

4. 药物的七情合和，当用相须、相使者良，勿用相恶、相反的配伍原则。

5. 君、臣、佐、使的组方原则。

6. 药有宜丸者、宜散者、宜水煮者、宜酒渍者、宜膏煎者等，并随药性，不得违越的剂型选择原则。

7. 用药剂量，先起用量如高粱子，从小剂量开始，逐渐增加剂量的毒性药物之用量原则。

8. 根据病情确定服药时间（时间药疗学）原则。

★《神农本草经》首次列出中医疾病谱

《序录》中列出了约 40 种主要疾病，反映了东汉时期的中医临床医学水平，且准确总结出各种病证，并给予针对性的治疗方案。

★ 总结出中药临床药学的基本内容体系

中药药性理论　药物性味、有毒无毒、功能主治、加工炮制、制剂等。

中药生产知识　产地（道地药材）、采收、加工、炮制、制剂等。

临床用药原则　治则、配伍、组方、剂型选择等，以及毒性药物的用量和使用原则、服药时间（时间药理学）。

中药临床药学的核心问题　确保用药安全有效。

学习《神农本草经》注意三种情况

第一,《本经》部分药物名称、品种和入药部位已发生了历史变迁,如桂枝、枳实、威灵仙、人参等。

第二,《本经》部分药物名称、品种和入药部位、临床性效未发生任何变迁,一直沿用至今,如当归、黄芪、柴胡等。但有些药物的特殊临床作用被当前中医药人所遗忘,如当归、玄参、地黄、柴胡等。

第三,《本经》部分药物的名称未发生变化,一直沿用至今,但其品种、入药部位、临床性效已发生变异,如续断、芍药、阿胶、陈皮、黄芪、黄精、玉竹等。

对上述三种情况,我们的临床医生,特别是高年资临床医生要重视,要精读《本经》,因为《本经》标志了经方的起源,《伤寒杂病论》方证源于《本经》。

目　录

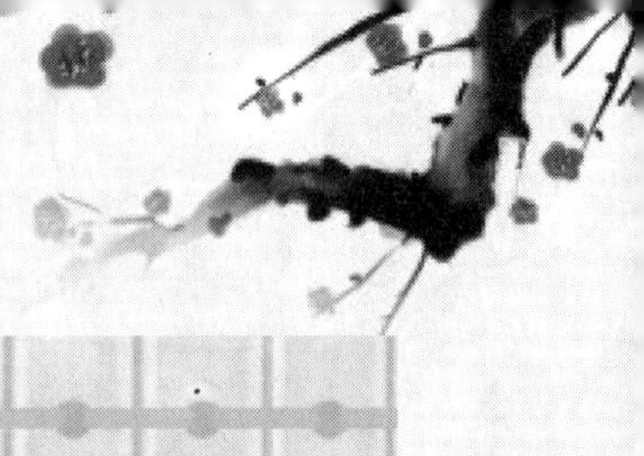

※【经文】

上藥一百二十種，爲君。主養命以應天，無毒。多服、久服不傷人。欲輕身益氣，不老延年者，本上經。

中藥一百二十種，爲臣。主養性以應人，無毒、有毒。斟酌其宜。欲遏病補羸者，本中經。

下藥一百二十五種，爲佐使。主治病以應地。多毒，不可久服。欲除寒熱邪氣，破積聚，愈疾者，本下經。

藥有君臣佐使，以相宣攝合和。宜用一君、二臣、三佐、五使，又可一君、三臣、九佐使也。

【经文】上药一百二十种，为君。主养命以应天，无毒。多服、久服不伤人。欲轻身益气，不老延年者，本上经。

中药一百二十种，为臣。主养性以应人，无毒、有毒。斟酌其宜。欲遏病补羸者，本中经。

下药一百二十五种，为佐使。主治病以应地。多毒，不可久服。欲除寒热邪气，破积聚，愈疾者，本下经。

药有君臣佐使，以相宣摄合和。宜用一君、二臣、三佐、五使，又可一君、三臣、九佐使也。

本经要义

上品药共120种，为君药。用于保养生命以与天相应。这类药没有毒性，多服、久服都不会伤害身体。如果想要身体健康，强健有力，长生不老，延年益寿，就选用《本经》上品药物。

中品药共120种，为臣药。用于保养情志以与人相应。这类药物有的无毒，有的有毒，临床中应仔细斟酌选用。如果想遏制疾病的发展，补虚扶弱，就选用《本经》中品药物。

下品药共125种，为佐使药。用于治疗疾病以与地相应。这类药多具有毒性，不可多服、久服。如果想祛除寒热病邪，消除癥瘕积聚，治愈疾病，就要选用《本经》下品药物。

中药治病，有君、臣、佐、使的组方原则，汤方中药物之间相互补充制约，能够降低不良反应，增加疗效。组方配伍时，宜用一味君药、二味臣药、三味佐药、五味使药，又可以用一味君药、三味臣药、九味佐使药等配合使用。

【按】

1. 陶弘景云："下品药性，专主攻击，毒烈之气，倾损中和，不可常服，疾愈即止。"

2.《难经》："痛有定位为积，无定位为聚。"《金匮要略》有"五脏风寒积聚病篇"。

3.《素问·至真要大论篇》："主病之谓君，佐君之谓臣，应臣之谓使，非上中下三品之谓也。"

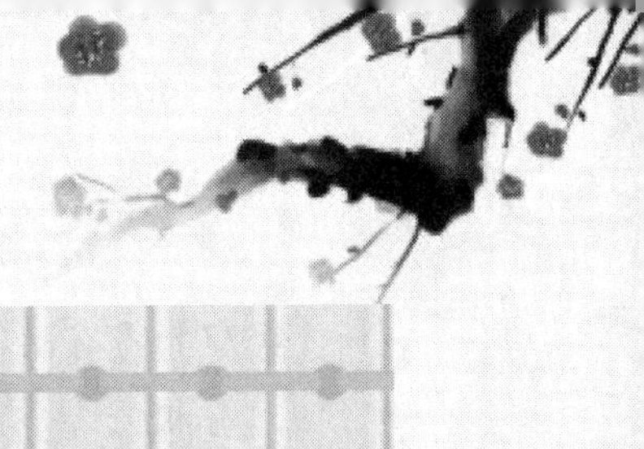

※【经文】

藥有陰陽配合，子母兄弟，根莖華實，草石骨肉。有單行者，有相須者，有相使者，有相畏者，有相惡者，有相反者，有相殺者。凡此七情，合和時之當用。相須相使者良。勿用相反者，若有毒宜制，可用相畏相殺者。不爾，勿合用也。

藥有酸、鹹、甘、苦、辛五味，又有寒、熱、溫、涼四氣，及有毒、無毒，陰乾暴乾，采造時月，生熟土地，所出真僞陳新，並各有法。

藥性有宜丸者，宜散者，宜水煎者，宜酒漬者，宜膏煎者。亦有一物兼宜者，亦有不可入湯酒者，並隨藥性，不得違越。

【经文】药有阴阳配合，子母兄弟，根茎华实，草石骨肉。有单行者，有相须者，有相使者，有相畏者，有相恶者，有相反者，有相杀者。凡此七情，合和时之当用。相须相使者良。勿用相反者，若有毒宜制，可用相畏相杀者。不尔，勿合用也。

药有酸、咸、甘、苦、辛五味，又有寒、热、温、凉四气，及有毒、无毒，阴干暴干，采造时月，生熟土地，所出真伪陈新，并各有法。

药性有宜丸者，宜散者，宜水煎者，宜酒渍者，宜膏煎者。亦有一物兼宜者，亦有不可入汤酒者，并随药性，不得违越。

本经要义

药物有阴阳属性的不同特性(药物之升散为阳，涌泄为阴；辛甘热者为阳，苦酸咸者为阴；味厚者为阳，味薄者为阴；行气分者为阳，行血分者为阴等)，有相同基原不同入药部位，如同母子骨肉关系；有相近基原不同品种的药物，如同兄弟、同胞兄弟；有根、茎、叶、花、果实、全草、矿石、动物骨骼、动物全体等不同来源和入药部位。用这些药物治病，有用单味药，也有用两味合用的相须、相使、相畏、相恶、相反、相杀的不同配伍方法。这七种配伍方法，称之为中药七情，临床配伍应用时要正确选择。相须、相使配伍方法最好，不要选用相恶、相反的配伍方法。如果使用的药物有毒，要进行加工炮制，还可用相畏、相杀的配伍方法来消除或降低其毒性。不然，就不要配合使用，防止出差错、事故。

中药有酸、咸、甘、苦、辛五味，又有寒、热、温、凉四性，以及有毒、无毒之别；有阴干、晒干之分，采集加工有不同季节和时间。有不同的产地，还有真伪鉴别，新采收的和陈旧药的不同，生品和炮制品的不同。全部药物有各自的本来属性和采集加工炮制方法与质量要求。

药物的使用有多种剂型。有的适宜制成丸剂，有的适宜制成散剂，有的适宜制成水煎汤剂，有的适宜用酒渍制成酒剂，有的适宜煎煮浓缩制成滋膏剂。也有一种药物根据临床需要可制成多种剂型。有的药物不适宜制成汤剂或酒剂。要根据药物的各自性质特点来选择剂型，不得违背这一用药原则。

【按】

1. 中药七情，只是在《本经》序录中有言，在正文中未提及。

2. 读《本经》所述药物为寒、热、温、凉、平五性，寒、热、温、凉四气为《本经》时代之后人所加。

3. 陶弘景在其《本草经集注》中云："病有宜服丸者，宜服散者，宜服汤者，宜服酒者，宜服膏煎者，亦兼参用，察病之源，以为其制耳。"中药汤剂效速，散剂、丸剂效缓，故张机《伤寒论》同一处方，按病情和药性做汤剂或丸剂，理法严整。正是："察病之源，以为其制耳"。

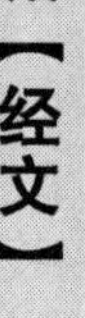
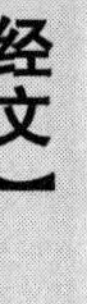
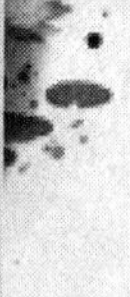

※【经文】

欲療病先察其原，先候病機，五臟未虛，六腑未竭，血脈未亂，精神未散，服藥必活。若病已成，可得半愈。病勢已過，命將難全。

若用毒藥療病，先好如黍粟，病去即止。不去，倍之；不去，十之；取去爲度。

療寒以熱藥，療熱以寒藥。飲食不消以吐下藥，鬼注（疰）蠱毒，以毒藥；癰腫創瘤，以創藥。風濕，以風濕藥，各隨其所宜。

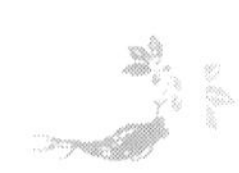

【经文】欲疗病先察其原，先候病机，五脏未虚，六腑未竭，血脉未乱，精神未散，服药必活。若病已成，可得半愈。病势已过，命将难全。

若用毒药疗病，先好如黍粟，病去即止。不去，倍之；不去，十之；取去为度。

疗寒以热药，疗热以寒药。饮食不消以吐下药，鬼注（疰）蛊毒，以毒药；痈肿创瘤，以创药。风湿，以风湿药，各随其所宜。

本经要义

要想治病，应先查清疾病的原因，把握疾病的发病机制和变化规律。只要五脏功能未虚，六腑功能未衰竭，血脉流通正常，没有出现紊乱，精气神正常，均未受影响，服用适宜的药物必然有效。如果疾病已经形成，服用适宜的药物，疾病也可好一半。如果疾病已很严重了，治疗起来就很困难，生命就难以挽救。

如果用有毒药治病，最初剂量宜小，如籼米大小剂量，病情好了，就要即时停药，不必尽剂。若病没有好转，可增加一倍剂量；若病还不见好转，可再增大剂量，直到病愈为止。

治疗寒性病变使用温热性质的药物；治疗热性病变选用寒凉性质的药物。治疗痰饮食积的疾病选用涌吐或泻下的药物；治疗肺痨和寄生虫病变就选用具有一定毒性的《本经》下药；治疗痈肿疮毒、肿块方面的疾病就选用治疗痈肿疮毒的药物；治疗风寒湿痹疾病，就选用祛风除湿药。根据各种疾病不同的病因和临床症状选择有针对性的药物和治疗方法。

【按】

1.《素问·脉要精微论篇》："夫脉者，血之府也，长则气治，短则气病，数则烦心，大则病进，上盛则气高，下盛则气胀，代则气衰，细则气少，涩则心痛，浑浑革至如涌泉，病进而色弊，绵绵其去如弦绝，死。"曹元宇："五脏藏精气，六腑受水谷，精气未虚，水谷未竭，尚有可为，既虚而竭，则无能为力矣。"

2. 第二段经文言药物剂量关系，恐过剂伤人，即使不是毒药，亦应该病却即止，不必尽剂。仲景汤方用，每每如此。

3. 黍粟，并非黍和粟，乃籼米，即高粱子。《博物志》云："孝元景宁元年，南阳郡内雨谷，小者如黍粟而青黑。"

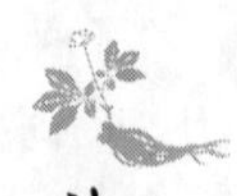

4. 关于药物用量之大小。陶弘景在《本草经集注》中云："一物一毒，服一丸如细麻(胡麻)；二物一毒，服二丸如大麻；三物一毒，服三丸如小豆；四物一毒，服四丸如大豆；五物一毒，服五丸如兔矢；六物一毒，服六丸如梧子。从此至十，皆如梧子，以数为丸。"

5.《素问》云："治寒以热，治热以寒""其高者因而越之"(吐法)"其下者引而竭之"(攻下法)。

6. "创"为"疮"之古字。古称疮者，为痈肿、疱、瘤等多种疾病。

7. 风与湿，俱为六淫所致。《素问》云："风者百病之长。"风与湿，常成痹症。

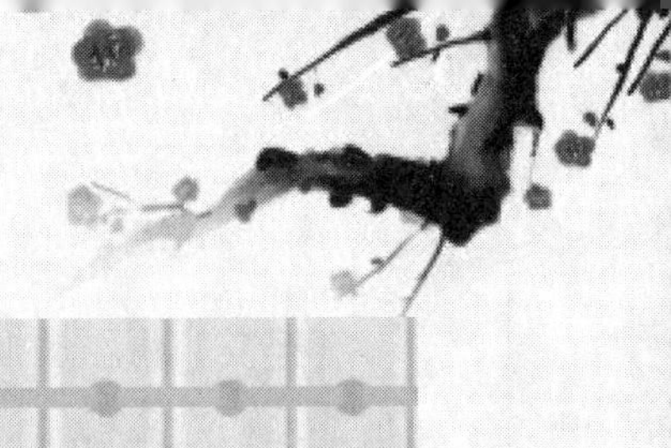

※【经文】

病在胸膈以上者，先食後服藥；病在心腹以下者，先服藥而後食；病在四肢血脈者，宜空腹而在旦；病在骨髓者，宜飽滿而在夜。

夫大病之主，有中風傷寒，寒熱溫瘧，中惡霍亂，大腹水腫，腸澼下利，大小便不通，賁豚，上氣，咳逆，嘔吐，黃疸，消渴，留飲，癖食，堅積，癥瘕，驚邪，癲病，鬼注，喉痹，齒痛，耳聾，目盲，金創，踒折，癰腫，惡創，痔瘺，癭瘤。男子五勞七傷，虛乏羸瘦，女子帶下崩中，血閉陰蝕，蟲蛇蠱毒所傷。此大略宗兆。其間變動枝葉，各宜依端緒以取之。

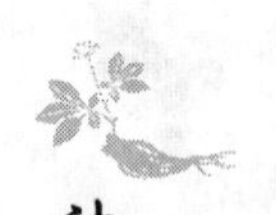

【经文】病在胸膈以上者，先食后服药；病在心腹以下者，先服药而后食；病在四肢血脉者，宜空腹而在旦；病在骨髓者，宜饱满而在夜。

夫大病之主，有中风伤寒，寒热温疟，中恶霍乱，大腹水肿，肠澼下利，大小便不通，贲肫，上气，咳逆，呕吐，黄疸，消渴，留饮，癖食，坚积，癥瘕，惊邪，癫病，鬼注，喉痹，齿痛，耳聋，目盲，金创，踒折，痈肿，恶创，痔瘘，瘿瘤。男子五劳七伤，虚乏羸瘦，女子带下崩中，血闭阴蚀，虫蛇蛊毒所伤。此大略宗兆。其间变动枝叶，各宜依端绪以取之。

本经要义

病位在胸膈以上者，宜饭后服药，病位在心腹以下者，宜饭前服药；病位在四肢血脉，宜早晨空腹时服药；病位在体内深达骨髓时，宜晚上加食后服药。

《本经》所言服药方法，后世已有改变。现代服药方法更为科学："食前服"，在食前先服药；"食后服"，食后再服药；"以食物压下"，即服药后，再进食；"食远服"，两餐之间，即空腹时服药。另外还有，多次分服、频服、含化服等。

常见的主要疾病有伤风、伤寒、寒热、疟疾（温疟）、中恶、霍乱、大腹臌胀、腹泻、痢疾、便秘、尿闭、奔豚、咳嗽、气喘、呕吐、黄疸、消渴、悬饮、食积、厌食、气滞、气郁、惊风、癫痫、肺痨、喉痹、牙痛、耳聋、视物昏花、青盲、外伤、骨折、跌打损伤、痈肿疮毒、痔瘘、瘿瘤；男子五劳七伤、虚弱消瘦：女子带下、崩漏、经闭、阴蚀阴痒、虫蛇咬伤、虫蛇咬伤、虫积臌胀等。主要疾病大概就是这些。总之疾病的变化和一些次要病证，都要根据病因，采用针对性的方法和药物治疗。

【按】

1. "大病之主"，作"主要之病"解。

2. "中风"作"伤风"解，不作"脑卒中"（脑出血）解。

3. 中恶，古病名。其主要证候：猝然发病，寒热，心腹痛，全身痛，吐血下血，气息不通，大小便闭，角弓反张等。

4. 霍乱为暴吐暴利之病。古代所谓："清气与浊气相干，乱于肠胃，则为霍乱"；或云："阳气欲升，阴气欲降，阴阳乖隔，变为吐利。"即现代之因肠胃炎等病又吐又泻，亦为霍乱。

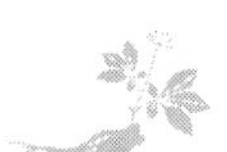

5. 肠澼，即肠道或内痔出血由肛门而泻下；下利，有水谷痢、血痢、赤痢、白痢、休息痢、噤口痢等。

6. 贲肫，即奔豚。

7. 上气，“为邪搏于气，气壅不得宣发，是为有余，故咳嗽而上气”。

8. 澼食，留饮澼食，食物不消，积于肠胃之病。留饮，为痰饮之积聚；澼食，即食物不化。

9. 癥瘕与积聚同义。癥者真也，相当于积；瘕者假也，相当于聚。

10. 五劳(痨)，五脏之劳：即心劳、肺劳、脾劳、肾劳、肝劳。《素问·宣明五气篇》：“久视伤血(心)，久卧伤气(肺)，久坐伤肉(脾)，久力伤骨(肾)，久行伤筋(肝)，是谓五劳所伤。”

11. 七伤：为肝伤、心伤、脾伤、肺伤、肾伤、骨伤、脉伤，表里受病。《外台秘要》：“七伤之病为阴汗、阴衰、精清、精少、阴下湿痒、小便数少、阴痿。”

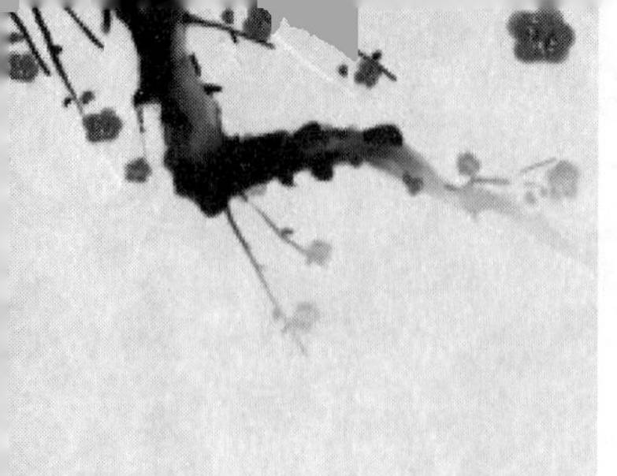

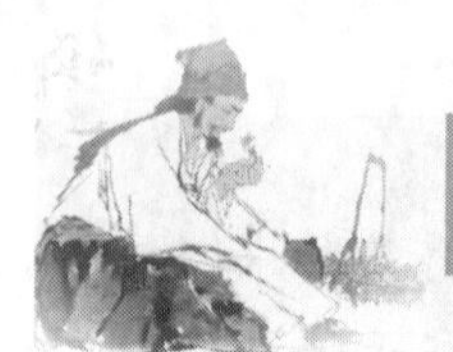

巴豆 Badou

巴豆，味辛溫。主傷寒，溫瘧，寒熱，破癥瘕結聚，堅積，留飲，淡癖，大腹水張，蕩滌五臟六腑，開通閉塞，利水穀道，去惡肉，除鬼毒蠱注邪物，殺蟲魚。一名巴叔。生川穀。

【处方用名】巴豆——大戟科 Euphorbiaceae.

【经文】巴豆，味辛温。主伤寒，温疟，寒热，破癥瘕结聚，坚积，留饮，淡癖，大腹水张，荡涤五脏六腑，开通闭塞，利水谷道，去恶肉，除鬼毒蛊注邪物，杀虫鱼。一名巴叔。生川谷。

（尚志钧辑本）巴豆，味辛、温。主治伤寒，温疟，寒热，破癥瘕，结坚积聚，留饮淡澼，大腹水胀，荡涤五脏六腑，开通闭塞，利水谷道，去恶肉，除鬼蛊毒注邪物，杀虫鱼。一名巴椒。生川谷。

本经要义

伤寒：有三义。

一是指中医病名，即广义的伤寒。系指多种外感热病的总称（有别于现代医学的“伤寒”）。《素问》卷九·热论篇第三十一：“今夫热病者，皆伤寒之类也……人之伤于寒也，则为热病。”《本经》所称伤寒即此义，泛指一切外感热病的统称。仲景《伤寒论》以“伤寒”命名者，即包括各种外感发热病。

二是指狭义的伤寒。即为感受外邪而继发的病变。《难经》第五十八难：“伤寒有五，有中风，有伤寒，有湿温，有热病，有温病，其所苦各不同”。（按：其中所言“伤寒”，即为狭义之伤寒。）《伤寒论》卷二·辨太阳病脉证并治法上第五：“太阳病，或已发热，或未发热，必恶寒，体痛，呕逆，脉阴阳俱紧

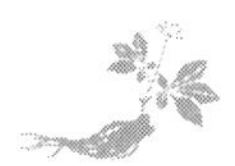

者，名曰伤寒。”（按：此指太阳表证，即狭义之伤寒。）

三是指冬季感受寒邪所致病证。晋·王熙（王淑和）《伤寒例》：“冬时严寒，触冒之者，乃名伤寒耳。”王氏又言：“从霜降以后，至春分以前，凡有触冒霜雾，中寒即病者，谓之伤寒。”既说明了发病的原因，又指出发病有一定的季节性。故又谓“正伤寒”。

温疟：详见麝香“本经要义”之“温疟”项可互参。

寒热：其义有二。一是，寒发热症状的简称。《素问》卷十二·风论篇第四十二：“风气藏于皮肤之间，内不得通，外不得泄。风者善行而数变，腠理开则洒然寒，闭则热而闷，其寒也则衰食饮，其热也则消肌肉，故使人怢栗而不能食，名曰寒热。”二是，八纲辨证的两个纲领，辨别疾病的属寒属热，对确定疾病的治疗有重大意义，治法上的“寒者热之，热者寒之”，是立法处方用药的重要依据。

癥瘕：详见大黄“本经要义”之“癥瘕”项可互参。

结聚坚积：又称谓结坚积聚。又可省文成“结坚”“积聚”。“结”，凝结、积聚、坚硬等之意。《红楼梦》第一百一十七回：“这墙砌的不结实。”

“坚”，堅字的简体字。坚硬之意。《说文·臤部》：“堅，刚也”。《易·坤》：“履霜堅冰至”。《吕氏春秋·诚廉》：“石可破也，而不可夺坚。”清·魏源《默觚上·学篇三》：“竹能破坚土，不旬日而等身。”引申为凝结，凝固。

“积”，繁体字積的简体字。“聚”之意。《说文·禾部》：“積，聚也”。段玉裁注：“禾与粟皆得称積。”又表“滞积”。专指人体积久渐成的内脏疾患，如血积、气积、痰积、食积、虫积等。

“聚”表并拢，回合，集合。《说文·㐺部》：“聚，会也。”《难经》疾病·五十五难：“病有积，有聚。何以别之？然：积者，阴气也；聚者，阳气也、故阴沉而伏，阳浮而动。气之所积名曰积，气之所聚名曰聚。故积者，五藏所生；聚者，六府所成也。积者，阴气也，其始发有常处，其痛不离其部，上下有所始终，左右有所穷处；聚者，阳气，其始发无根本，上下无所留止，其痛无常处，谓之聚。故以是别知积聚也。”《诸病源候论》卷十九·积聚病诸候·积聚候：“积聚者，由阴阳不和，府藏虚弱，受于风邪，搏于府藏之气所为也。府者阳气，藏者阴也；阳浮而动，阴沉而伏。积者阴气，五藏所生，始发不离其部，故上下有所穷。已聚者阳气六府所成，故无根本，上下无所留止，其痛无有常处。诸藏受邪，初未能为积聚，留滞不去，乃成积聚。”

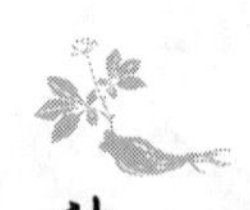

《本经》所言“结聚坚积”，涉及病证包括因大便秘结所致腹部实满，或腹部结块而成胀、痛；浊痰凝聚所致之瘰疬、瘿气；久疟而致肋下结成癥块等症。

留饮：痰饮病之一种。因饮邪日久不会，留而不去，故名。《金匮要略》卷中·痰饮咳嗽病脉证并治第十二：“夫心下有留饮，其人背寒，冷如掌大。留饮者，胁下痛引缺盆，咳嗽则辄已。胸中有留饮，其人短气而渴，四肢历节痛，脉沉者，有留饮。”《诸病源候论》卷二十·痂病诸候·留饮候：“留饮者，由饮酒后饮水多，水气停留于胸鬲之间，而不宣散，乃令人胁下痛，短气而渴，皆其候也。”

淡澼：即痰癖。“淡”，读 tan，通“痰”。清·朱骏声《说文通训定声·谦部》：“阮孝绪《文字集略》：‘淡，胸中液也。’《方言》骞师注：‘淡字又作痰也。’《衡方碑》：‘淡界缪动。’今字作痰，从疒。”在古典文献中，痰字本作淡。淡者，澹也，水摇之貌。痰本由来于澹。《集韵·谈韵》：“淡，水皃，或作澹。”“癖”，潜匿在两肋间的积块。中医学分为食脾、饮癖、寒癖、痰癖、血癖等。《灵枢》卷九·水胀篇第五十七：“寒气客于肠外，与卫气相搏，气不得营，因有所系，癖而内著，恶气乃起，瘜肉乃生。”张介宾注：“有所系著，故癖积起。”《诸病源候论》卷二十·癖病诸候凡十一论·痰癖候：“痰癖者，由饮水未散，在于胸府之间，因遇寒热之气相搏，沉滞而成痰也。痰又停聚，流移于胁肋之间，有时而痛，即谓之痰癖。”

大腹水张：“大腹”，在胸部的下方，相当于横隔膜以下部分，脐以上部位为“大腹”，脐以下部位为小腹或少腹；脐的两旁亦习称“少腹”。

“水张”：“张”，为“張”的简体字，膨胀，后作“胀”。《左传·成功十年》：“（晋侯）将食，張，如厕，陷而卒。”杜预注：“張，腹满也。”《山海经·中山经》：“又东四十里丰山……多羊桃，状如桃而方茎，可以为皮张。”郭璞注：“治皮肿起。”《素问》卷一·生气通天论篇第三：“阳气者，烦劳则张，精绝，辟积于夏，使人煎厥。”水胀，即水肿的别称，以水溢于肌肤肿胀而得名，多因脾肾阳虚不能运化水湿所致。《灵枢》卷六·五癃津液别篇第三十六：“邪气内逆，则气为之闭塞而不行，不行则水胀……水逆则为水胀。”“大腹水胀”同“大腹水肿”之意。

荡涤五脏六腑，开通闭塞，利水谷道：巴豆性温，味辛，能峻下寒积，对于寒滞食积，闭塞肠道，臌胀腹水，大小便不通等均有较为峻猛的通调作

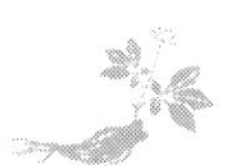

用，故有此等作用。

恶肉：中医外科病名。出自晋·葛洪《肘后备急方》卷五·治痈疽妒乳诸毒肿方第三十六："恶肉者，身中忽有肉，如赤小豆粒突出，便长如牛马乳，亦如鸡冠状，亦宜服漏芦汤。外可以烧铁烙之，日三烙，令稍焦。以升麻膏敷之。"

鬼毒：近似现代食物中毒所致疾病。古文献又称毒注。《诸病源候论》卷二十四·注病诸候凡三十四论·毒注候："注者住也，言其病连滞停住，死又注易傍人也。毒者是鬼毒之气，因饮食入人腹内，或上至喉间，状如有物，吞吐不出，或游走身体，痛如锥刀所刺，连滞停久，故谓之毒注。"

蛊注：蛊，又称"蛊胀"，由寄生虫如血吸虫等引起的膨胀痛，称谓"虫臌"。"蛊毒"，亦即人体内的寄生虫感染后能使人发生"蛊胀病"。"蛊注"，又名"蛊疰""疰胀"。其症："四肢浮肿，肌肤消索，咳逆腹大如水状，死后转易家人。"《诸病源候论》卷二十四·注病诸候凡三十四论·蛊注候："注者住也，言其病连滞停住，死又注易傍人也。蛊是聚蛇虫之类，以器皿盛之，令其自相啖食，余有一个存者，为蛊也，而能变化。人有造作敬事之者，以毒害于佗，多于饮食内而行用之。入中之者，心闷腹痛，其食五藏尽则死，有缓有急。急者仓卒十数日之间便死，缓者延引岁月，游走腹内，常气力羸惫，骨节沉重，发则心腹烦懊而痛，令人所食之物亦变化为蛊，渐侵食府藏尽而死。则病留注染着傍人，故谓之蛊注。"《本经》鬼毒、蛊注并称，其义相近似。

邪物：即指蛊注等病邪。

虫鱼：《本经》言巴豆"杀虫鱼"，示其毒性很强之意。

药物解读

《中华人民共和国药典》2015年版一部收载：巴豆，为大戟科植物巴豆 *Croton tiglium* L. 的干燥成熟果实。

【性味归经】 性热，味辛；有大毒。归胃、大肠经。

【功能主治】 峻下冷积，逐水退肿，豁痰利咽，外用蚀疮。用于寒积便秘，乳食停滞，腹水臌胀，二便不通，喉风，喉痹；外治痈肿脓成不溃，恶疮疥癣，疣痣等。

【鉴别要点】 巴豆药材（饮片）呈卵圆形，具三棱，长1.5～2.2cm，直径

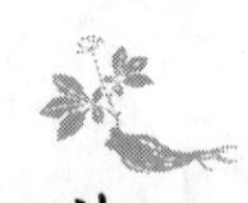

1.3～2cm。表面灰黄色至深黄色，粗糙，有纵线6条，顶端平截，基部有果梗痕。破开果壳，可见3室，每室含种子1粒。种子呈略扁的椭圆形，表面棕色或灰棕色，一端有小点状的种脐及种阜的瘢痕[①]，另端有微凹的合点，其间有隆起的种脊；外种皮薄而脆，内种皮呈白色薄膜；种仁黄白色，油质。无臭，味辛辣。

【临床药师、临床医师注意事项——巴豆剧毒，临床使用巴豆霜】

巴豆为剧毒中药，临床上多用巴豆霜。

巴豆霜的制备：取净巴豆仁碾烂或捣烂如泥，用多层吸油纸包裹，略加热，压榨去油，反复数次，使其松散成粉末状，以不黏结成饼为度，再研细装瓶中带用。

注意：巴豆为剧毒药物，孕妇禁用。不宜与牵牛子同用。

【临床药师、临床医师注意事项——关于巴豆毒】

1. 巴豆毒：巴豆主含巴豆油50％～60％，为其有毒成分。中毒者，泻痢不止。治法如下：①大黄、黄连、芦笋、菰笋（茭白）、藜芦、绿豆、黑豆，任取一味煎汤冷服。②芭蕉叶捣自然汁服之。

2. 巴豆毒对人的毒性很强，但对老鼠（鼠类）却不起任何毒性作用；相反，它能使老鼠发育加快，体形和体重增长。且老鼠很喜欢吃巴豆。

【拓展阅读——《伤寒论》关于巴豆的使用】

张仲景的《伤寒论》应用巴豆见于白散一方，所用剂量1分，约合现今0.3g，“去皮心”，熬黑，研如脂。仲景言“熬黑”之“熬”，应为“炒”解，即青炒至黑，非现今“煎熬”之意。他指出：“不利，进热粥一杯；利过不止，进冷粥一杯。”说明巴豆有热则泻剧，得冷则泻止的作用机制，这属于中医临床药学的范畴。《伤寒直解》云：巴豆性大热，进热粥者，助其热势，以行之也；进冷粥者，制其热势，以止之也。这与葛洪《肘后备急方》卷三・治疗寒热诸疟方中“青蒿一握，以水二升渍绞取汁尽服之”，不能煎煮热服“异曲同工”也。

医籍论选

巴豆生于巴蜀，气味辛温，花实黄赤，大热有毒。其性剽悍，主治伤寒温疟寒热者，辛以散之，从经脉而外出于肌表也。破癥瘕结聚坚积，留饮痰

① 瘢痕：特指果实类和种子类药材的种脐、种阜或合点。

癖，大腹水胀，温以行之，从中土而下泄于肠胃也。用之合宜，有斩关夺门之功，故荡涤五脏六腑，开通闭塞，闭塞开通，则水谷二道自利矣。其性剽悍，故去恶肉。气合阳明，故除鬼毒蛊疰邪物，杀虫鱼。《经》云：两火合并是为阳明。巴豆味极辛，性大温，具两火之性，气合阳明，故其主治如此。

——清·张志聪《本草崇原》

愚按：凡服巴霜，即从胸胁大热，达于四肢，出于皮毛，然后复从肠胃而出。《伤寒论》有白散方，治伤寒寒实结胸用此。古人称为斩关夺门之将，用之若当，真瞑眩疗疾之药，用之不当，非徒无益而反害矣。”

巴豆气热味辛，生猛熟缓，能吐能下，能止能行，是可升可降药也。此物不去膜则伤胃，不去心则作呕。以沉香水浸，则能升能降。与大黄同用，则泻人反缓，为其性相畏也。峻用，则有戡乱劫病之功；微用，必有抚缓调中之妙。治泻痢、惊痫、心腹痛、疝气、风㖞、耳聋、喉痹、牙痛、通利关窍，妙在配合得宜，药病相对耳。

——清·鲁永斌《法古录》

巴豆，味辛、苦，大热，入足阳明胃、足太阴脾、足少阴肾经。驱寒邪而止痛，开冷滞而破结。

巴豆辛苦大热，破沉寒积冷，止心疼腹痛，泻停痰积水，下宿谷坚癥，治霍乱胀痛，不能吐泻，疗寒痰阻闭，不得喘息，排脓血而去腐秽，荡积滞而断疟痢，消死肌胬肉，点疣痣疥癣。种种奇功，神异非常。

—— 清·黄元御《长沙药解》

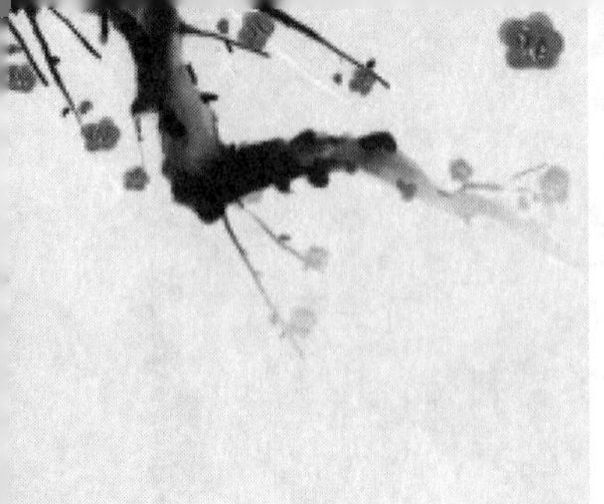

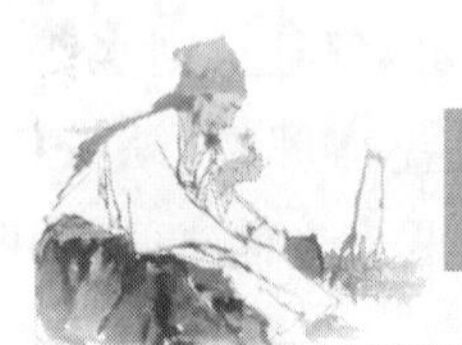

半夏 Banxia

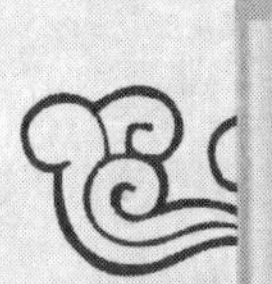

半夏，味辛平。主傷寒，寒熱，心下堅，下氣，喉咽腫痛，頭眩胸脹，咳逆腸鳴，止汗。一名地文，一名水玉。生川穀。

【处方用名】半夏——天南星科 Araceae.

【经文】半夏，味辛平。主伤寒，寒热，心下坚，下气，喉咽肿痛，头眩胸胀，咳逆肠鸣，止汗。一名地文，一名水玉。生川谷。

《本经》言半夏性平，与现行教科书“性温”不一致，现代多数中医认为，半夏性平偏温。其温燥之性显著，长于燥湿化痰、温化寒痰。陶弘景在《名医别录》中云：“半夏，生微寒，熟温。有毒。”是对古今半夏药性的最好解读，乃生、熟（炮制前后）之故也。

本经要义

主伤寒，寒热：“伤寒”，广义伤寒为多种外感热病的总称。《素问・热论篇》：“今夫热病者，皆伤寒之类也。”“人之伤于寒也，则为热病……”狭义伤寒为外受寒邪，感而即发的病变。《伤寒论》辨太阳病脉证并治法上第五：“太阳病，或已发热，或未发热，必恶寒，体痛，呕逆，脉阴阳俱紧者，名曰伤寒。”即太阳表证，也是指狭义之伤寒。“寒热”，即外感病的症状表现。寒，恶寒；热，发热；或寒热往来。

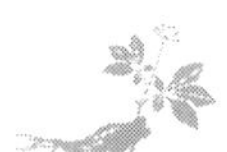

半夏在《伤寒论》应用举例

外感病有呕吐症状用半夏尤宜，如《伤寒论》卷三方之小柴胡汤：柴胡半斤，黄芩三两，人参三两，甘草三两，半夏半升，生姜三两，大枣十三枚。方中半夏味辛主散，治伤寒寒热，并可止呕。现行教科书方解为半夏和胃降逆，散结消痞。

外感病有痰证，主“咳逆肠鸣”。如《伤寒论》卷三方之小青龙汤：麻黄三两，赤芍三两，五味子半升，干姜三两，甘草三两，桂枝（肉桂）去皮三两，半夏半升，细辛三两。方中半夏应主“心下坚，下气”，为治疗痰饮的经典药物。教科书方解为“祛痰和胃散结”。

心下坚：即心下胀满，心下痞满。即为半夏之“燥湿化痰”功能的体现。

下气：降气，即降逆止呕之作用。用于胃气上逆。

表1　半夏具有《本经》所言“下气”作用的处方举例

处方	组成、煎服法	主治
小半夏汤（《金匮要略》）	半夏一升，生姜半斤。水煎温服	治疗痰饮停于心下，呕吐不渴，心下痞闷
小半夏加茯苓汤（《金匮要略》）	半夏一升，生姜半斤，茯苓三两。水煎温服	治疗停饮呕吐，心下痞，心悸头眩等
葛根加半夏汤（《伤寒论》）	葛根四两，麻黄三两，炙甘草、赤芍、桂枝（肉桂）、生姜各二两，半夏半升，大枣十二枚。水煎温服	治疗外感风寒，头痛，项背强，发热恶寒，无汗，伴呕吐
黄芩加半夏汤（《伤寒论》）	黄芩三两，赤芍二两，炙甘草二两，大枣十二枚，半夏半升，生姜一两半。水煎温服	治疗身热口苦，下利腹痛，伴呕吐
半夏泻心汤（《伤寒论》）	半夏半升，黄芩、干姜、人参、炙甘草各三两，黄连一两，大枣十二枚。水煎温服	治疗心下痞满不痛，干呕，或呕吐，肠鸣不利

喉咽肿痛：即今之病症咽喉肿痛。

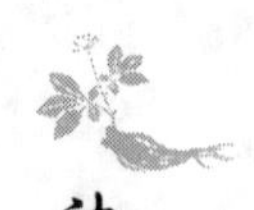

表 2　半夏解读为“散经络寒邪”而治疗咽喉肿痛的处方举例

处方	组成、煎服法	主治
苦酒汤(《伤寒论》)	半夏如枣核大十四枚，鸡子去黄一枚，苦酒适量入于鸡子壳中。将半夏置入苦酒中，再将鸡子壳置火上，令三沸，去半夏，趁热下鸡子清，拌匀，少少含咽之	治疗少阴(手少阴心、足少阴肾)病，咽中伤生疮，不能言语，声不出者。《伤寒论》：热伤于络，则经络干燥，使咽中伤，生疮，不能言语，声不出者，与苦酒汤，以解络热，愈咽疮。治疗痰饮停于心下，呕吐不渴，心下痞闷
半夏散及汤(《伤寒论》)	半夏洗，桂枝(肉桂)去皮，炙甘草各等份，可散、可汤	治疗少阴病，咽喉肿痛

头眩：头晕目眩。与“痰”有关。中医学有“无痰不作眩”之说。半夏治疗头眩，与其祛痰作用有关。如半夏白术天麻汤(《脾胃论》卷下方)，“半夏、麦芽、橘皮各一钱五分，天麻、苍术、茯苓、黄芪、泽泻、人参各五分，黄柏、干姜各二分，白术、神曲各一钱”，治疗痰厥头痛，咳痰黏稠，头眩烦闷，恶心吐逆，身重肢冷，不得安卧。方中半夏燥湿化痰，为治疗风痰眩晕主药。

胸胀：即胸胁胀满、苦满。和痰湿有关。《金匮要略》卷上方栝楼薤白半夏汤：栝楼实一枚，薤白三两，半夏半斤，黄酒一斗。仲景云：“胸痹，不得卧，心痛彻背者，栝楼薤白半夏汤主之。”本方通阳散结，祛痰宽胸，重在行气祛痰，常用于治疗胸痹而痰浊较盛者。

咳逆：参阅当归“咳逆”条。

肠鸣：即泄泻。常见症状如脘腹痞满、肠鸣、腹泻。常用方剂如《伤寒论》卷四之半夏泻心汤：半夏半升，黄芩、干姜、人参各三两，黄连一两，大枣十二枚，甘草三两。治疗胃气不和，心下痞满，干呕或呕吐，肠鸣下痢等。方中半夏辛开平和，降逆和胃，止呕而治肠鸣。《伤寒论》有关“泻心汤”治疗“肠鸣”常用方剂有生姜泻心汤、甘草泻心汤、半夏泻心汤、黄连汤等。

止汗：可参考“小柴胡汤”证：伴有寒热往来，汗出不畅，须用半夏。

药物解读

《中华人民共和国药典》2015 年版一部收载：半夏，天南星科植物半夏

Pinellia ternata（Thunb.）Breit. 的干燥块茎。

【性味归经】（生品）性温，味辛。有毒。归脾、胃、肺经。

【功能主治】燥湿化痰，降逆止呕，消痞散结。用于湿痰寒痰，咳喘痰多，痰饮眩悸，风痰眩晕，痰厥头痛，呕吐反胃，胸脘痞闷；外治痈肿痰核。

【禁忌】半夏不宜与川乌、草乌、制川乌、制草乌、附子同用。

【鉴别要点】半夏呈类球形，有的稍偏斜，直径 0.5～1.5cm。表面白色或浅黄色，顶端有凹陷的茎痕，习称“凹窝”，在凹窝周围密布麻点状根痕，习称“棕眼”；下面钝圆，较光滑。质坚实，断面洁白，富粉性。无臭，味辛辣、麻舌而刺喉。

【拓展阅读——中药材经验鉴别专用术语】

凹窝　特指部分中药材根及根茎类顶端脱落后留下的痕迹。

棕眼　系指根茎类药材在其凹陷的茎基痕周围有很多麻点状须根痕，又称“麻点”。如天南星科药材。

【拓展阅读——半夏的炮制品种与临床性效差异】

法半夏　为生半夏的炮制加工品。将生半夏大小分档，用水浸泡至内无干心，取出，沥净。另取甘草适量，加水煎煮 2 次，合并煎液，倒入用适量水制成的石灰液中，均匀搅拌，加入上述已浸透的半夏浸泡，每日搅拌 1～2 次，并保持浸液 pH12 以上，至剖面黄色均匀，口尝微有麻舌感时，取出，低温干燥。辅料比例：半夏 100kg，甘草饮片 15kg，净干石灰 10kg。本品呈类球形或破碎成不规则颗粒状。表面淡黄白色至棕黄色。质较松脆或硬脆，易破碎，破碎断面黄色或淡黄色，颗粒者质稍硬脆。气微，味淡略甜，微有麻舌感。

法半夏性温，味辛。归脾、胃、肺经。功擅燥湿化痰，用于痰多咳喘，痰饮眩悸，风痰眩晕，痰厥头痛。

姜半夏　为生半夏的炮制加工品。取生半夏，大小分档，用冷水浸泡至内无干心时取出沥净，另取生姜切片煎汤，加入白矾，与泡透的半夏共煮透心，取出，晾干或晾至半干时切薄片，或整粒干燥。辅料比例：净半夏 100kg，生姜 25kg，白矾 12.5kg。姜半夏呈薄片状，或呈类球形及不规则颗粒，表面棕褐色。质较硬，断面淡黄棕色，具角质样光泽。气微姜香，味淡，微有麻舌感，嚼之略黏牙。

姜半夏性温，味辛。归脾、胃、肺经。功擅温中化痰，降逆止呕。用于

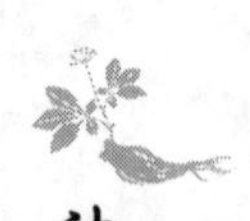

痰饮呕吐、胃脘痞满等。

清半夏　为生半夏的加工炮制品。取净生半夏，大小分档，用8%白矾溶液浸泡至内无干心时，并口尝微有麻舌感，取出用清水洗净，干燥。辅料比例：半夏100kg，白矾20kg。清半夏呈椭圆形、类圆形或不规则的片。切面淡灰色至灰白色，可见灰白色点状或短线状纤维管束迹，有的残留栓皮处下方显淡红紫色斑纹。质脆，易折断，断面略呈角质样。气微，味微涩，微有麻舌感。

清半夏性温，味辛。归脾、胃、肺经。擅长燥湿化痰。用于湿痰咳嗽，胃脘痞满，痰涎凝聚，咯吐不出等。

医籍论选

半夏，消痰涎，开胃健脾，止呕吐，去胸中痰满，下肺气，主咳结。新生者摩涂痈肿不消，能除瘤瘿。气虚而有痰气，加而用之。

——唐·甄权《药性论》

脾无留湿不生痰，故脾为生痰之源，肺为贮痰之器。半夏能主痰饮及腹胀者，为其体温而味辛性温。涎滑能润，辛温能散亦能润，故行湿而通大便，利窍而泄小便。所谓辛走气，能化液，辛以润之是矣。

——明·李时珍《本草纲目》

半夏，味辛，气平。入手太阴肺经和足阳明胃经。下冲逆而除咳嗽，降浊阴而止呕吐，排决水饮，清涤涎沫，开胸膈胀塞，消咽喉肿痛，平头上之眩晕，泻心下之痞满，善调反胃，妙安惊悸。

《伤寒》半夏泻心汤：半夏半升，人参、甘草、干姜、黄芩、黄连各三两，大枣十二枚。治疗少阳伤寒，下后心下痞满而不痛者。以中气虚寒，胃土上逆，迫于甲木，经气结涩，是以作痞。少阳之经，循胃口而下胁肋，随阳明而下行，胃逆则胆无降路，故与胃气并郁于心胁。甲木化气于相火，君相同气，胃逆而君相皆腾，则生上热。参、甘、姜、枣，温补中脘之虚寒；黄芩、黄连清泻上焦之郁热；半夏降胃气而消痞满也。

《金匮》治呕而肠鸣，心下痞者。中气虚寒则肠鸣，胃气上逆则呕吐也。

——清·黄元御《长沙药解》

半夏，辛则能开诸结，平则能降诸逆也。伤寒寒热，心下坚者，邪结于

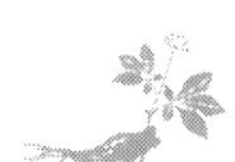

半表半里之间，其主之者，以其辛而能开也。咽喉肿痛，头眩上气者，邪逆于巅顶胸膈之上，其主之者，以其平而能降也。

肠鸣者，大肠受湿，则肠中切痛而鸣濯濯也，其主之者，以其辛平能燥湿也。又云：止汗者，另著有辛中带之功也。仲景于小柴胡汤用之，以治寒热；泻心汤用之，以治胸满肠鸣；少阴咽痛亦用之；《金匮》头眩亦用之，且呕者，必加此味，大得其开结降逆之旨，用药悉遵《本经》，所以为医中之圣。

又曰：今人以半夏功专祛痰，概用白矾煮之，服者往往致吐，且致酸心少食，制法相沿之陋也。古人只用汤洗七次去涎，今人畏其麻口，不敢从之。余每年收干半夏数十斤，洗去粗皮，以生姜汁、甘草水浸一日夜，洗净，又用河水浸三日，一日一换，搪起蒸熟，晒干切片，隔一年用之甚效。盖此药是太阴、阳明、少阳之大黄，祛痰恰非专长，仲景诸方加减，俱云呕者加半夏，痰多者加茯苓，未闻以痰多加半夏也。

——清·陈修园《神农本草经读》

 水半夏 Shuibanxia

水半夏之名，最早见于《广西本草选编》。《江西草药》又名“滴水珠”。性温，味辛，有小毒，消肿解毒，散瘀止痛。治疗跌打损伤、乳痈、肿毒等，多为外用。为天南星科半夏属植物心叶半夏 *Pinellia cordata* N. E. Br 的地下块茎。长江以南各省区均有分布。

《中华人民共和国药典》2015 年版辅助说明将天南星科植物鞭檐犁头尖 *Typhonium flagelliforme*（Lodd.）Blume. 的地下块茎称之为“水半夏”。

【处方用名】水半夏——天南星科 Araceae.

【鉴别要点】本品呈椭圆形或圆锥形至倒卵形，高 0.5～3cm，直径 0.5～1.5cm。表面类白色至淡黄色，粗糙，有多数隐约可见的点状根痕，上端类圆形，有凸起的芽痕，下端略尖。质坚实，断面类白色，略显粉性，气微，味辛辣，麻舌而刺喉。为半夏的伪品。

原国家《卫生部药品标准》1992 年版，中药材第一册收载的半夏即此种。

《四川省中药材标准》1987 年版和《四川省中药饮片炮制规范》2002 年版均收载水半夏，为天南星科犁头尖属植物鞭檐犁头尖 *Typhonium*

flagelliforme(Lodd.)Blume. 的干燥块茎。

【临床医师、临床药师注意事项】

水半夏无半夏的功效，遂不能替代半夏入药。水半夏易引起呕吐，很多基层医院药房误将水半夏当作半夏入药，应注意鉴别。

【拓展阅读——关于水半夏的炮制与功用】

1. 炮制

方法一：取水半夏，大小分开，用清水浸泡透心，取出沥干，加入生姜汁和白矾粉拌匀，置缸内腌 48 小时，再加适量清水浸泡 2～4 天(冬天 4 天，夏天 2～3 天)，泡至口尝无麻辣感时，放去药汁，用清水漂洗干净，取出，干燥。

辅料比例：水半夏 100kg，生姜 18kg，白矾 20kg。

方法二：取净水半夏，大小分档，用清水浸泡透心，取出；另取生姜切片煎汤，加入白矾与水半夏共煮至透心，口尝无麻辣感时，取出，用清水洗净，干燥。

辅料比例：水半夏 100kg，生姜 25kg，白矾 12.5kg。

2. 饮片鉴别　本品椭圆形或圆锥形，表面黄白色至棕黄色，粗糙。质坚实，断面白色，呈角质状或略显粉性，气微，味辛，微有麻辣感。

3. 功效主治　制水半夏性温，味辛，有小毒。归肺、脾经。功能燥湿化痰，止咳。用于咳嗽痰多。

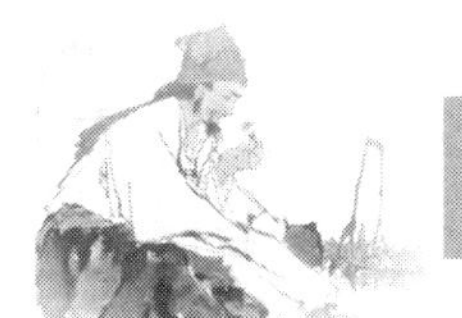

贝母 Beimu

貝母，味辛平。主傷寒煩熱，淋瀝邪氣，疝瘕，喉痹，乳難，金創，風痙。一名空草。

（川贝母、浙贝母、湖北贝母、平贝母、土贝母）

【处方用名】贝母、川贝母——百合科 Liliaceae.

【经文】贝母，味辛平。主伤寒烦热，淋沥邪气，疝瘕，喉痹，乳难，金创，风痉。一名空草。

贝母，一般认为有川贝母、浙贝母之别，近年来有川贝母、浙贝母用于临床。《中华人民共和国药典》2015年版一部同时收载川贝母、浙贝母、湖北贝母、平贝母、土贝母。

本经要义

伤寒烦热：川贝母性平，偏凉，能清热化痰（半夏，辛平。燥湿化痰）。浙贝母偏寒，清肺之力强于川贝母；川贝母、浙贝母、湖北贝母、平贝母均能治疗外感之邪入里化热的咳嗽和上扰心神之烦躁，故《本经》云：主伤寒烦热。现代临床上很少应用此功效，而常用栀子、石膏之类药物，值得思考。**在中药药史中，明代以前无川贝母、浙贝母之分。浙贝母之名始载于明·肖京《轩岐救正论》**。

淋沥：小便淋漓不尽，或滴沥不畅。常见于泌尿系统炎症、前列腺炎等，或老年患者前列腺增生症，以及妇女妊娠小便不畅等病证。现今很少用贝母治疗此症。

《金匮要略》卷下妇人妊娠病脉证并治第二十

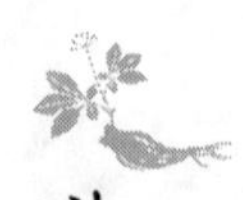

丸之“当归贝母苦参丸”用当归四两、贝母四两、苦参四两（男子加滑石半两）。用以治疗妊娠小便难，饮食如故。方中贝母作用即《本经》所言：“主淋沥邪气。”北京中医药大学王琦教授认为，男科用浙贝母多取其“解郁散结，利水通淋”之功能。常用浙贝母治疗前列腺炎、前列腺增生等病证，常配伍苦参等药物。

疝瘕：腹腔内结块。前列腺增生、少腹癥瘕积聚、妇女附件包块等也属此类。贝母具有软坚散结之功，尤以浙贝母为甚。所以众多名家治疗肝硬化、肺癌、乳腺癌、甲状腺肿、瘿瘤等属痰凝气滞者常用之。如清·程国彭《医学心语》卷四方之消瘰丸：玄参、牡蛎、贝母各四两，共为末，炼蜜为丸，治疗痰核瘰疬，方中贝母清热散结。

喉痹：痹者，即不通。喉痹近似于现代医学之急、慢性咽喉炎。中医学认为与热毒有关。贝母，清热化痰，散结（瘕）。

乳难：与“乳闭”相类。一般指产妇缺乳。这与肝气郁结、乳腺小叶增生有关，贝母散结通乳，尤以浙贝母为优。

金疮：古时指刀剑伤、跌打损伤等。

风痉：一指“破伤风”，二指“筋脉拘挛”。

 川贝母 Chuanbeimu

《中华人民共和国药典》2015年版一部收载：川贝母为百合科植物川贝母 *Fritillaria cirrhosa* D. Don、暗紫贝母 *Fritillaria unibracteata* Hsiao et K. C. Hsia、甘肃贝母 *Fritillaria przewalskii* Maxim. 或梭砂贝母 *Fritillaria delavayi* Franch.、太白贝母 *Fritillaria taipaiensis* P. Y. Li、瓦布贝母 *Fritillaria unibracteata Hsiao et K. C. Hsia. var. wabuensis* (*S. Y. Tang et S. C. Yue.*) *Z. D. Liu, S. Wang et S. C. Chen* 的干燥鳞茎。

【性味归经】性平，微寒，味甘苦。归肺、心经。

【功能主治】清热润肺，化痰止咳，散结消痈。治疗肺热咳嗽，干咳少痰，阴虚劳嗽，痰中带血，瘰疬，乳痈，肺痈等。

【鉴别要点】

川贝母，按形状不同可分为松贝、青贝、炉贝和栽培品。

松贝（又称“珍珠贝”）　呈类圆形或近球形，高0.3～0.8cm，直径0.3～0.9cm。表面类白色。外层鳞叶2枚，大小悬殊，大瓣紧抱小瓣，未抱

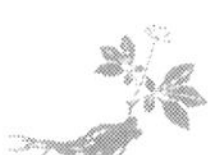

部分呈新月形，习称"怀中抱月"；顶部闭合，内有类圆柱形、顶端稍尖的心芽和小鳞叶1～2枚；先端钝圆或稍尖，底部平，微凹入，中心有一灰褐色的鳞茎盘，偶有残存须根痕。习称"缕衣黑笃"或"观音坐莲"。质硬而脆，断面白色，富粉性。气微，味微苦。

青贝　呈类扁球形，高0.4～1.4cm，直径0.4～1.6cm。外层鳞叶2瓣，大小相近，相对抱合，顶部开裂，内有心芽和小鳞叶2～3枚及细圆柱形的残茎。气微，味微苦。

炉贝　呈长圆锥形，高0.3～2.5cm，直径0.5～2.5cm。表面类白色或浅棕黄色，有的具棕色斑点，习称"虎皮斑"。外层鳞叶2瓣，大小相近，顶部开裂而略尖，习称"马牙嘴"。基部稍尖或较钝。性微，味微苦。

栽培品　类球形至矩圆柱形，高0.5～2cm，直径1～2.5cm。表面类白色至浅棕黄色，显粗糙，可见浅黄色斑点。外层鳞片2瓣，大小相近，顶部多开裂而较平。气微，味苦。

 浙贝母 Zhebeimu

《中华人民共和国药典》2015年一部收载。浙贝母之名始载于明·肖京《轩岐救正论》。浙贝母为百合科植物浙贝母 *Fritillaria thunbergii* Miq. 的干燥鳞茎。因形状和加工方法不同，分为大贝、珠贝、浙贝片。

植株枯萎时采挖，将个体大者除去芯芽，称大贝；个体小者不去芯芽，称珠贝。将采挖新鲜浙贝母进行撞擦，除去外皮，并拌以贝壳粉或牡蛎粉，吸去擦出的浆汁，干燥；或取鲜鳞茎，大小分开洗净，趁鲜切厚片，干燥，习称浙贝母和浙贝片。

【性味归经】性寒，味苦。归肺、心经。

【功能主治】清热化痰，止咳，解毒，散结，消痈。用于风热咳嗽，痰火咳嗽，肺痈，乳痈，瘰疬，疮毒等。

【饮片鉴别要点】

大贝　为鳞茎外层之单瓣鳞叶，呈新月形，形如元宝，习称"元宝贝"，高1～2cm，直径2～3.5cm。外表面类白色至淡黄色，有粉状物；内表面白色至淡黄色，被有灰白色粉状物。质硬而脆，易折断，断面白色至黄白色，对光反射可见明显冰糖点反光，富粉性。气微，味微苦。

珠贝　为完整的鳞茎，呈扁圆形，高1～1.5cm，直径1～2.5cm。表面

类白色，外层鳞叶2瓣，肥厚，略似肾形，互相抱合，内有小鳞叶2～3枚及干缩的残茎。

浙贝片　为鳞茎外层的单瓣鳞叶切成的厚片或薄片。片形呈椭圆形或类圆形，直径1～2cm，边缘表面淡黄色，切面平坦，粉白色。质脆，易折断，断面粉白色，有的对光反射可见闪光冰糖点，富粉性。味淡，味微苦。

 湖北贝母 Hubeibeimu

《中华人民共和国药典》2015年版一部收载：湖北贝母，系百合科植物湖北贝母 *Fritillaria hupehensis* Hsiao. et K. C. Hsia 的干燥鳞茎。

【性味归经】性凉，味微苦。归肺、心经。

【功能主治】清热化痰，止咳，散结。用于热痰咳嗽，瘰疬，痰核，痈肿疮毒等。

【饮片鉴别要点】本品呈扁圆球形或圆锥形，高0.5～2.2cm，直径0.5～3.5cm，表面类白色至淡棕色。外层鳞片21瓣，肥厚，略呈肾形，或大小悬殊，大瓣紧抱小瓣，顶端闭合或开裂。内有鳞叶2～6枚及干缩的残茎。内表面深淡黄色至黄白色，基部凹陷呈窝状，残留有淡棕色表面及少数须根。质脆，断面类白色，富粉性，气微，味苦。

平贝母 Pingbeimu

《中华人民共和国药典》2015年版一部收载：平贝母，为百合科植物平贝母 *Fritillaria ussuriensis* Maxim. 的干燥鳞茎。

【性味归经】性微寒，味苦甘。归肺、心经。

【功能主治】清热润肺，化痰止咳。用于肺热咳嗽，干咳少痰，阴虚劳嗽，咳痰带血等。

【饮片鉴别要点】本品呈扁圆球形，高0.5～1cm，直径0.5～2cm。表面乳白色至黄白色，外层鳞片2瓣，肥厚，大小相近，或一片稍大相互抱合，顶端略平或微凹入，常开裂；中央鳞片小。底部略凹陷。质坚实而脆，断面粉白色。富粉性。气微，味苦。

 土贝母 Tubeimu

《中华人民共和国药典》2015年版一部收载：土贝母，为葫芦科植物土贝母 *Bolbostemma paniculatum*（Maxim.）Franquet 的干燥块茎。

【性味归经】性微寒，味苦。归肺、脾经。

【功能主治】解毒，散结，消肿。用于乳痈，瘰疬，痰核。

【药材鉴别要点】本品呈不规则块状，多角状至三棱状。高0.5～1.5cm，直径0.7～2cm。表面暗棕色至半透明的红棕色，表面凹凸不平，多裂纹。基部常有一突起的芽状物。质坚硬，不易折断，断面角质样，光亮而平滑。气微，味微苦。

【临床应用注意——土贝母不可替代贝母】

土贝母，从名称和药材外观形状上，极易与贝母类药材相混淆。但其性味归经、功能主治均不相同，绝对不可相互代用，需认真加以鉴别。

土贝母之名，始载于清·吴仪洛《本草从新》："土贝母，形大味。治外科证痰毒。"清·赵学敏《本草纲目拾遗》载："土贝母，一名大贝母。"《百草镜》云："土贝母大如钱，独瓣不分，与川产（贝母）迥别，各处皆产……"《百草镜》又云："味苦性平，微寒无毒，能散痈毒，化脓行滞，解广疮结毒，除风湿，利痰，浮恶疮，敛疮口。"

明以前历代文献（《本草纲目》以前文献），并无川贝、浙贝母、土贝母之分。明·张介宾《本草正》曾载有土贝母一条，但系指浙贝母而言，清·吴仪洛在《本草从新》川贝母附载土贝母一药。而早在宋·苏颂《本草图经》贝母之附图，有藤本植物贝母，很可能即现今之土贝母。

【拓展阅读——贝母鉴别专用术语】

怀中抱月　特指松贝的外层鳞叶2瓣，大小悬殊，大瓣紧抱小瓣，未抱部分呈新月形。

缕衣黑笃　指松贝母药材基部稍凹入，间见黑斑，留有须根痕。

观音坐莲　特指松贝母底部平，微凹入，平放能端正稳坐。

虎皮斑　指炉贝母鳞片表面所特有的黄白色或棕色斑点。

马牙嘴　指炉贝母药材呈棱状圆锥形或长卵圆形，形似马的牙齿状，其顶端较瘦尖，均成开口状。

元宝贝　特指浙贝母中之大贝，为鳞茎外层的单瓣鳞叶，呈半圆形，外

凸内凹，状如古代钱币元宝。

珍珠贝　松贝的美誉，特指松贝的上等品，稀少，如珍珠。

医籍论选

贝母苦寒之性，泻热凉金，降浊消痰，其力非小，然轻清而不败胃气，甚可嘉焉。其诸主治，疗喉痹，治乳痈，消瘿瘤，去胬肉，点翳障，敷疮痈，止吐衄，驱痰涎，润心肺，解燥渴，清烦热，下乳汁，除咳嗽，利水道。

《伤寒论》卷四方“白散”：桔梗、贝母各三分，巴豆（去皮心，炒黑研如脂）一分。共为末。治疗寒实结胸，痰涎壅盛，呼吸困难，脉沉细等。

——清·黄元御《长沙药解》

贝母，其主伤寒烦热者，伤寒有五，风寒湿热温，而风与热乃阳盛之证，阳盛所以烦热也；贝母气平则清，味辛润散，故主之也。淋沥者，膀胱有热也。邪气者，热邪之气也。膀胱以气化为主；贝母味辛润肺。肺乃主气之脏。肺化则气润及于州都。小便通而不淋沥矣。

其主疝瘕者，肺气不治，则不能通调水道，下输膀胱，因而湿热之邪，聚结成疝成瘕；贝母气平，可以通调水道，味辛可以散热结也。大肠之脉，其正者上循咽喉，火发于标，乃患喉痹，痹者闭也；其主之者。味辛气平，能解大肠之热结也。

肺乃津液之腑，主乳难者，味辛能润，润则乳自通也。肺主皮毛，味辛气平，则肺润而皮毛理，可愈金疮也。风痉者，风湿流于关节，致血不能养筋而筋急也；贝母味辛，辛则散风湿而润血，且贝母入肺，肺润则水道通而津液足，所以风湿逐而筋脉舒也。

——清·叶天士《本草经解》

贝母，其主伤寒烦热者，取西方之金气以除酷暑。《伤寒论》以白虎汤命名，亦此义也。其主淋沥邪气者，肺之治节行于膀胱，则邪热之气除，而淋沥愈矣。疝瘕为肝木受病，此则金平木也。喉痹为肺窍内闭，此能宣通肺气也。乳少为阳明之汁不通，金疮为阳明之经脉受伤，风痉为阳明之宗筋不利，贝母清润而除热，所以统治之。今人以之治痰嗽，大失经旨，且李士材谓贝母主燥痰，半夏主湿痰，二物如冰炭之反，皆臆说也。

——清·陈修园《神农本草经》

贝母，川产者味甘淡，土产者味苦辛。《本经》气味辛平，合根苗而言也。根形象肺，色白味辛，生于西川，清补肺金之药也。主治伤寒烦热者，寒邪在胸，则为烦为热。贝母清肺，故胸中之烦热可治也。淋沥邪气者，邪入膀胱，不能随太阳而出于肤表。则小便淋沥。贝母通肺气于皮毛，故淋沥邪气可治也。

——清·张志聪《本草崇原》

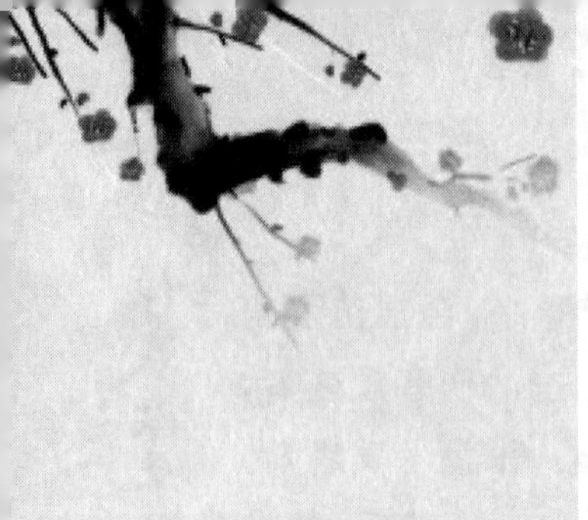

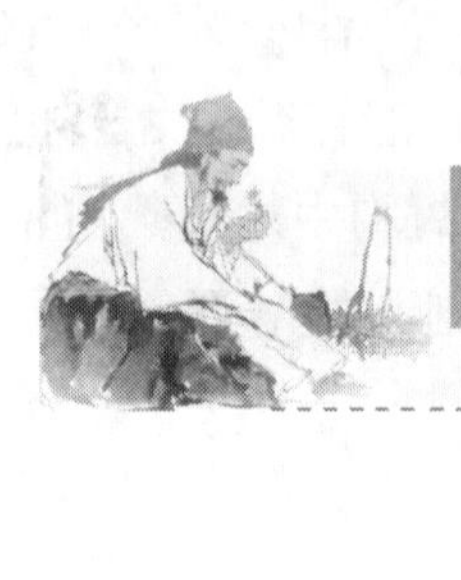

柴胡 Chaihu

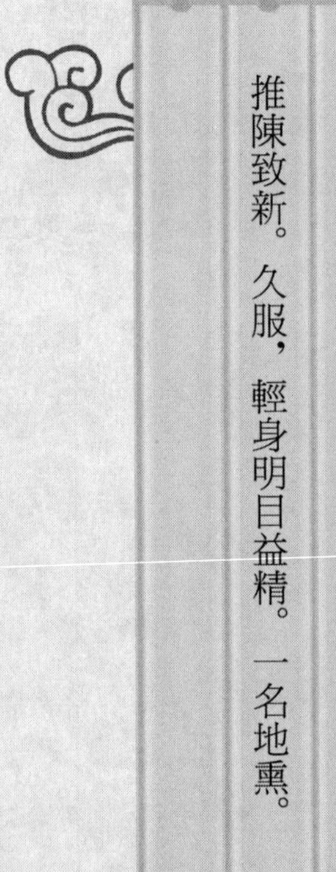

【处方用名】柴胡——伞形科 Umbelliferae.

【经文】茈胡，味苦平。治心腹，去肠胃中结气，饮食积聚，寒热邪气，推陈致新。久服，轻身明目益精。一名地熏。

柴胡入药，首载于《神农本草经》，原名“茈胡”。“柴胡”一名，则始见于宋·苏颂等编撰的《本草图经》：“柴胡，生弘农山谷及冤句。”李时珍在《本草纲目》中谓：“茈胡生山中，嫩时可茹，老则采而为柴。”故有茹草和柴胡之名。

本经要义

茈胡：“茈”，zi 音紫。《说文解字》：“茈，茈草也。”茈草，即紫草，一名“藐”。《广韵》佳韵：“茈，茈胡，药。”李时珍《本草纲目》草部·茈胡项：“茈字有紫、柴二音；茈姜、茈草之茈皆音紫；茈胡之茈音柴。茈胡生山中，嫩则可茹，老则采而为柴，故苗有芸蒿、山菜、茹草之名，而根名柴胡也。”

心腹：指胸腔、腹腔内脏器受病邪所伤。

肠胃：指胃、肠道。

心腹肠胃：泛指胃、肠、肝、胆、胰等疾病，柴胡常用于治疗以上各部位所产生的疾患。代表方剂有小柴胡汤（柴胡半斤，黄芩三两，人参三两，甘草三两，半夏半升，生姜三两，大枣十二枚）；大柴胡汤

[柴胡半斤,黄芩三两,芍药三两,半夏半升,生姜五两,枳实(枳壳)四枚,大枣十二枚,大黄二两];四逆散[柴胡、炙甘草、枳实(枳壳)、芍药各十分];龙胆泻肝汤(龙胆、柴胡、栀子、木通、车前子、当归、生地黄、甘草、泽泻、黄芩)等。

结气:"结",气结,即"气滞"。"肠胃中结气"就可以用柴胡来治疗。柴胡最擅长疏肝解郁。柴胡归肝、胆经,为疏肝解郁要药。凡胃肠道气滞之胁肋疼痛,可选用四逆散来治疗。对于"按之心下满痛",为少阳阳明合病,为大柴胡汤证。治疗胆囊炎、胆石症、胰腺炎等最为常用。

心腹肠胃中结气:既指无形的邪气,又指包括痰饮、瘀血等有形的实邪,亦包括"饮食积聚"。

寒热:①指恶寒发热症状的简称。②八纲中鉴别疾病属性的两个纲领。辨别疾病的属寒、属热,对确定治疗方案有着重大意义。"寒者热之""热者寒之",是立法、处方、遣药的重要依据。寒热是阴阳偏盛偏衰的具体表现:阳胜则热,阴胜则寒。

邪气:一般指风、寒、暑、湿、燥、火六淫和疫疠之气等从外侵入人体的致病因素。

寒热邪气:此条"经文",既指寒邪或热邪所致诸证,也指邪入少阳而表现为寒热往来。无论寒邪、热邪,其入侵部位均在少阳,即可用柴胡来治疗。

推陈致新:"陈",即陈、旧、陈腐之意,指体内陈旧之瘀血,痰饮等;"新",即新生之意,气血精微物质。"推陈致新",应理解为祛邪以扶正。张锡纯《医学衷中参西录》中有柴胡"推陈致新"的典型病案。

柴胡"推陈致新"的典型病案

一人年过四旬,胁下焮痛,大便七八日未行,医者投以大承气汤,不效,大便未通而胁下之疼转甚。其脉弦而有力,知系肝气胆火恣盛也,投以拙拟金铃泻肝汤加柴胡、龙胆各四钱,服后须臾大便痛下,胁痛顿愈。审是,则《神农本草经》谓"柴胡主肠胃中饮食积聚。推陈致新"者,诚非虚语也。且不但能通大便也,方书通小便亦多有用之者,愚试之亦颇效验。盖小便之下通,必由手少阳三焦,三焦之气化能升而后能降,柴胡不但升少阳实,兼能升手少阳也。

金铃泻肝汤(张锡纯):川楝子五钱,生乳香、生没药各四钱,三棱、莪术各三钱,甘草一钱。水煎服,治胁下焮痛。

轻身明目益精:柴胡配伍补益肝肾之药,以治疗肝肾不足、目睛失养之视物昏花等,故而轻身明目益精。

药物解读

《中华人民共和国药典》2015年版一部收载:柴胡,为伞形科植物柴胡*Bupleurum chinense* DC.或狭叶柴胡*Bupleurum scorzonerifolium* Willd.的干燥根。

【性味归经】性微寒,味辛、苦。归肝、胆、肺经。

【功能主治】疏散退热,疏肝解郁,升举阳气。用于感冒发热,寒热往来,胸胁胀痛,月经不调,子宫脱垂,脱肛等。

【药材鉴别要点】

北柴胡　习称硬柴胡,呈圆柱形或长圆锥形,长6～15cm,直径0.3～0.8cm。根头部膨大,顶端残留茎基或短纤维状叶基,习称"扫帚头",根呈圆柱形,下部分枝。上粗下细,状如鼠尾;表面黑褐色或浅棕色,具纵皱纹、支根痕及皮孔。质硬而韧,不易折断,断面显纤维性,皮部浅棕色,木部黄白色。气微香,味微苦。

南柴胡　习称"软柴胡",根较细,圆锥形,顶端有多数细毛状枯叶纤维,习称"扫帚头"。根较细,下部多不分枝或稍分枝。表面红棕色或黑棕色,靠近根头处多具细密环纹。质稍软,易折断,断面略平坦,不显纤维性。具较浓的败油腥气,味微苦、辛。

【饮片鉴别要点】柴胡饮片呈不规则厚片,外表皮黑棕色至浅棕色,具纵皱纹和支根痕。切面淡黄白色,纤维形,质硬,气微香,味微苦、辛。

【拓展阅读——中药材形状鉴别术语】

扫帚头　指根及根茎类药材顶端之纤维性毛状残存叶基,形如扫帚。

【拓展阅读——柴胡经典方剂】

1.《伤寒论》小柴胡汤　柴胡半斤,半夏半升,甘草三两,黄芩三两,人参三两,大枣十二枚,生姜三两。

本方为治疗少阳证的基础方,又是和解少阳法的代表方剂,临床上用于往来寒热,胸胁苦满,默默不欲饮食,心烦喜呕,口苦,咽干,目眩,舌苔薄白,脉弦等。

现代临床常用本方加减治疗感冒、流感、慢性肝炎、肝硬化、急慢性胆

囊炎、胆石症、急慢性胰腺炎、胸膜炎、急性乳腺炎、胆汁反流性胃炎等属少阳证候者。

2.《金匮要略》大柴胡汤　柴胡半斤，黄芩三两，半夏半升，生姜五两，大枣十二枚，芍药二两，枳实四两，大黄二两。

本方为小柴胡汤去人参、甘草，加大黄、枳壳、芍药而成。亦是小柴胡汤与小承气汤两方加减而成。功在和解少阳、内泻热结，为治疗少阳阳明合病的代表方剂，主治往来寒热，胸胁苦满，呕吐不止，郁郁微烦，心下痞满，大便不解，苔黄、脉弦数有力者。现代中医常用本方治疗急性胰腺炎、急性胆囊炎、胆石症、胃及十二指肠溃疡等属少阳阳明合病等，尤其对急性胰腺炎独具疗效。

3. 制方　柴胡同芍药、甘草、枳实（枳壳），名四逆散，治胸胁痛，四肢厥冷。

柴胡同人参、升麻、黄芪、甘草、当归、白术、广皮、生姜、大枣，名补中益气汤，治疗劳伤倦怠。

柴胡同芍药、牡丹皮、栀子、甘草、茯苓、白术、广皮、当归，名逍遥散，治肝胆郁火。

医籍论选

柴胡有硬、软二种，硬者名大柴胡，软者名小柴胡。小柴胡生于银州者为胜，故又有银柴胡之名。今市肆中另觅草根白色而大，不知何种，名银柴胡，此伪充也，不可用。古茈从草，今柴从木，其义相通。

——清·张志聪《本草崇原》

柴胡，味苦，微寒。入足少阳胆经。清胆经之郁火，泻心家之烦热，行经于表里阴阳之间，奏效于寒热往来之会，上头目而止眩晕，下胸胁而消硬满，口苦咽干最效，眼红耳热甚灵。降胆胃之逆，升肝脾之陷，胃口痞痛之良剂，血室郁热之神丹。

——清·黄元御《长沙药解》

柴胡气平，禀天中正之气。味苦无毒，得地炎上之火味。胆者，中正之官，相火之府；所以独入足少阳胆经，气味轻升，阴中之阳，乃少阳也。其主心腹肠胃中结气者，心腹肠胃，五脏六腑也。脏腑共十二经，凡十一脏，皆取决于胆。柴胡轻清，升达胆气，胆气条达，则十一脏从之宣化，故心腹肠

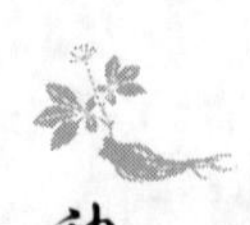

胃中凡有结气，皆能散之也。

其主饮食积聚者，盖饮食入胃，散精于肝，肝之疏散又藉少阳胆为生发之主也。柴胡升达胆气，则肝能散精，而饮食积聚自下矣。少阳经行半表半里，少阳受邪，邪并于阴则寒；邪并于阳则热。柴胡和解少阳，故主寒热之邪气也。春气一至，万物俱新。柴胡得天地春升之性，入少阳以生气血，故主推陈致新也。

久服清气上行，则阳气日强，所以身轻。五脏六腑之精华上奉，所以明目。清气上行，则阴气下降，所以益精。精者，阴气之英华也。

——清·叶天士《本草经解》

（柴胡）经文不言发汗，仲圣用至八两之多，可知性纯，不妨多服，功缓必须重用也。

——清·陈修园《神农本草经读》

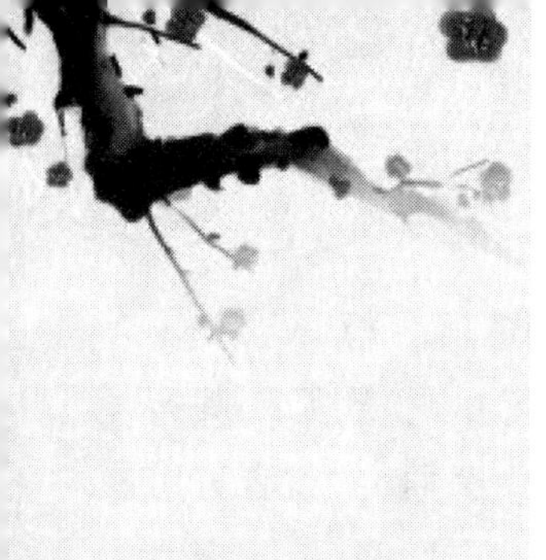

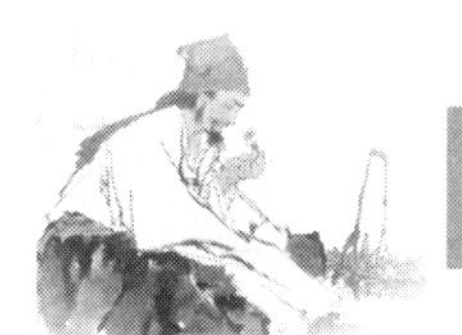

大黄 Dahuang

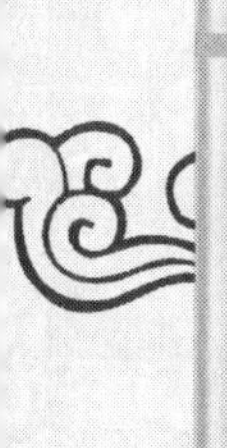

大黃，味苦寒，無毒。主下瘀血，血閉，寒熱，破癥瘕積聚，留飲，宿食，蕩滌腸胃，推陳致新，通利水穀，調中化食，安和五臟。生山谷。

【处方用名】大黄——蓼科 Polygonaceae.

【经文】大黄，味苦寒，无毒。主下瘀血，血闭，寒热，破癥瘕积聚，留饮，宿食，荡涤肠胃，推陈致新，通利水谷，调中化食，安和五脏。生山谷。

本经要义

瘀血：是体内血液瘀滞于某处所得的病证。

血闭：指女子"闭经"，又称"经闭"。中医古籍常将"闭经""血闭"称之为"经闭"。属中医古病名。出自《妇人良方》。女子年龄超过十八周岁，仍不见月经来潮，或来过月经，但又连续闭止(血闭)三个月以上，甚至伴有明显的临床症状，除妊娠、哺乳期等生理性闭经外，均称为"经闭"或"血闭"。有血亏经闭、血枯经闭、肾虚经闭、气滞血瘀经闭、寒湿凝滞经闭等。

癥瘕：指腹腔内痞块。以隐见于腹内，按之形证可验，坚硬不移，痛有定处为"癥"；聚散无常，推之游移不定，痛无定处瘕。《诸病源候论》卷十九·癥瘕候："癥瘕者，皆由寒温不调，饮食不化，与藏气相搏结所生也。其病不动者，直名为癥。若病虽有结瘕而可推移者，名为癥瘕。瘕者假也，谓虚假可动也。"《金匮要略》卷上·疟病脉证并治第四："病疟，以月一日发，当以十五日愈；设不差，当月尽解；如其不差，当云何？师曰：此结为癥瘕……"

积聚：又称作“癥积”。中医病名，指腹内包块。出自《灵枢·五变》：“人之善病肠中积聚者……如此，则肠胃恶，恶则邪气留止，积聚乃伤脾胃之间，寒温不次，邪气稍至。蓄积留止，大聚乃起。”《张氏医通》：“积者五脏所生，其始发有常处，其痛不离其部，上下有所终始，左右有所穷处；聚者六腑所成，其始发无根本，上下无所留止，其痛无常处。”《诸病源候论》卷十九·积聚病诸候·积聚候：“积聚者，由阴阳不和，腑脏虚弱，受于风邪，搏于腑脏之气所为也。腑者阳也，脏者阴也。阳浮而动，阴沉而伏。积者阴气，五脏所生，始发不离其部，故上下有所穷已。聚者阳气，六腑所成，故无根本，上下无所留止，其痛无有常处。诸藏受邪，初未能为积聚，留滞不去，乃成积聚。”

祝按：临床上一般以积块明显，痛胀较甚，固定不移者称之为积；积块隐现，攻窜作胀，痛无定处者为聚；其性质与癥瘕相近似，多由七情郁结，气滞血瘀，或饮食内伤，痰滞交阻，或寒热实调，正虚邪结而成。

留饮：痰饮病的一种。因饮邪日久不化，留而不去得名，出自《金匮要略》痰饮咳嗽病脉证并治：“问曰：夫饮有四，何谓也？师曰：有痰饮，有悬饮，有溢饮，有支饮。夫心下有留饮，其人背寒冷如手大。留饮者，胁下痛引缺盆，咳嗽则辄已。胸中有痰饮，其人短气而渴，四肢历节痛，脉沉者，有留饮。”《诸病源候论》卷二十·留饮候：“留饮者，由饮酒后饮水多，水气停留于胸膈之间，而不宜散，乃令人胁下痛，短气而渴，皆其候也。”

痰饮，中医病名，古称澹（或淡）饮，指体内过量水液不得疏化，停留或渗注于某一部位而发生的疾病。中医学认为，稠浊者为痰，清稀者为饮。《金匮要略》卷中·痰饮咳嗽病脉证并治十二：“其人素盛今瘦，水走肠间，沥沥有声，谓之痰饮。”

宿食：又称“宿滞”“食积”“伤食”。即由于脾胃运化失常，或脾胃有寒，食物在胃内停留时间过久，经宿不消，停积胃肠故名。《金匮要略》卷上·腹满寒疝宿食病脉证治第十所述即为“宿食”。

留饮宿食：《诸病源候论》卷二十·留饮宿食候：“留饮宿食者，由饮酒后，饮水多，水气停留于脾胃之间，脾得湿气则不能消食，令人噫气酸臭。腹胀满吞酸，所以谓之留饮宿食也。”

荡涤肠胃，通利水谷，调中化食：此为对大黄泻下攻积的详细描述，是胃肠积滞证候的常用药。

推陈致新：大黄具有很强的泻下和活血祛瘀作用，其功效迅猛，与柴胡

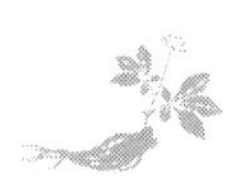

之“推陈致新”有异曲同工之妙,可参解柴胡“推陈致新”解。

安和五脏:是对大黄“荡涤肠胃,推陈致新,通利水谷,调中化食”之临床疗效的高度总结,表明大黄的神奇效果,能使人五脏六腑安顺通和。

药物解读

《中华人民共和国药典》2015年版一部收载:大黄为蓼科植物掌叶大黄 *Rheum palmatum* L.、唐古特大黄 *Rheum tanguticum Maxim. ex Balf.* 或药用大黄 *Rheum officinale Baill.* 的干燥根及根茎。

【性味归经】性寒,味苦。归脾、胃、大肠、肝、心包经。

【功能主治】泻火攻积,清热泻火,凉血解毒,逐瘀通经,利湿退黄。用于实热积滞便秘,血热吐衄,目赤肿痛,痈肿疔疮,肠痈腹痛,瘀血经闭,产后瘀阻,跌打损伤,湿热痢疾,黄疸尿赤,淋证,水肿,外治烧烫伤等。

酒制大黄:善清上焦血分热。用于目赤咽肿,齿龈肿痛等。

熟大黄:泻下力缓,泻火解毒。用于火毒疮疡。

大黄炭:凉血化瘀、止血。用于血热有瘀出血症。

【鉴别要点】

药材　本品呈类圆柱形、圆锥形、卵圆形或不规则块状,长3～18cm,直径3～10(15)cm。除尽外皮者表面黄棕色至红棕色,有的可见类白色网状纹理及星点(异型维管束)散在,残留的外皮棕褐色,多具绳孔及粗皱纹。质坚实,有的中心稍松软,断面淡红棕色或黄棕色,呈颗粒性;根茎髓部宽广,有星点环列或散在;根木部发达,具放射状纹理,形成层环明显,无星点。气清香,味苦而微涩,嚼之黏牙,有砂粒感。

饮片　饮片呈不规则的厚片或块,切面红棕色至黄棕色,可见网状纹理,锦纹明显,微显朱砂点。气清香,味苦,微涩。

【拓展阅读——中药材(饮片)经验鉴别专用术语】

锦纹　指大黄横切面特有的类白色薄壁组织与红棕色射线及星点互排列所形成的织锦状纹理。

星点　特指大黄根茎横断(切)面可见的暗红色放射状小点,环列或散在,如星星点缀,为大黄根茎髓部的异常维管束,放射状纹理是异常维管束的射线。

南大黄　药用大黄习称南大黄,主产四川甘孜、阿坝等地。

西大黄　即掌叶大黄和唐古特大黄,主产西北地区,又称西北大黄。

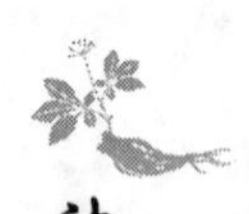

马蹄大黄　主产四川甘孜、理塘、九龙等地。习称雅黄，产于四川雅安汉源等地。药材中间凹陷，状如马蹄者，习称马蹄大黄，为大黄之上等品。

【临床药师、临床医师注意事项】

1. 大黄常见伪劣品种

蓼科植物土大黄 *Rumex japonicus* Houtt. 的根　药材呈圆锥形，较粗壮，表面暗棕色，具有横长皮孔瘢痕，断面黄棕色，偶见腐朽样空洞，具特色香气味，味苦涩。

蓼科植物牛耳大黄 *Rumex crispus* L. 的根　药材呈圆锥形或圆柱形，粗壮，断面黄色，具特殊香气，老根可见腐朽空洞。味微苦涩，略带酸味。

2. 大黄炮制功用

生大黄　生用攻积导滞之势猛，泻火解毒之力亦强，处方入煎剂时须备注后下，若另包开水冲泡兑服或研末吞服，疗效更佳。

熟大黄　以黄酒拌透蒸熟、露晒干名“熟大黄”，亦名“制大黄”“制川军”，泻下清热之力较生品力缓，具有清热化湿、止血之功，体虚邪实而不耐攻者尤宜。

酒大黄　酒洗大黄介于生大黄和熟大黄之间，可祛上焦之火下行。

醋大黄　醋制大黄入肝，破血而泻血分之实热，并可调经。

大黄炭　大黄炒炭，泻火逐瘀之力大减，而止血作用增强，可用于肠胃中积热、大便下血等。

★ 2015 年版《中华人民共和国药典》（简称《药典》）将原教材和旧版《药典》“泻热通肠”更改为“泻下攻积，清热泻火”，并增加“利湿退黄”功效，并规范主治用语。新版《药典》根据《伤寒杂病论》大黄治黄疸、水肿，《药性论》“利水肿”，《本草纲目》治“黄疸”等，新版《药典》增加“利湿退黄”功效。

★ 张介宾在其《景岳全书》卷四十八中告诫：“大黄，欲速者生用，汤泡便吞，欲缓者熟用，和药煎服；气虚同以人参，名黄龙汤；血虚同以当归，名玉烛散；佐以甘草、桔梗，可缓其行；佐以芒硝、厚朴，益助其锐，用之多寡，酌人实虚，假实误用，与鸩相类。”

注：“鸩”，zhen，传说中的毒鸟，用它的羽毛泡的酒喝了可以毒死人。

【拓展阅读——用大黄的经典汤方】

大承气汤（《伤寒论》方）　大黄四两，芒硝三两，枳实五枚，厚朴半斤。治阳明病，胃热便难。为治疗阳明腑实证的基础方。临床应用以痞、满、

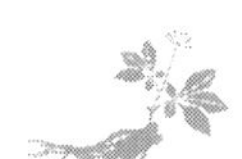

燥、实四症具备，常用于急性单纯性肠梗阻、粘连性肠梗阻、蛔虫性肠梗阻、急性胆囊炎、胰腺炎等。**汤剂需注意，大黄须后下，芒硝不能入汤剂同煎，须另包冲服**。

小承气汤（《伤寒论》方）　大黄四两，厚朴二两，枳实（枳壳）三枚。功能轻下热结。主治阳明腑实热轻证。症见大便燥结，脘腹痞满，谵语潮热或热积胃肠之痢疾初起，腹中胀痛，里急后重等。**大黄须酒洗，而不用酒蒸，厚朴须蒸制**。

黄牡丹汤（《金匮要略》方）　大黄四两，牡丹皮一两，桃仁五十个，瓜子（冬瓜子）半升，芒硝三合。功用泻热破瘀，散结消肿。主治肠痈初起，湿热瘀滞之证。临床上常用于急性阑尾炎、肠梗阻、急性胆道感染、胆道蛔虫病、急性胰腺炎、急性盆腔炎等属湿热瘀滞的患者。

礞石滚痰丸　又名礞石丸。大黄八两（酒蒸），酒黄芩八两，礞石一两（煅），沉香半两。功用泻火逐痰。主治实热老痰证。症见癫狂惊悸，怔忡昏迷，咳喘痰稠，胸脘痞闷，眩晕耳鸣，大便秘结，舌苔黄腻，脉滑数有力等。

本方为治疗湿热顽痰证之常用方。现代常用于精神分裂症、癫痫、病毒性脑炎、慢性支气管炎等证属实热顽痰胶结者。

医籍论选

大黄，《本经》谓之黄良，后人谓之将军，以其有伐邪去乱之功力也。古时以出河西、陇西者为胜，今蜀川河东、山陕州郡皆有，而以川中锦纹者为佳。

大黄味苦气寒，色黄臭香，乃肃清中土之剂也。其性走而不守，主下瘀血血闭。气血不和，寒热亦除矣。不但下瘀血血闭，且破癥瘕积聚，留饮宿食。夫留饮宿食，在于聚，陈垢不清，故又曰：荡涤肠胃，推陈致新。夫肠胃和，则水谷通利；陈垢去，则化食调中。故又曰：通利水谷，调中化食也。《玉机真脏论》云：五脏者，皆禀气于胃。胃者，五脏之本也。胃气安则五脏亦安，故又曰：安和五脏。

——清·张志聪《本草崇原》

大黄气寒……气味俱降，阴也。浊阴归六腑，味厚则泄，兼入足阳明胃经、手阳明大肠经，为荡涤之品也。味厚为阴，则入阴分，血者阴也，心主者也，血凝则瘀，大黄入心，味苦下泄，故下瘀血。血结则闭，阴不和阳，故寒

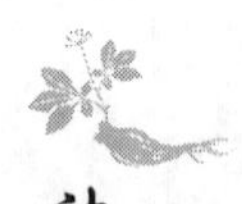

热生焉，大黄味苦下泄，则闭者通，阴和于阳，而寒热止矣。癥瘕积聚，皆有形之实邪，大黄所至荡平，故能破之。

小肠为受盛之官，无物不受，传化失职，则饮食留积矣，大黄入小肠而下泄，所以主留饮宿食也。味厚则泄，浊阴归六腑，大黄味厚为阴，故入胃与大肠，而有荡涤之功也。消积下血，则陈者去而新者进，所以又有推陈致新之功焉。其推陈致新者，以滑润而能通利水谷，不使阻碍肠胃中也，肠胃无碍，则阳明胃与太阴脾调和而食消化矣；饮食消化，则阴之所以本自五味，五脏主藏阴，阴生而脏安和矣。

——清·叶天士《本草经解》

大黄，味苦，性寒。入足阳明胃、足太阴脾、足厥阴肝经。泻热行瘀，决壅开塞，下阳明之燥结，除太阴之湿蒸，通经脉而破癥瘕，消痈疽而排脓血。

——清·黄元御《长沙药解》

大黄，专主脾胃之病。其气味苦寒，故主下泄。凡血瘀而闭，则为寒热；腹中结块，有形可征曰癥，可聚可散曰瘕；五脏为积，六腑为聚，以及留饮宿食，得大黄攻下，皆能已之。自“荡涤肠胃”下五句，是申明大黄之效。末一句是总结上四句，又大申大黄之奇效也。意谓人只知大黄荡涤肠胃，功在推陈，抑知推陈即所以致新乎？人知大黄通利水谷，功在化食，抑知化食即所以调中乎？且五脏皆禀气于胃，胃得大黄运化之力而安和，而五脏亦得安和矣。

——清·陈修园《神农本草经读》

大黄色正黄而气香，得土之正气正色，故专主脾胃之疾。凡香者，无不燥而上升，大黄极滋润达下，故能入肠胃之中，攻涤其凝结之邪，而使之下降，乃驱逐停滞之良药也。

——清·徐大椿《神农本草经百种录》

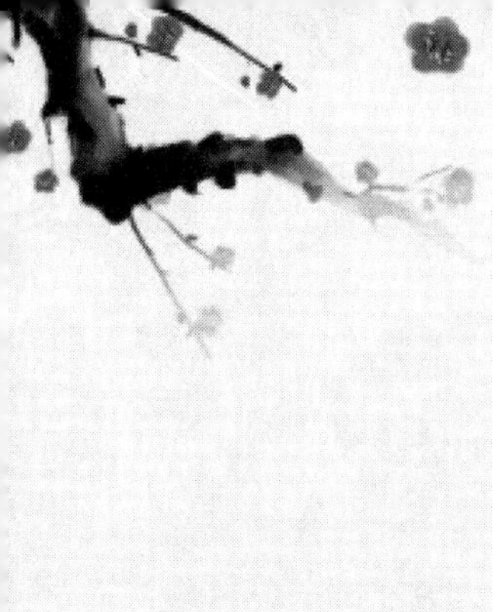

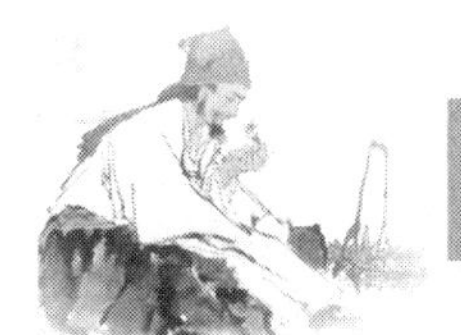

当归　Danggui

【处方用名】当归——伞形科 Umbelliferae.

【经文】当归，味甘，温。主咳逆上气，温疟，寒热，洗在皮肤中，妇人漏下绝子，诸恶疮疡，金创，煮饮之。一名干归，生川谷。

本经要义

咳逆上气：即咳嗽喘息。多见于急慢性支气管炎、慢性支气管哮喘、过敏性哮喘等。《诸病源候论》卷十四・咳嗽病诸候（凡十五论）・咳逆候："咳逆者，是咳嗽而气逆上也，气为阳，流行腑脏，宣发腠理，而气肺之所主也。咳病由肺虚感微寒所成，寒搏于气，气不得宣。胃逆聚还肺，肺则胀满，气遂不下，故为咳逆。其状咳而胸满，而气逆。"《诸病源候论》卷十四・咳嗽病诸候（凡十五论）・咳逆上气候："肺虚感微寒而成咳，咳而气还聚于肺，肺则胀，是为咳逆也。邪气与正气相搏，正气不得宣通，但逆上咽喉之间，邪伏则气静，邪动则气奔上，烦闷欲绝，故谓之咳逆上气也。"

《本经》言"主咳逆上气。"即治疗以咳嗽喘息为主要临床表现的病证，多见于慢性支气管哮喘及过敏性哮喘等。现代药理学不能证实当归有止咳平喘作用，而中医学认为当归具有活血作用，能够改善肺部的血液循环，缓解肺部的慢性炎症，是其治疗咳喘的原因所在。

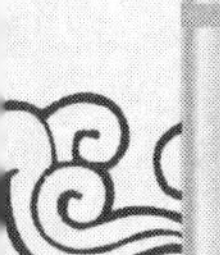

當歸，味甘，溫。主咳逆上氣，溫瘧，寒熱，洗在皮膚中，婦人漏下絕子，諸惡瘡瘍，金創，煮飲之。一名幹歸，生川穀。

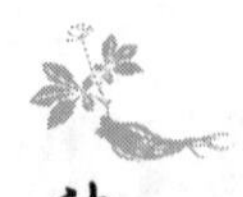

当归"主咳逆上气"之临床解读

一、当归"主咳逆上气"之汤方

1. 金水六君煎(《景岳全书》)　当归二钱,熟地五钱,陈皮一钱半,半夏二钱,茯苓二钱,炙甘草一钱,生姜七片。(即二陈汤加当归、熟地黄)

本方治疗肺肾阴虚,湿痰内盛,水泛为痰,咳嗽呕恶,喘逆多痰证。取当归"主咳逆上气"之功。若去掉当归,则疗效大减。

2. 百合固金汤(《医方集解》)　生地二钱,熟地三钱,麦冬一钱半,贝母一钱,百合一钱,当归一钱,芍药一钱,甘草一钱,玄参八分,桔梗八分。

本方治疗肺肾阴亏,虚火上炎,咽喉燥痛,咳嗽气喘,痰中带血,手足烦热,舌红少苔,脉细数等。方中当归除取活血养血之功外,亦取其"主咳逆上气"。

3. 苏子降气汤(《太平惠民和剂局方》)　半夏二两半,苏子二两半,炙甘草二两,肉桂一两,前胡一两,姜制厚朴一两,陈皮一两,当归一两半。

本方可降逆平喘,主治咳喘短气、胸膈满闷、咽喉不利等证,方中当归亦取"主咳逆上气"和"养血"之功。

二、当归止咳典型病案

1987年3月,有张姓妇人来诊。自诉咳嗽3个月余,嗳气腹胀,口干。观舌红少苔,脉细数。诊为阴虚燥咳,痰气阻滞。治以润肺肃降,佐以化痰止咳。

处方:沙参12g,麦冬10g,桑白皮9g,炒紫苏子5g,紫菀9g,款冬花9g,大腹皮9g,枳壳6g,神曲10g,甘草5g,生姜3片。3剂,水煎服,每日1剂。

患者复诊,余有事不在,适家父应诊。患者咳嗽症状未减,家父在上方中加当归18g,嘱继服3剂。患者再诊,余视父方,问患者情况,待两次服药后,咳嗽症状大有减轻,要求再配3剂继服。后知服药后咳嗽顿失。

事后，余问及家父咳嗽加当归之意，父云：当归止咳，古方早有记载，如局方"苏子降气汤"、景岳"金水六君煎"中均配伍当归，乃因"气以血为家，喘则流荡而忘返"。当归可使耗散上逆之气收敛肃降。《本草汇编》载："当归血药，其味辛散，乃血中气药，况咳逆上气，有阴虚阳无所附者，故用血药补阴，则血和而气降矣。"《本草经》也云："当归主咳逆上气。"《本草从新》则云："当归治虚劳、寒热咳逆上气。"所以，家父总结说：妇人常见阴血不足，故咳嗽加当归一味，寓意深也，临床奏效也佳。

（山西省平遥县中医院 王金亮）

《本经》《药典》及现在的中药学教材，对当归的认识已很全面，但是当归治疗咳嗽的作用并未受到临床医师的关注和重视。

《本经》所载治"咳逆上气"的药物尚有石菖蒲等。

温疟：中医病名。指体内有伏邪，至夏季因感受暑热而发的一种疟疾。临床表现有先热后寒，热重寒轻，汗或多或少，口渴喜凉饮。临床解读一为疟疾病之一，二为疫病的一种。

疟疾病之一。《素问》卷十 · 疟论篇第三十五："此先伤于风而后伤于寒，故先热而后寒也，亦以时作，名曰温疟。"《金匮要略方论》卷上 · 疟病脉证并治第四："温疟者，其脉如平，身无寒但热，骨节疼烦，时呕，白虎加桂枝汤主之。"

疫病的一种，即瘟疫。《温疫论》温疟："凡疟者，寒热如期而发，余时脉静身凉，此常疟也。以疟法治之。设传胃者，必现里证，名为温疟，以疫法治者生，以疟法治者死。"其症状，身热头痛，烦渴呕逆，或有汗，或无汗，皆由温热相合而成，治宜寒凉解热为主。

寒热：一是恶寒发热症状的简称，二是八纲辨证的两个纲领。

恶寒发热症状的简称，出自《素问》卷十二 · 风论篇："风气藏于皮肤之间，内不得通，外不得泄；风者善行而数变，腠理开则洒然寒，闭则热而闷，其寒也则衰食饮，其热也则消肌肉，故使人怢栗而不能食，名曰寒热。"

八纲辨证的两个纲领。辨别疾病的属寒属热，对确定疾病的治疗

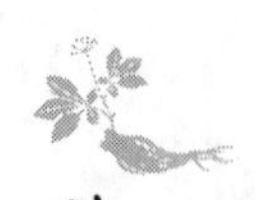

有重大意义，治法上的“寒者热之，热者寒之”，是立法处方用药的重要依据。

洗在皮肤中：其他辑本作“洗洗在皮肤中”，如曹元宇辑注本：“温疟热洗洗在皮肤中”。“洗洗”同“洒洒”。《本经》载阿胶：“劳极洒洒如疟状。”《素问》卷十二・风论篇第四十二：“腠理开则洒然寒，闭则热而闷。”王冰注：“洒然，寒貌。”《素问》卷二十三・疏五过论篇第七十七：“身体日减，气虚无精，病深无气，洒洒然时惊。”王冰注：“洒洒，寒貌。”

漏下：指妇人在行经期间，阴道内大量出血，或持续出血，淋漓不断的病证。月经刚停后，又续见下血，淋漓不尽，称之为崩漏。出血量少，但持续不断者称之为漏下。崩和漏可以相互转化。其原因主要是任冲不固。临床上分为气虚型、血热型、血瘀型等。妇产科有很多疾病，如功能失调性子宫出血、内生殖器官的炎症、肿瘤等，均可引起漏下证候。《诸病源候论》卷三十八・妇人杂病诸候二・漏下候：“漏下者，由劳伤血气，冲任之脉虚损故也。冲脉任脉为十二经脉之海，皆起于胞内。而手太阳小肠之经也，手少阴心之经也。此二经主上为乳汁，下为月水。妇人经脉调适，则月下以时。若劳伤者，以冲任之气，虚损不能制其脉经，故血非时而下，淋沥不断，谓之漏下也。”

绝子：又称谓“绝产”“绝生”“绝嗣”“断产”“不孕”等。指妇人因病不能生育。《备急千金要方》卷二・妇人方上载有：“妇人绝子，灸然谷五十二壮。”“妇人带下绝产无子，并服寒食药而腹中有癖者……绝产十八年。”“治妇人绝产，生来未产，荡涤腑脏，使玉门受子精，秦椒丸方。”白薇丸主久无子或断绪。“妇人绝嗣不生，漏赤白，灸泉门十壮。”

诸恶创疡，金创：“创”通“疮”。经久难治，久不收口的恶疮和金属刀刃箭伤后所感染肿痛等。

煮饮之：本品宜入汤剂煎服。

药物解读

《中华人民共和国药典》2015 年版一部收载：当归，为伞形科植物当归 *Angelica sinensis*（Oliv.）Diels 的干燥根。

【性味归经】 性温，味甘、辛。归肝、心、脾经。

【功能主治】 补血活血，调经止痛，润肠通便。用于血虚，面色萎黄，眩

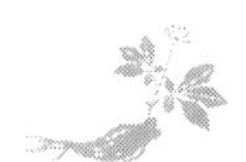

晕心悸，月经不调，经闭痛经，虚寒腹痛，肠燥便秘，风湿痹痛，跌扑损伤，痈疽疮疡。

酒制当归：活血通经。用于经闭痛经，风湿痹痛，跌扑损伤等。

【鉴别要点】

药材　药材略呈圆柱形，长 15～25cm，下部有支根 3～5 条或更多，多弯曲。表面黄棕色至棕褐色，具纵皱纹及横长皮孔样突起。根头（归头）直径 1.5～4cm，具环纹，上端圆钝或具数个明显突出的根茎痕，有紫色或黄绿色的茎及叶鞘的残基；主根（归身）粗短，表面凹凸不平，具横长皮孔样突起；支根（归尾）直径 0.3～1cm，上粗下细，多扭曲，有少数须根痕。质柔韧，断面黄白色或淡黄棕色，皮部厚，有裂隙及多数棕色点状分泌腔，木部色较淡，形成层环黄棕色。有浓郁的香气，味甘、辛、微苦。

饮片　饮片呈类圆形或不规则的薄片。外表皮黄棕色至棕褐色，切面黄白色至淡棕黄色，平坦，有裂隙，中间有浅棕色的形成层环，并有多数棕色油点，香气浓郁，味甘、辛、微苦。

【拓展阅读——中药经验鉴别专用术语】

归头、归身、归尾、全归，为商品中药材对当归各个部位的别称。

归头　指当归的根头部，即短缩的根茎和根的上端。

归身　指当归的主根。

归尾　指当归的须根。

全归　指当归的全体，即归头、归身、归尾的全部。

【拓展阅读——张仲景使用当归处方 15 张】

当归散（《金匮要略》方）　当归、黄芩、川芎各一斤，白术半斤。治疗妊娠胎动不安，产后虚弱，恶露不尽等。

胶艾汤（《金匮要略》方）　即“芎归胶艾汤”“胶艾四物汤”。当归三两，川芎二两，阿胶二两，艾叶三两，甘草二两，干地黄六两，芍药四两。治疗崩漏不止，月经过多，或妊娠下血，腹中痛，胎动不安，或产后下血，淋漓不尽等。

当归贝母苦参丸（《金匮要略》方）　当归、贝母、苦参各四两。治疗妊娠小便难，饮食如故等。

当归四逆汤（《伤寒论》方）　当归、桂枝、芍药、细辛各三两，炙甘草、通草（现今木通）各二两，大枣二十五枚。治疗血虚受寒，手足厥冷，舌

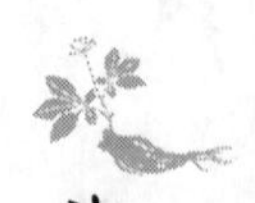

淡苔白，脉细欲绝者，或血虚寒凝而致之月经不调、脘腹冷痛、寒入络脉等。

当归生姜羊肉汤（《金匮要略》方） 当归三两，生姜五两，羊肉一斤。治寒疝腹痛，胁痛里急，及产后腹痛。

当归芍药散（《金匮要略》方） 当归三两，芍药一斤，芎䓖（川芎）三两，白术四两，茯苓四两，泽泻半斤。治妇人妊娠杂病诸腹痛。

★ 当归滋润滑泽，最能息风而养血，而辛温之性，又与木气相宜。酸则郁而辛则达，寒则凝而温则畅，自然之理也。血畅而脉充，故可以回逆冷而起细微。木达而土苏，故可以缓急痛而安胎产。诸凡木郁风动之证，无不宜之。但颇助土湿，败脾胃而滑大便，故仲景用之，多土木兼医。但知助阴而不知伐阳，此后世庸工所以大误苍生也。

★ 张仲景当归用量情况：当归方共 15 方，三两为多，最小一两。用于养血散寒诸方中均为三两，用于丸、散剂诸方均为一两。现今用量 10～15g。

【临床医师、临床药师注意事项】

★ 当归自《神农本草经》始，时至今日，其品种、入药部位、临床性效等均未发生变化，为中药品种沿袭理论的代表品种。注意学习《本经》对当归的记载和现今统编教材的论述。

★《本经》未载当归“生血、行血”。但当归滋润通和，能使阴气流通，阳气不亢，则血可行也。当归与黄芪联用名“当归补血汤”，能挽救垂危于顷刻；当归与地黄合用，治疗妇人百病，诸血不足：当归与川芎联用，名“佛手散”，治疗胎动不安，疼痛子死腹中；当归与地黄、川芎、白芍合用，名“四物汤”，为肝经调血之专方；当归与黄芩、白芍、川芎、白术合用，名“当归散”，为安胎圣药，妇人妊娠宜常服之。

★ 临床药师应注意当归饮片质量标准和鉴定要点，特别是与同科属饮片前胡、独活等的对比鉴别要点。要对饮片供货商提出当归饮片质量要求。

医籍论选

当归，主治咳逆上气者，心肾之气上下相交，各有所归，则咳逆上气自平矣。治温疟寒热洗洗在皮肤中者，助心主之血液从经脉而外充于皮肤，

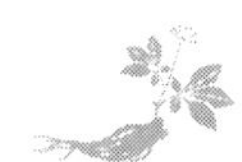

则温疟之寒热洗洗然，而在皮肤中者，可治也。治妇人漏下绝子者，助肾脏之精气从胞中而上交于心包，则妇人漏下无时而绝子者，可治也。治诸恶疮疡者，养血解毒也。治金疮者，养血生肌也。

凡药皆可煮饮，独当归言煮汁饮之者，以中焦取汁变化而赤，则为血。**当归**滋中焦之汁以养血，故曰煮汁。谓煮汁饮之，得其专精矣。《本经》凡加别言，各有意存，如术宜煎饵，地黄作汤，当归煮汁，皆当体会。

白术，作煎饵者，言白术多脂，又治脾土之燥，作煎则味甘温而质滋润，土气和平矣。若过于炎燥，则止而不行，为便难脾约之证。白术作煎饵，则燥而能润，温而能和，此先圣教人之苦心。

地黄入土最深，性唯下行，作汤则助其上达。

——清・张志聪《本草崇原》

当归，其主咳逆上气者，心主血、肝存血，血枯则肝木挟心火而刑金；当归入肝养血，入心清火，所以主之也。肝为风，心为火，风火为阳，阳盛则为但热不寒之温疟；而肺受风火之邪，肺气怯，不能为皮毛之主，故寒热洗洗在皮肤之中；当归能令肝血足而风定，心血足而火息，则皮肤中之寒热可除也。肝主藏血，补肝即所以止漏也。手少阴脉动甚，为有子，补心即所以种子也。

疮疡俱属心火，血足则心火息矣。金疮无不失血，血长则金疮瘳矣。

“煮汁饮之”四字，则言先圣大费苦心，谓“中焦受气，取汁变化而赤是谓血”，当归煮汁，滋中焦之汁，与地黄作汤同义。可知时传炒燥土炒，反涸其自然之汁，大失经旨。

——清・陈修园《神农本草经读》

当归，其主咳逆上气者，心主血，肝藏血，血枯则肝木挟心火上刑肺金，而咳逆上气也。当归入肝养血，入心清火，所以主之也。

肝为风，心为火，风火为阳，但热不寒者为温疟。风火乘肺，肺主皮毛，寒热洗洗在皮毛中，肺受风火之邪，不能固皮毛也。当归入心入肝，肝血足则风定，心血足则火息，而皮毛中寒热自愈也。

妇人以血为主，漏下绝子，血枯故也。当归补血，所以主之，诸恶疮疡，皆属心火，心血足则火息，金疮失血之症，味苦清心，气温养血，所以皆主之。用煮汁饮者，取汤液之功近而速也。

——清・叶天士《本草经解》

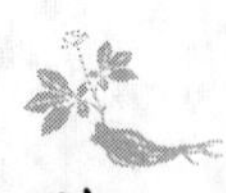

当归。味苦、辛，微温，入足厥阴肝经。养血滋肝，清风润木，起经脉之细微，回肢节之逆冷，缓里急而安腹痛，调产后而保胎前，能通妊娠之小便，善滑产妇之大肠，奔豚须用，吐蛔宜加，寒疝甚良，温经最效。

——清·黄元御《长沙药解》

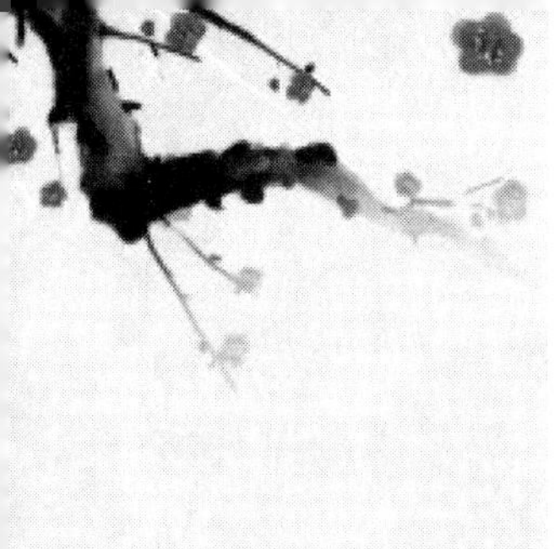

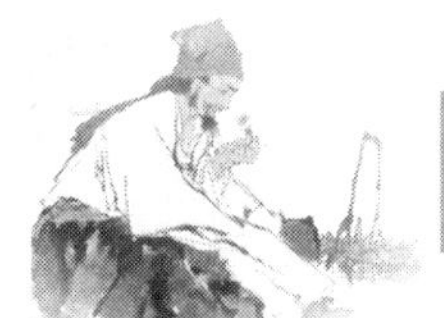

地黄 Dihuang

（鲜地黄、生地黄、熟地黄）

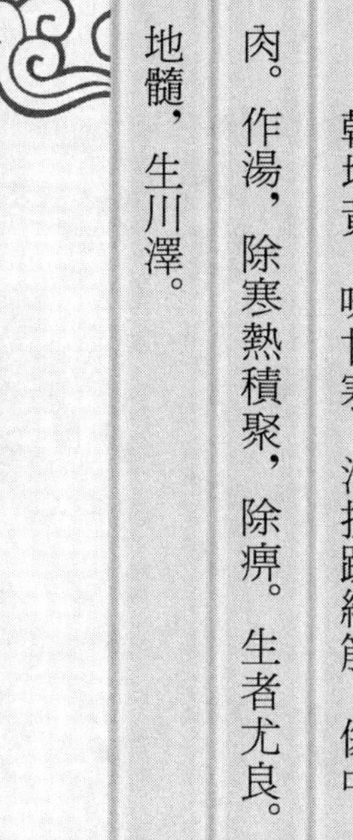

幹地黃，味甘寒。治折跌絕筋，傷中。逐血痹，填骨髓，長肌肉。作湯，除寒熱積聚，除痹。生者尤良。久服，輕身不老。一名地髓，生川澤。

【处方用名】鲜地黄、生地黄、熟地黄——玄参科 Scrophulariaceae.

【经文】干地黄，味甘寒。治折跌绝筋，伤中。逐血痹，填骨髓，长肌肉。作汤，除寒热积聚，除痹。生者尤良。久服，轻身不老。一名地髓，生川泽。

本经要义

折跌：指跌伤、挫伤、折伤等跌打损伤、外科损伤性疾病。

绝筋：指外伤所造成的筋、骨、皮、肉损伤。《说文解字》："绝，断丝也。"

伤中：是指脾胃损伤或指内脏损伤（五脏六腑所伤）。中，亦指中焦脾胃，中焦内脏。

逐血痹：血痹，邪入血分而称之痹症。痹，痹阻，不通之意，痹塞之义。泛指邪气闭阻机体内脏和经络而引起的病证，但通常多指风、寒、湿三种邪气侵犯肌表经络和骨节，发生关节或肌肉疼痛、肿大和重着等一类疾病。《素问·痹论篇》："风、寒、湿三气杂至，合而为痹也。""血痹"，语出《金匮要略》卷上·血痹虚劳病脉证并治第六："血痹，阴阳俱微，寸口关上微，尺中小紧，外证身体不仁，如风痹状。"《诸病源候论》卷一·风病诸候·血痹候：

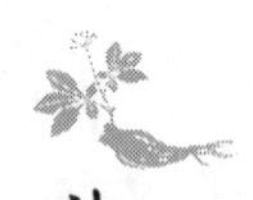

“血痹者，由体虚邪入于阴经故也，血为阴，邪入于血而痹，故为血痹也。”

地黄“逐血痹”

血痹，为身体局部麻痹、疼痛的一类内伤痛证，主要症状为身体麻木，游走性痹痛。这种麻木既可由血虚所致，也可由血瘀所致。生地黄既能养血，又能活血，所以无论何种血痹均可使用生地黄来治疗。临床上用生地黄配伍他药，用以治疗小儿麻痹症、风湿性关节炎、周围神经麻痹、硬皮病(皮痹)、雷诺病等，均属中医学“痹症”范畴。《本经》言生地黄治痹症，是取其活血之功。现代中医学认为，生地黄更多地被用于治疗湿热痹。国内不少医者认为，风湿热痹在活动期血沉较快时，患者服用大剂量生地黄，其血沉的改善明显而迅速。

据历史文献记载，民间常用大剂量生地黄炖猪蹄治疗风湿性关节痛及坐骨神经痛等与瘀血阻滞有密切相关的疾病。近年来有不少报道用大剂量鲜地黄或生地黄配伍其他药物，治疗老年人腰腿痛、骨质增生性疾病等，均有较好疗效。

《本经》言地黄能“主折跌绝筋，伤中，逐血痹”，说明生地黄(现今处方用名)具有活血祛瘀之功。但目前的《中药学》教材只字未提，也就是说现今临床医师不了解或不认可其活血作用。然而中医临床用药历史证明，地黄确实可用于血瘀诸证。如《圣济总录》中所载“二黄丸”。生地黄二两，大黄二两，共为末，炼蜜为丸，如梧桐子大小，每服10丸，温酒送下，用于治疗跌打损伤、瘀血在腹中，久不消。再如《太平圣惠方》治疗骨折筋伤，跌扑疼痛，用生地黄捣烂，用醋熬令热，乘热敷患处，外以布包之，每日一次。

用生地黄治疗跌打损伤，外用时用“鲜生地”疗效更佳，故《本经》言：“生者尤良。”

填骨髓：即填补骨髓，修复和促进骨发育。

长肌肉：指增强肌肉的生长发育，或增强肌力的作用，有同甘草“长肌肉”之功用。

作汤：即作汤剂或煎汁服用。《本经》言：“做汤，出寒热积聚。”系指生

地黄煎汤服，能够治疗腹腔内有形结块，这种作用亦与活血作用有关。如桃红四物汤中的桃仁、红花、川芎、赤芍、当归均有良好的活血作用。从《本经》经文角度来认识，方中生地黄也具有一定的活血作用。

寒热：详见“甘草”之寒热解。

积聚：病证名，即积病与聚病的合称。“积”，病名。蓄积，即血气积聚，日积月累而成。“聚”，病名。聚合，即气行阻滞，一时聚合而成。聚与散相对应，故时有时无，移动性大。

积聚之临床解读

“积”为脏病，“聚”为腑病，素有五积六聚之说。《张世医通》：“积者五脏所生，其始发有常处，其痛不离其部，上下有所始终，左右有所穷处；聚者六腑所成，其始发无根本，上下无所留止，其痛无常处。”出《灵枢》卷七·五变：“人之善病肠中积聚者，何以候之？少俞答曰：皮肤薄而不泽，肉不坚而淖泽。如此，则肠胃恶，恶则邪气留止，积聚乃伤脾胃之间，寒温不次，邪气稍至。蓄积留止，大聚乃起。”《难经》五十五难：“病有积有聚，何以别之？然：积者，阴气也；聚者，阳气也。故阴沉而伏，阳浮而动。气之所积名曰积，气之所聚名曰聚。故积者，五脏所生；聚者，六腑所成也。积者，阴气也，其始发有常处，其痛不离其部，上下有所终始，左右有所穷处[①]；聚者，阳气也，其始发无根本[②]，上下无所留止，其痛无常处，谓之聚。故以是别知积聚也。”

积聚，又称“癥瘕”和“痞块”，有气分和血分之别。一般来说，聚、瘕、痞多由气机阻滞，痞塞聚合而致，病在气分而属阳，故称“六腑所成”。气属阳而无形，动无不居，故临床特点表现为或聚或散，时有时无，移动性大。因而在治疗上常以行气为主。积、癥、块，多因血瘀痰凝，久积而成，病在血分属阴，故又称“五脏所生”。痰、血属阴而有形，积结而不散，故临床特点是病灶固定，可触摸到形质，所以在治疗上以活血化瘀、化痰软坚为主。

---

① 穷处：即边缘之义。

② 根本：指固定的病灶。

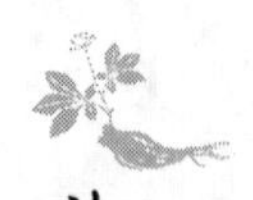

除痹:"痹",病证名,泛指邪气闭阻肢体、经络、脏腑所引起的多种疾病。痹,有闭阻不同之意。详见"血痹"解。

药物解读

《中华人民共和国药典》2015 年版一部收载:地黄,为玄参科植物地黄 *Rehmannia glutinosa* Libosch. 的新鲜或干燥块根。鲜用称为"鲜地黄",晒干用称之为"生地黄"。用生地黄加工炮制后则称"熟地黄"。

【鉴别要点】

1. 药材鉴别

鲜地黄:呈纺锤形或条状,长 8～25cm,直径 2～9cm。外皮薄,表面浅红黄色,具弯曲的纵皱纹、芽痕、横长皮孔及不规则瘢痕。呈肉质状,易断,断面皮部淡黄白色,可见橘红色油点,木部黄白色,导管呈放射状排列。气微,味微甜、微苦。

生地黄:呈不规则的团块状或长圆形,中间膨大,两端稍细,有的细小,长条状,稍扁而扭曲,长 6～12cm,直径 3～6cm。表面棕黑色或棕灰色,极皱缩,具不规则的横曲纹。体重,质较软而韧,不易折断,断面棕黑色或乌黑色,有光泽,具黏性。无臭,味微甜。

2. 饮片鉴别

生地黄:饮片呈类圆形或不规则的厚片,外表皮棕黑色至灰棕色,极皱缩,具不规则的横曲纹,切面棕黑色至乌黑色,有光泽,具黏性。气微,味微甜。

熟地黄:呈不规则的块片,碎块,大小厚薄不一。表面乌黑色,有光泽,黏性大。质地柔软而带韧性,不易折断,断面乌黑色,有光泽。气微,味甜。

【性味归经】

鲜地黄　性寒,味甘、苦。归心、肝、肾经。

生地黄　性寒,味甘。归心、肝、肾经。

熟地黄　性微温,味甘。归肝、肾经。

【功能主治】

鲜地黄　清热生津,凉血,止血。用于热病伤阴,舌绛烦渴,温毒发斑,吐血、衄血,咽喉肿痛等。

生地黄　清热凉血,养阴生津。用于热入营血,温毒发斑,吐血、衄血,

热病伤阴，舌绛烦渴，津伤便秘，阴虚发热，骨蒸劳热，内热消渴。

熟地黄　补血滋阴，益精填髓。用于血虚萎黄，心悸怔忡，月经不调，崩漏带下，肝肾阴虚，腰膝酸软，骨蒸潮热，盗汗遗精，内热消渴，眩晕，耳鸣，须发早白等。

【临床药师、临床医师注意事项】

临床工作者需要注意古代文献之"熟地黄"与现代"熟地黄"称谓的意义。

"熟地黄"之名，首见于宋·苏颂《本草图经》："地黄……二月八月采根，蒸三二日，令烂，暴干，谓之熟地黄。阴干者为生地黄。"但熟地黄的炮制方法，则最早载于南北朝时期雷敩之《炮炙论》："干地黄，凡使，采生地黄，去白皮，瓷锅上柳木甑蒸之，摊令气歇，拌酒再蒸，又出令干。"宋·寇宗奭在《本草衍义》中解释临床上应用熟地黄理由时说："地黄，《经》只言干、生二种，不言熟地。如血虚劳热，产后虚热，老人中虚燥热，须地黄者，生与干，常虑大寒，如此之类，故后世改用熟地。"这是最早述说临床上由于治病之需，将生地黄通过炮制以改变其药性。

但临床上在选用古方时亦要注意"熟地黄"在古代本草和医药文献中与干地黄的混淆情况。李时珍曾指出："熟地黄乃后人复蒸晒者，诸家本草皆指干地黄为熟地黄，虽主治证同，而凉血、补血之功稍异。"所以，在阅读古代本草和医药文献时，不但要注意鲜地黄、生地黄的区别，同时亦要注意干地黄与熟地黄的区别，更重要的是要注意从临床疗效和药性上正确判断。

★ 注意"地黄"的处方用名与调配应付及实付品规。

【拓展阅读——关于熟地黄与砂仁调配问题】

不少医家认为，熟地黄性滋腻，其胶黏之性，有泥膈、妨胃、敛肺之弊。常用黄酒炒或姜汁制等方法以除其弊。临床中用砂仁与熟地黄共碾（杵），临床疗效颇佳，一则不泥膈，又有入胃、肾之功（注：调配中一定要用砂仁与熟地黄共碾、杵）。二则，熟地黄合砂仁之香窜，能通调五脏，而无胶黏、滋腻之弊。

医籍论选

主治伤中者，味甘质润，补中焦之精汁也。血痹，犹脉痹。逐血痹者，横纹似络脉，通周身之经络也。得少阴寒水之精，故填骨髓，得太阴中土之精，故长肌肉。

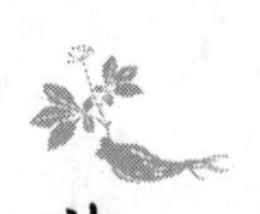

地黄性唯下行，故字从苄。藉汤饮，则上行外达言不但逐血痹，更除皮肉筋骨之痹也，除皮肉筋骨之痹，则折跌绝筋，亦可疗矣。久服则精血充足，故轻身不老。

生者尤良，谓生时多津汁而尤良，惜不能久贮远市也。后人蒸熟合丸，始有生地、熟地之分。熟地黄功力与生地黄相等，性稍减，补肾相宜，所以然者，蒸熟，则甘中之苦味尽除，故寒性稍减，蒸熟则黑，故补肾相宜。

——清・张志聪《本草崇原》

地黄，唐以后九蒸九晒，为熟地黄，苦味尽除，入于温于补肾经丸剂，颇为相宜；若入汤剂及养血凉血等方，甚属不合。盖地黄专取其性凉而滑利流通，熟则腻滞不凉，全失其本性矣。徐灵胎辨之甚详，无如若辈竟执迷不悟也。

百病之极，穷必及肾。及肾，危症也。有大承气汤之急下法，有桃花汤之温固法，有四逆汤、白通汤之回阳法，有猪苓汤、黄连鸡子黄汤之救阴法，有真武汤之行水法，有附子汤之温补法，皆所以救其危也。张景岳自创邪说，以百病之生，俱从肾治。误以《神农本经》上品服食之地黄，认为治病之药。滋润胶黏，反引邪气敛藏于少阴而无出路，以后虽服姜、附不热，服芩、连不寒，服参、术不补，服硝、黄不下，其故何哉？盖以熟地黄之胶黏善著。女人有孕，服四物汤为主，随症加入攻破之药而不伤，以四物汤中之熟地黄能护胎也。知其护胎之功，便可悟其护邪之害。胶黏之性最善著物，如油入面，一著遂不能去也。凡遇有邪而误用此药者，百药不效。病家不咎其用熟地黄之害，反以为曾用熟地黄而犹不效者，定为败症，岂非景岳之造其孽哉？

——清・陈修园《神农本草经读》

阴者中之守也，伤中者，守中真阴伤也，地黄甘寒，所以主之。痹者血虚不运，而风寒湿凑之，所以麻木也。地黄味甘益脾，脾血润则运动不滞，气寒益肾，肾气充则开合如式，血和邪解而痹瘳矣。肾主骨，气寒益肾，则水足而骨髓充。脾主肌肉，味甘润脾，则土滋而肌肉丰也。

作汤除寒热积聚者，汤者荡也，或寒或热之积聚，汤能荡之也；盖味甘可以缓急，性滑可以去着也。其除痹者，血和则结者散，阴润则闭者通，皆补脾之功也。其疗折跌绝筋者，筋虽属肝，而养筋者脾血也，味甘益脾，脾血充足，则筋得养而自续也。

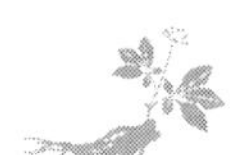

久服气寒益肾，肾气充所以身轻，味甘益脾，脾血旺则华面，所以不老，且先后二天交接，元气与谷气俱纳也。

——清·叶天士《本草经解》

地黄，味甘，微苦。入足太阴脾、足厥阴肝经。凉血滋肝，清风润木，疗厥阴之消渴，调经脉之结代。滋风木而断疏泄，血脱甚良，泽燥金而开约闭，便坚亦效。

——清·黄元御《长沙药解》

干地黄，味甘寒。主折跌绝筋，伤中，逐血痹，行血之功。填骨髓，血足能化精，而色黑归肾也。长肌肉。脾统血，血充则肌肉亦满矣。作汤，除寒热积聚，血充足则邪气散，血流动则凝滞消。除痹。血和利则经脉畅。生者尤良。血贵流行，不贵滋腻，故中古以前用熟地者甚少。久服，轻身不老。补血之功。

——清·徐大椿《神农本草经百种录》

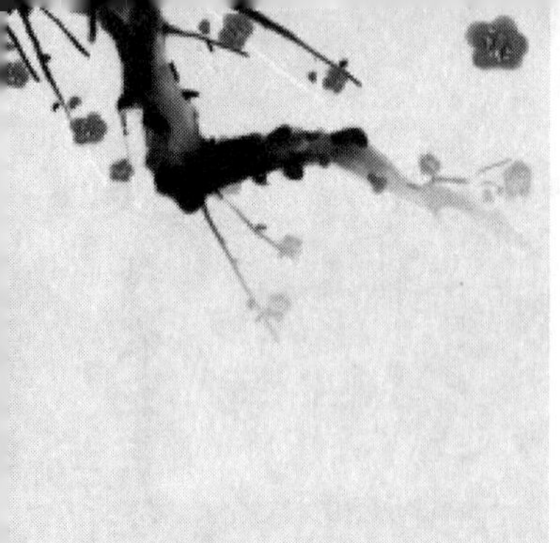

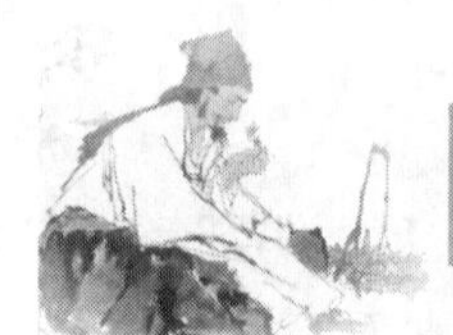

杜仲 Duzhong

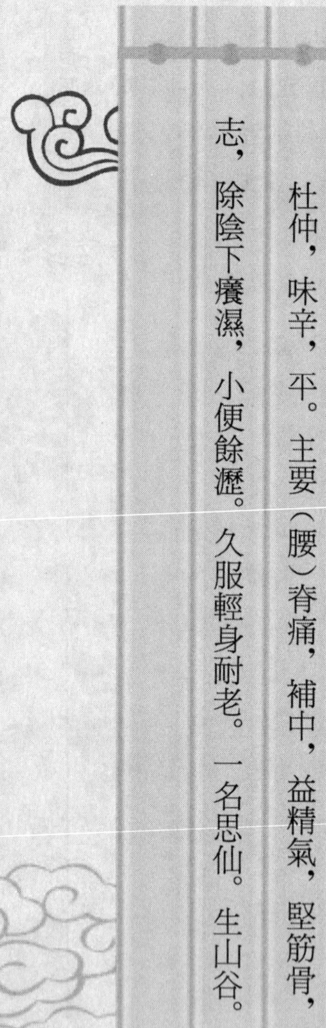

【处方用名】杜仲——杜仲科 Eucommiaceae.

【经文】杜仲，味辛，平。主要（腰）脊痛，补中，益精气，坚筋骨，强志，除阴下痒湿，小便余沥。久服轻身耐老。一名思仙。生山谷。

本经要义

味辛，平：《本经》言杜仲，味辛，平。《中华人民共和国药典》2015 年版一部收载：杜仲，甘，温。归肝、肾经。《临床中药学》：杜仲，甘，温。归肝、肾经。

要脊痛："要"，通"腰"。腰脊痛，病证名。《素问》卷十八·标本病传论篇第六十五："……肝病头目眩胁支满，三日体重身痛，五日而胀，三日腰脊小腹痛胫酸，三日不已死，冬日入，夏日食。脾病身痛体重，一日而胀，二日少腹腰脊痛胫酸，三日背䏚[1]筋痛，小便闭，十日不已死，冬日定，夏晏食。肾病小腹腰脊痛胻[2]酸，三日背䏚筋痛小便闭，三日腹胀，三日两胁支痛，三日不已死，冬大晨，夏晏晡[3]。

① 䏚：同膂，音 lü，脊柱。膂，脊骨。

② 胻：音 heng，胫骨上部。《说文·肉部》："胻，胫耑也"。段玉裁注："耑，犹头也，胫近膝者胻"。

③ 晡：bu，申时，即午后三时至五时，夜、晚，"今晡十五月圆圆"。

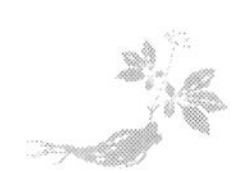

胃痛胀满，五日少腹腰脊骺[①]酸……”

腰脊痛：即指腰部（腰椎）及其周围组织的疼痛（不是腰膝痛）。

补中，益精气：“补中”，即滋补五脏。“益精气”，即益气生精。“益”：补益；精气：泛指生命的精微物质。《素问》卷八·通译虚实论篇第二十八：“邪气盛则实，精气夺则虚。”此精气指人之正气。亦指人体生殖之精。《素问》卷一·上古天真论篇：“丈夫八岁，肾气实，发长齿更，二八，肾气盛，天癸至、精气溢泻，阴阳和，故能有子。”经文言：“补中，益精气”，实为补益肾精而言。

坚筋骨：作强壮筋骨解，杜仲入肝、肾经，肾主骨，肝主筋，补肝益肾，强筋壮骨。

强志：“志”通“智”。即神志、智慧、思维等。杜仲滋补五脏，五脏强健，则各司其能，相互间协调、协和。

阴下痒湿：“阴”，指男女阴器、阴户、外阴。“下”，指前阴部。古人以下为阴。“痒湿”，指外阴因湿热蕴结，流注于下所致外阴瘙痒症。《神农本草经》卷三有“阴蚀”病名，又名阴疮。即因情志郁火，损伤肝脾，湿热下注，郁蒸生虫，虫蚀前阴所致，症状见或痛或痒，阴部溃烂，小便淋漓等。

小便余沥：与上文“阴下痒湿”相关，与尿道部位关联。与尿道部位关联。表现为小便涩痛，点滴淋漓不尽。《诸病源候论》十四卷·小便病候凡八论·大便难候：“小便难者，此是肾与膀胱热故也……小便难，有余沥也”。《诸病源候论》卷四·虚劳病诸候·虚劳小便余沥候：“肾主水，劳伤之人，肾气虚弱，不能藏水，胞内虚冷，故小便后，水液不止而有余沥，尽脉缓细者，小便余沥也。”

药物解读

《中华人民共和国药典》2015年版一部收载：杜仲，系杜仲科植物杜仲 *Eucommia ulmoides* Oliv. 的干燥树皮。

【性味归经】 性温，味甘。归肝、肾经。

---

① 骺：音骺，同胻，胫骨上部，引申为脚胫。《素问》卷五·脉要精微论篇第十七：“其耎（耎，ruan，音软。①软；②弱）而散色不泽者，当病足骺肿，若水状也。”王冰注“骺”，作“胻”。“足骺肿”“骺”，胫骨，位于小腿内侧，指小腿连及足部浮肿。

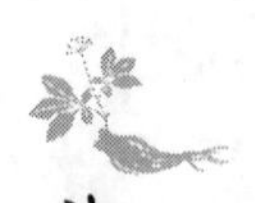

【功能主治】补肝肾,强筋骨,安胎。用于肝肾不足,腰膝酸痛,筋骨无力,头晕目眩,妊娠漏血,胎动不安。

【鉴别要点】

药材　药材呈板片状或两边稍向内卷,大小不一,厚3～7mm。外表面淡棕色或灰褐色,有明显的皱纹或纵裂槽纹;未去粗皮者,可见明显斜方形横裂皮孔;枝皮较薄,内表面暗紫色,光滑。质脆,易折断,断面有细密、银白色、富弹性的橡胶丝相连。气微,味稍苦。

饮片　饮片为刮去粗后切制成丝状或小方块状。外表面浅棕色至灰褐色,有明显的皱纹,内表面暗紫色,光滑。断面有细密、银白色、富弹性的橡胶丝相连,气微,味微苦。

【拓展阅读——中药饮片鉴别专用术语】

粗皮　指植物药材之木栓形成层以外的落皮层。

板片状　特指皮类中药材粗大树干剥皮后,经干燥不易收缩卷曲,呈宽大板状或厚片状。

橡胶丝　特指杜仲体内特有的银白色胶质丝体,又称“胶丝”。其树皮、树叶、翅果折断后均可见。

【拓展阅读——杜仲小读】

杜仲,是第三纪冰川运动侵袭后残留下来的古生寡种属树种。我国为全球现存杜仲树的唯一原产地。杜仲是植物界珍稀濒危物种,也是我国特有保护品种。我国应用杜仲已有2000多年的历史,自汉魏南北朝以来,一直用其治疗疾病,延续至今,品种一致。

【临床药师、临床医师注意事项——甄别杜仲伪品】

由于杜仲皮折断后有银白色细丝相连,加之商品紧缺,不法药商常以多种树皮类药材因折断后有类似杜仲银白色胶丝者混充杜仲,临床药师应注意鉴别。

目前市面上常见杜仲伪品有以下两种。

1. 夹竹桃科植物藤杜仲 *Parbarium micranthum*(A. DC.)Pierre. 银丝杜仲 *Trachelos permum axillane* Hook. f.

2. 卫矛科植物丝樟木,又称土杜仲 *Euonymus mackii* Rapr. 。

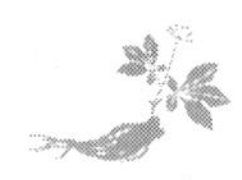

 杜仲叶 Duzhongye

《中华人民共和国药典》2015 年版一部同时收载杜仲的干燥叶同等入药，处方用名“杜仲叶”。

【药材特征】 叶片多皱缩，多破碎，表面黄绿色至黄褐色，微有光泽，质脆，搓之易碎。气微，味微苦。

【性味归经】 性温，味微辛。归肝、肾经。

【功能主治】 补肝肾，强筋骨。用于肝肾不足，头晕目眩，腰膝酸痛，筋骨痿软。

医籍论选

杜仲皮色黑而味辛平，禀阳明、少阴金水之精气。腰膝痛者，腰乃肾府，少阴主之。膝属大筋，阳明主之。杜仲禀少阴、阳明之气，故腰膝之痛可治也。补中者，补阳明之中土也。益精气者，益少阴肾精之气也。坚筋骨者，坚阳明所属之筋，少阴所主之骨也。强志者，所以补肾也。阳明燥气下行，故除阴下痒湿，小便余沥。

久服则金水相生，精气充足，故轻身耐老。

——清・张志聪《本草崇原》

腰者肾之腑，膝者肾所主也。杜仲辛平益肺，肺金生肾水，所以腰膝痛自止也。中者阴之守也。辛平益肺，肺乃津液之化源，所以阴足而补中也。初生之水谓之精，天一之水也，杜仲入肺，肺主气而生水，所以益精气。精气益则肝有血以养筋，肾有髓以填骨，所以筋骨坚也。

肺主气，辛平益肺，则气刚大，所以志强。阴下者即篡间，任脉别络也。湿痒者湿也。杜仲辛平润肺，则水道通而湿行也。小便气化乃出，有余沥气不收摄也。杜仲益肺气，气固则能摄精也。

久服辛平益气，气充则身轻，辛润滋血，血旺则耐老也。

——清・叶天士《本草经解》

杜仲，甘、温，能补，微辛能润。色紫入肝经气分。润肝燥，补肝虚。子能令母实，故兼补肾。肝充则筋健，肾充则骨强，能使筋骨相著。皮中有丝，有筋骨相著之象。治腰膝酸痛，阴下湿痒，小便余沥，胎漏，怀孕沥血。胎坠。

——清・汪昂《本草备要》

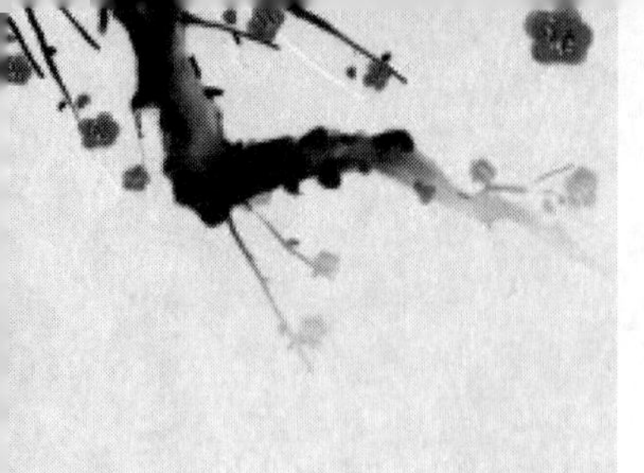

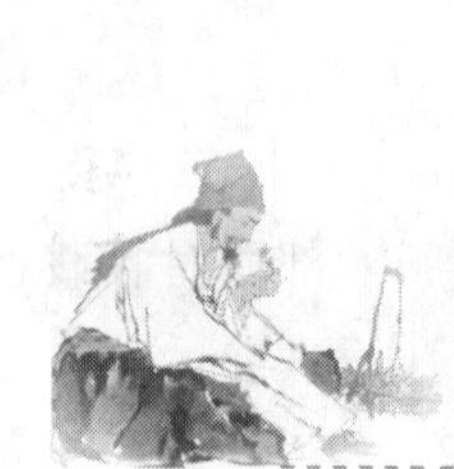

阿胶 Ejiao

阿膠，味甘平。主心腹內崩，勞極灑灑如瘧狀，腰腹痛，四肢酸疼，女子下血，安胎，久服輕身益氣，一名傅致膠。

【处方用名】阿胶——马科 Equidae.

【经文】阿胶，味甘平。主心腹内崩，劳极洒洒如疟状，腰腹痛，四肢酸疼，女子下血，安胎，久服轻身益气，一名傅致胶。

本经要义

心腹：胸腹或胃腑。凡心痛者泛指胸和胃。《本经》言“主心腹”者，有多种药物。

表3 《神农本草经》载有“主心腹”药物列表

药物	《本经》言“主心腹”者
柴胡	“主心腹肠胃中结气”
五加皮	“主心腹疝气”
丹参	“主心腹邪气”
紫参	“主心腹积聚”
蒲黄	“主心腹膀胱寒热”
苦参	“主心腹结气”
酸枣仁	“主心腹寒热邪结气聚”
麦冬(麦门冬)	“主心腹结气”
鳖甲	“主心腹癥瘕坚积”

内崩：即内脏出血或虚损。“崩”，来势凶猛，崩溃。《素问》卷二·阴阳别论篇云：“阴虚阳搏谓之崩。”崩下血多而之速，谓之崩。《素问》卷十二·痿论篇：“悲哀太甚，则胞络绝，胞络绝则阳气内动，发

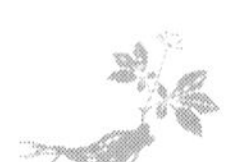

则心下崩，数溲血也。”均为出血之症。

心腹内崩：即指内脏出血，泛指内出血。《诸病源候论》妇人杂病诸候中云：“血非时而下，淋沥不断谓之漏下”“气虚不能约制其经血，故忽然暴下，谓之崩中”。又云：“冲任气血虚，不能制约经血，故忽然崩下，谓之崩中。而内有瘀血，故时崩时止，淋沥不断，名曰崩中漏下。”《素问·阴阳别论篇》云：“阴虚阳搏谓之崩。”王冰注云：“阴脉不足，阳脉盛搏，则内崩而血流下。”阿胶具有良好的止血作用，广泛用于各种出血症。

《伤寒论》用于滋阴止血方剂多达12首。如卷六“黄连阿胶汤”，方中阿胶滋养阴血而止血；《金匮要略》卷下“芎归胶艾汤”（即胶艾汤），方中阿胶治疗内出血；再如黄土汤、温经汤、炙甘草汤、白头翁加甘草阿胶汤等，汤方中之阿胶均作止血药解。

劳极：即劳瘵。劳伤正气，正不胜邪，为虚劳重症，症见恶寒、潮热、咳嗽、咯血、饮食减少、肌肉消瘦、疲乏无力、自汗盗汗等，病程缓慢，为人之大患。

《伤寒论》卷四方之“炙甘草汤”：甘草四两，生姜三两，人参二两，生地黄一斤，桂枝（肉桂）去皮三两，阿胶二两，麦冬半升，麻仁半升，大枣三十枚。治疗虚劳肺痿，干咳无痰或咯痰，痰中带血丝，形瘦气短，虚烦不眠，自汗或盗汗，咽干舌燥，大便难，虚热时发，脉虚数等。阿胶在方中滋阴止血。

洒洒：同“洗洗”。《素问》卷十二·风论篇：“风者善行而数变，腠里开则洒然寒，闭则热而闷……”王冰注：“洒然，寒貌。闷，不爽貌。腠里开则风飘扬，故寒。”《素问》卷二十三·疏五过论篇：“病深无气，洒洒然时惊。”王冰注：“洒洒，寒貌。”

如疟状：系指“劳极”之症。临床表现如“疟疾”之寒热交替。

腰腹痛，四肢酸痛：古人认为乃“气血两虚”之故。

女子下血：指女子月经不调，在月经期，非正常之阴道出血。古人认为“腰腹痛，四肢酸痛，女子下血”多为流产征兆，应止血安胎。如近代名医张锡纯治疗“滑胎”之寿胎丸，用菟丝子四两，桑寄生二两，川续断二两，阿胶二两，共为细末，为丸（用水化阿胶为丸）。每服干粉一分，一次服二十丸。张锡纯云：“阿胶，《神农本草经》亦载其能安胎也。”

药物解读

首载于《神农本草经》。《中华人民共和国药典》2015年版一部收载：阿

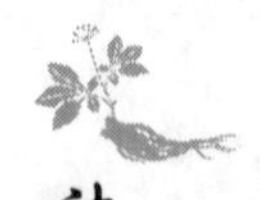

胶，为马科动物驴 *Equus asinus* L. 的干燥皮或鲜皮经煎煮，浓缩制成的固体胶。

【性味归经】性平，味甘。归肺、肝、肾经。

【功能主治】补血滋阴，润燥，止血。用于血虚萎黄，眩晕心悸，肌萎无力，心烦不眠，虚风内动，肺燥咳嗽，劳嗽咯血，吐血尿血，便血崩漏，妊娠胎漏。

【鉴别要点】

生阿胶　本品呈长方形块、方形块或丁状块。棕色至黑褐色，有光泽，质硬而脆，断面细腻光亮，碎片对光照视呈棕色半透明状。气微，味微甜。

制阿胶（胶珠、阿胶珠）　本品呈类球形，表面黄色至棕灰色，表面附有蛤粉或滑石粉末。体轻，质酥，易碎，断面中空或呈多孔状，淡黄棕色。气微，味微甜。

【用药注意事项】

1. 阿胶入汤剂，不宜同其他药物同煎，应烊化吞服。

2. 方中如有伏龙肝（灶心土）时，两药宜共煎。因阿胶易吸附伏龙肝之治疗成分，如钾、钙等离子。伏龙肝单独或与他药同煎时，其有效成分易沉淀而失去治病作用，古人早有告诫。

【临床药师、临床医师注意事项】

★ 现代教科书谓阿胶补血，治疗血虚证，但在古代诸多补血方剂中并不常用阿胶组方。其原因是，阿胶适用于因失血而导致的血虚，能较快地促进营血的生存，类似于现代医学的失血性贫血。所以，古人对于妇人崩漏、月经过多、衄血、外伤出血或长期慢性出血、肺结核咯血等因出血所致之血虚证多用之。对于因心肝功能失调之心悸、失眠、健忘、视力减弱等血虚证，非出血性病证所致之血虚，古人很少在补血方剂中使用阿胶。

★ 阿胶第一功效是止血，常用于出血证，用于机体各个部位的出血。本品因性味平和，可与各类止血药分别配伍使用，但仍以出血所致之血虚者为最宜。

★ 补阴、滋阴除烦、滋阴润燥。用于心阴虚、心火亢旺、阴虚心烦失眠等症；补阴润肺，治疗肺燥，常配伍养阴润肺药物。

【拓展阅读——传统中药经验鉴别专用术语】

阿胶，传统有“冬板”“春秋板”“伏板”之称谓。是因不同季节宰杀之驴

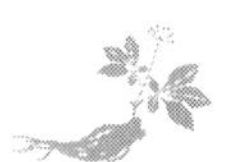

皮所熬制之阿胶而异。

冬板　系指在冬季宰杀所取之驴皮制得的阿胶，其质量最佳。

春秋板　系指在春、秋两季宰杀后所取之驴皮制得的阿胶，质量较次。

伏板　系指在夏季宰杀后所取之驴皮制得的阿胶，其质量较次。

【拓展阅读——关于阿胶制作原料、历史源流及市售阿胶鉴别】

1. 古今熬制阿胶之原料与名称

阿胶之名，始载于《神农本草经》。梁·陶弘景《名医别录》载："阿胶，微温，无毒。主丈夫少腹痛，虚劳羸瘦，阴气不足，脚酸不能久立，养肝气。生东平郡（今山东省东平县），煮牛皮作之。出东阿。"

宋·苏颂《本草图经》载："阿胶，出东平郡。煮牛皮作之，出东阿（今山东省东阿县），故名阿胶。今郓州皆能作之，以阿县城北井水煮为真。造之，用阿井水煎乌驴皮，如常煎胶法。其井官禁，其阿极难得，都下货者甚多，恐非真。寻方书所说：所以胜诸胶者，大抵以驴皮得阿井水乃其耳……又今时方家用黄明胶多是牛皮。《本经》阿胶亦用牛皮，是二皮亦通用。然今牛皮胶制作不甚精，但以胶物者，不堪药用之。"很明确指出：《神农本草经》所用阿胶为牛皮煎煮而成。

李时珍在《本草纲目》中云："凡造诸胶，自十月至二三月间，用挲牛、水牛、驴皮者为上，猪、马、骡、驼皮者次之……大抵古方所用多为牛皮，后世乃贵驴皮。"驴皮胶一名则始见于唐·陈藏器《本草拾遗》："阿胶，阿井水煮成胶，人间用者多非真也。凡胶俱疗风，止泻，补虚。驴皮胶主风为最。"由此可知，古时的阿胶是以牛皮煮制的，用驴皮制作阿胶乃在牛皮制作阿胶之后。在唐代，阿胶、黄明胶和驴皮胶三种胶的名称是通用的，但主要以黄明胶（牛皮制作）为主。直至公元 11 世纪的《博济方》才始见"真阿胶"之名。黄明胶一名则始载于唐·孟诜《食疗本草》。在唐·甄权《药性论》中亦云："白胶，又名黄明胶。能主男子肾脏气衰虚，劳损。妇人服之，令有子，能安胎去冷，治漏下赤白，主吐血。"是指今之鹿角胶而言。

明·卢之颐在《本草乘雅半偈》中云："阿胶。煮法，必取乌驴皮……设用牛皮，乃黄胶。"清·黄宫绣《本草求真》载："阿胶专入肝，兼入肺肾心……牛胶功与阿胶相似。补虚用牛皮胶，去风用驴皮胶。"

《中华人民共和国药典》2015 年版一部规定：阿胶以驴皮熬制的为正品。

阿胶以产于山东省平阴县东阿镇一带为优，为世人所共知，因此地阿井的水系河南省济源市济河的一股潜流，其井水中的钙、钾、镁、钠等矿物质微量元素含量较高，每担阿井水比之普通河水或井水要重约1.5kg。

2. 目前市售阿胶

黄明胶：系由牛科动物牛 *Bos taurus domesticus* Gmelin. 的皮加工熬制而成。始载于唐·孟诜《食疗本草》，沿用至今。所含胶原蛋白、蛋白质、氨基酸和微量元素与阿胶相近，只是含量上有所差别，其功效亦与阿胶相似。

新阿胶：系由猪科动物猪 *Sus scrofadomestica* Brisson. 的皮加工熬制而成。研究表明，新阿胶具有促进骨髓造血功能恢复的作用。对治疗贫血、白细胞减少症及血小板减少性紫癜均有较好疗效，其他临床疗效不及黄明胶和阿胶。

杂质胶：系用马皮、骡皮、小黄牛皮或羊皮等多种动物皮加工熬制而成。表面土棕色，无光泽，质硬不脆，不宜打碎，易发软黏合，具异臭味；炽灼残渣灰呈土黄色或灰白色，粉泥状，味咸涩，口尝有细沙状异物感。无阿胶作用，也无黄明胶作用。

医籍论选

阿胶益肺气，肺虚极损，咳嗽唾脓血，非阿胶不补。

——元·王好古《汤液本草》

阿胶，气微温，味甘平，无毒，降也，阳也。能保肺气，养肝血，补虚羸，故止血安胎，止嗽止痢，治痰治痿，皆效。惟久嗽久痢久痰，及虚劳失血之症者宜用。

——明·杜文燮《药鉴》

阿胶，今世以疗吐血、衄血、血淋、尿血、肠风下血、血痢、女子血气痛、血枯、崩中、带下、胎前产后诸疾，及虚劳咳嗽、肺痈脓血杂出等证者，皆取其入肺、入肾，益阴滋水、补血清热之功也。

——明·缪希雍《本草经疏》

以皮煎胶，故能入肺，味甘无毒，得地中正之土气，故能入脾。凡心包之血，不能散行经脉，下入于腹，则为崩堕，阿胶入心补血，故能治之。劳极气虚，皮毛洒洒如疟状之先寒；阿胶入肺补气，故能治之。

脾为后天生血之本，脾虚则阴血内枯，腰腹空痛，四肢酸疼；阿胶补养脾阴，故能治之。且血得脾以统，所以有治女子下血之效。胎以血为养，所以有安胎之效。血足气亦充，所以有轻身益气之效也。

——清·陈修园《神农本草经读》

崩，堕也，心腹内崩者，心包之血，不散经脉，下入于腹，而崩堕也；阿胶益心主之血，故治心腹内崩。

劳极，劳顿之极也；洒洒如疟状者，劳极气虚，皮毛洒洒如疟状之先寒也。阿胶益肺主之气，故治劳极洒洒如疟状。夫劳极，则腰腹痛；洒洒如疟状，则四肢痉痛；心腹内崩，则女子下血也。心主血，肺主气，气血调和，则胎自安矣。滋补心肺，故久服轻身益气。

——清·张志聪《本草崇原》

心腹者，太阴经行之地也，内崩劳极者，脾血不统，内崩而劳极也，阴者中之守，阴虚则内气馁，而洒洒恶寒如疟状也；其主之者，味甘可以益脾阴也。腰腹皆藏阴之处，阴虚则空痛；阿胶色黑益阴，所以止痛。四肢脾主之，酸疼者血不养筋也；味甘益脾，脾统血，四肢之疼自止。女子下血，脾血不统也；味甘以统脾血，血自止也。安胎者亦养血之功也。久服轻身益气者，气平益肺，肺主气，气充则身轻也。

——清·叶天士《本草经解》

阿胶，味平。入足厥阴肝经。养阴荣木，补血，滋肝，止胞胎之阻疼，收经脉之陷漏。最清厥阴之风燥，善调乙木之疏泄。

——清·黄元御《长沙药解》

阿胶，平补而润。甘、平。清肺养肝，滋肾益气，肺主气，肾纳气。和血补阴，肝主血，血属阴。除风化痰，润燥定喘，利大小肠。治虚劳咳嗽，肺痿吐脓，吐血衄血，血淋血痔，肠风下痢，伤暑伏热成痢者，必用之。妊娠血痢尤宜。腰酸骨痛，血痛血枯，经水不调，崩带胎动，或妊娠下血，酒煎服。

——清·汪昂《本草备要》

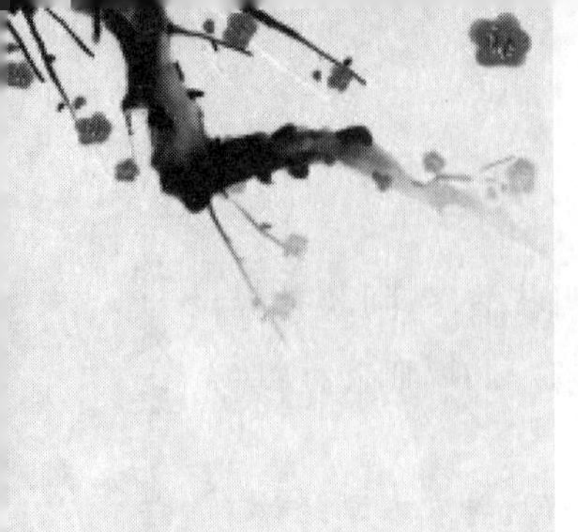

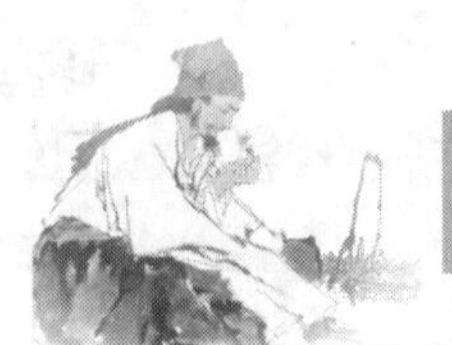

蜚廉 Feilian

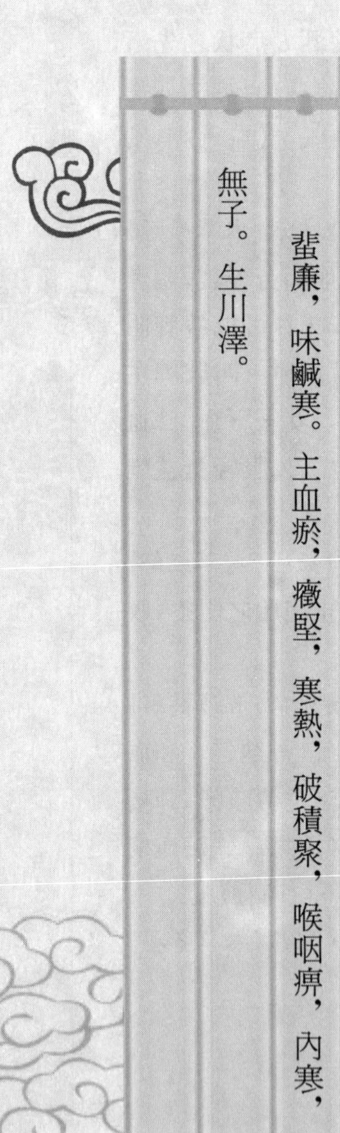

【处方用名】蜚蠊——蜚蠊科 Blattidae.

【经文】蜚廉，味咸寒。主血瘀，癥坚，寒热，破积聚，喉咽痹，内寒，无子。生川泽。

本经要义

蜚廉："廉"通"蠊"。又名蟑螂。为蜚蠊科昆虫东方蠊 *Blatta orientalis* L.、美洲大蠊 *Perilianeta Americana*（L.）、澳洲大蠊 *Periplaneta australasiae*（Fabricius.）、褐色大蠊 *Perilianeta brunnea*. 等的干燥全体。

目前世界上有蜚蠊 5000 多种，我国约有 250 种，分属于八科 20 属。目前美洲大蠊已作为生产中成药"康复新""心脉龙"等系列新药的重要原料，其中"康复新"生物制剂，对细胞有很强的修复能力，用以治疗烧伤、烫伤，溃疡性疾病等，已广泛用于临床。

蜚蠊具有很强的抗辐射作用。人类身体能耐受放射剂量为 5rem（雷姆），超过 800rem 必死无疑。而美洲大蠊能耐受 967 500rem 辐射剂量，德国蠊能耐受 9000～105 000rem 辐射剂量。《唐本草》载：蛮蠊（蜚蠊），主治癥瘕积聚，小儿疳积，喉痹，乳蛾，痈疮肿毒，虫伤咬伤等。

血瘀：即瘀血。血液瘀滞体内，包括经脉外面，积存于组织间隙或因血液运行受阻而滞留于经脉

内,以及淤积于器官内的血液。可因病致瘀,如跌打损伤、月经闭止、寒凝血滞、血热妄行等。也可因血瘀而致病,引起气机阻滞,经脉阻塞,瘀热互结,积瘀成瘕,甚至蓄血发狂等,临床上表现较为复杂,如面色黧黑,肌肤青紫,皮肤干枯如鳞状,局部固定性刺痛、拒按,紫色血肿,小腹硬满,胸胁彻痛,经闭,大便黑色,舌紫暗或有瘀血点等,甚则出现善忘、惊狂等,均属血瘀症。

癥坚,寒热:"癥坚",病证名。即坚硬的癥瘕,指腹腔内痞块,一般指下腹部,按之形证可验,坚硬不移,痛有定处。多由情志抑郁,饮食内伤,导致肝脾受损,脏腑失和,日久正气不足,气滞气瘀痞块固定不移。一般以下焦病变与妇科疾病为多见。《诸病源候论》卷第十九・积聚病诸候・癥候:"癥者,由寒温失节,致腑藏之气虚弱,而食饮不消,聚结在内染渐生长块段,盘牢不移动者,是癥也。""寒热":参阅"白芷""柴胡"本经要义"寒热"项。

积聚:病证名。指腹内结块或胀或痛的病证。《灵枢》卷七・五变第四十六:"黄帝问于少俞曰:余闻百疾之始期也,必生于风雨寒暑,循毫毛而入腠理……或为积聚。"黄帝曰:"人之善病,肠中积聚者,何以候之?少俞答曰:皮肤薄而不泽,肉不坚而淖泽。如此则肠胃恶,恶则邪气留止,积聚乃伤脾胃之间,寒温不次,邪气稍至。蓄积留止,大聚乃起。"

《张氏医通》:"积者五脏所生;其始发有常处,其痛不离其部,上下有所终始,左右有所穷处,聚者六腑所成,其始发无根本,上下无所留止,其痛无常处。"一般以积块明显,痛胀较甚,固定不移的为积;积块隐现,攻窜作胀,痛无定处者为聚。其性质与癥瘕、痃癖相似。多由七情郁结,气滞血瘀,或饮食内伤,痰滞交阻,或寒热失调,正虚邪结而成。治宜散寒,消积,攻瘀,行气,扶正等法。

《诸病源候论》卷十九・积聚病诸候・积聚候:"积聚者,由阴阳不和,府藏虚弱,受于风邪,搏于府藏之气所为也。府者阳也,藏者阴也,阳浮而动,阴沉而伏,积者阴也。五藏所生,始发不离其部,故上下有所窮,已聚者阳气,六腑所成,故无根本,上下无所留止,其痛有常处。诸藏受邪,初未能为积聚,留滞不去,乃成积聚。"

咽喉痹:即喉痹,病名,也作喉闭。为咽喉肿痛病的统称。

《素问》卷二・阴阳别论篇第七:"二阳结谓之消,三阳结谓之隔,三阴结谓之水,一阴一阳结谓之喉痹。"

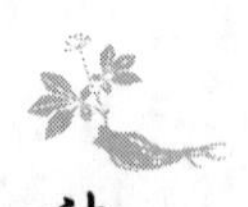

《诸病源候论》卷三十·喉心胸病诸候·喉痹候:“喉痹者,喉里肿塞痹痛,水浆不得入也。人阴阳之气,出于肺,循喉咙而上下也。风毒客于喉间,气结蕴积而生热,致喉肿塞而痹痛。脉沉者为阴,浮者为阳,若右手关上脉,阴阳俱实者,是喉痹之候也。”

《杂病源流犀烛》卷二十四:“喉痹,痹者,闭也,必肿甚,咽喉闭塞。”咽喉痹,多指发病及病程演变过程不危急,咽喉红肿疼痛较轻,并有轻度吞咽不顺或声音低哑,寒热等证。

内寒:病证名。指人体阳气虚弱,脏腑功能衰退而引起的水液运化障碍、浊阴潴留之病证,阳虚则阴盛,阴虚则内寒。脾主运化水湿,肾主水液调节,肾阳为人体阳气之本,故内寒皆由脾肾阳虚所致。临床表现为吐泻,腹痛,手足逆冷,或水肿痰饮等。《素问》卷二十二·至真要大论篇第七十四:“诸病水液,澄清清冷,皆属于寒。”故内寒病证患者之痰涎涕唾小便等,多以澄澈清冷或大便稀薄为特点。

无子:即指男女不能受孕生子,即现今之不育症与不孕症。《诸病源候论》卷三·虚劳病诸候上·虚劳无子候:“丈夫无子者,其精清如水,冷如冰铁,皆为无子之候。又,泄精精不射出,但聚于阴头,亦无子。无此之候,皆有之。”

医籍论选

蜚蠊,味咸,寒,有毒。主治血瘀,癥坚,寒热,破积聚,咽喉痹,内塞无子,通利血脉。

——梁·陶弘景《本草经集注》

蜚蠊性寒,不可治寒证。又蜚蠊主瘀血、癥坚,能破坚活血通闭塞,能治内塞无子。

——尚志钧注

蜚蠊,味咸、寒,有毒。主血瘀,癥坚,寒热,破积聚、咽喉闭,内塞无子,通利血脉。

——唐·苏敬《新修本草》

有活血散瘀,解毒消疳,利水消肿等功效。主治癥瘕积聚、小儿疳积、脚气水肿、疔疮肿毒及蛇虫咬伤等。民间常用本种治疗跌打损伤。常取蜚蠊 5~6 个,浸入白酒中,一周后服用。

——《中国药用动物志》

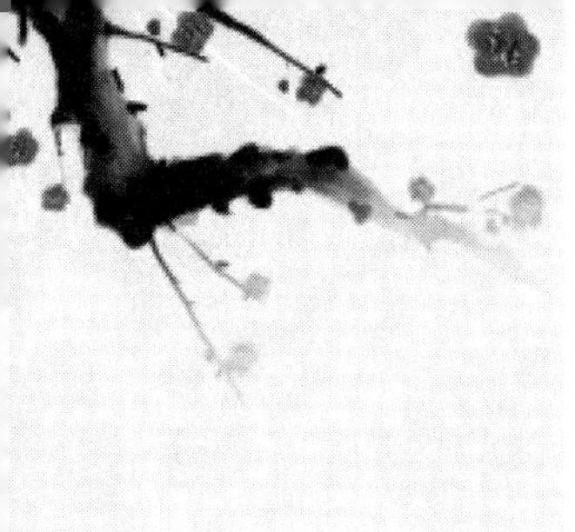

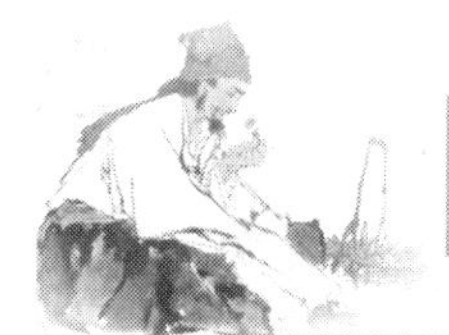

附子 Fuzi

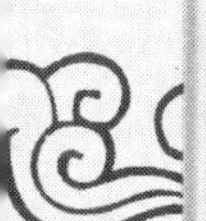

附子，味辛，溫。主風寒咳逆邪氣，溫中，金創，破癥堅積聚，血瘕，寒濕，踒躄，拘攣，厀痛，不能行步。生山谷。

【处方用名】附子——毛茛科 Ranunculaceae.

【经文】附子，味辛，温。主风寒咳逆邪气，温中，金创，破癥坚积聚，血瘕，寒湿，踒躄，拘挛，厀痛，不能行步。生山谷。

本经要义

附子：史料记载“附子”者，不单纯指现今中药附子，包括川乌、天雄、附子、草乌等。

古医籍中附子之区别

《本经》言附子，即今《药典》所收载之毛茛科植物乌头 *Aconitum carmichaelii* Debx. 的**子根**加工炮制品，拉丁名：*Aconiti lateralis* Radix Praeparata.

《金匮要略》所载川乌，《本经》所言乌头，则是《药典》所载毛茛科植物乌头 *Aconitum carmichaelii* Debx. 的**母根**加工炮制品，处方用名：“川乌”，拉丁名：*Aconiti* Radix.

《本经》言天雄，即指现今临床应用之“天雄”，系毛茛科植物乌头 *Aconitum carmichaelii* Dobx. 的块根（**既不是子根，也不是专指其母根**），即不生子根的块根加工品，毒性更强，拉丁名：*Aconiti Singularis* Radix.，其功能与附子相类。

味辛，温：与现代认识相差较大，《药典》2015 年版："附子，味辛，甘，大热。有毒。"辛温大热之品，温里散寒之功甚强，其"主风寒咳逆邪气"，即取其温里散寒之功。

风寒：风和寒相结之病邪。临床表现为恶寒重，发热轻，头痛，身重，鼻塞流涕，舌苔薄，脉浮紧等。(《简明中医辞典》)

咳逆：出自《素问》卷二十一・六元正纪大论篇第七十一："寒来不杀，温病乃起，其病气怫于上，自溢目赤，咳逆头痛。""其病热郁于上，咳逆呕吐……"此《经文》言"咳逆"，指咳嗽气逆之症。《金匮要略》卷中・痰饮咳嗽病脉证并治第十二："咳逆倚息，气短不得卧，其形如肿，谓之支饮。""膈间支饮，其人喘满，心下痞坚……木防己汤主之。"

邪气：即指邪。与人体正气相对而言，泛指各种致病因素及其病理损害。《素问》卷九・评热病论篇第三十三："今邪气交争于骨肉而得汗者，是邪却而精胜也，精胜则当能食而不复热。复热者，邪气也。""邪之所凑，正气必虚。"《素问》卷八・通评虚实论篇第二十八："黄帝问曰：何谓虚实？岐伯对曰：邪气盛则实，精气夺则虚。"

温中："温"，病名。即指春季发生的温病的简称。《素问》卷一・生气天通论篇第三："冬伤于寒，春必温病。"此"温中"是指治疗中焦脾胃阳虚阴盛的方法。

附子温中之临床解读

《本经》言"温中"，是指治疗中焦脾胃阳虚阴盛的方法。临床症见食不消化，呕吐清水，大便清稀，舌淡苔白，脉沉细等。"中"，即中焦脾胃等，也包含温肾，指其温的作用在内。常用方剂简介如下。

附子理中丸(《太平惠民和剂局方》方)：附子、人参、干姜、炙甘草、白术各三两，主治中焦虚寒之证。

肾气丸(《金匮要略》方)：干地黄八两，山药四两，山茱萸四两，泽泻三两，茯苓三两，牡丹皮三两，桂枝(肉桂)、附子各一两。功在"补肾助阳"，治疗肾阳不足证。

金创："创"通"疮"。由金属器刃损伤肌体所致，创伤肿痛或感染之中医外科疾病。在古代，箭毒伤人，猎兽、战将中箭落马，猎物中箭倒地，均是

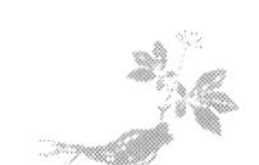

箭头乌头毒物侵袭心脏和神经系统所致，故“金创”，应作金属箭毒解。

《诸病源候论》卷三十六·金疮初伤候：“被金刃所伤，其疮多有变动。”

《诸病源候论》卷三十六·毒箭所伤候：“夫被弓弩所伤，若箭镞有罔药，入人皮脉，令人短气，须臾命绝。”

《诸病源候论》卷三十六·箭镞金刃入肉及骨不出候：“箭镞金刃中骨，骨破碎者，须令箭镞出……”

《诸病源候论》卷三十六·金疮肠出候：“此谓为矛箭所伤。”

癥坚积聚：即“癥瘕积聚”为腹内积块，或胀或痛的一类病证。癥和积，是有形的，且固定不移，痛有定处，病在脏，属血分；瘕和聚是无形的，聚散无常，痛无定处，病在腑，属气分。积聚以中焦病变为多，癥瘕以下焦病变及妇科疾病为多，因而又有不同的名称。癥瘕积聚的发生，多因情志抑郁，饮食内停，致使肝脾受损，脏腑失和，气机阻滞，瘀血内停，日久渐积而成。正气不足是该病发生的主要原因。《灵枢》卷十·百病始生第六十六：“积之始生，得寒乃生，厥乃成积也。血脉凝涩则寒气上入于肠胃，入于肠胃则䐜胀，胀则肠外汁沫迫聚不得散，日以成积。”可见积聚实与寒凝有关，寒凝则血瘀。

血瘕：病名。①属妇人癥瘕一类疾病，多因月经期间，邪气与血结聚，阻滞于经络而成，主要症状，少腹有积气包块，急痛，阴道内有冷感，或背脊部疼痛、腰痛等不能仰等。②血瘕在妇人少腹及左胁下，瘕物成形，无常处。《诸病源候论》卷三十八·妇人杂病诸候·八瘕候：“血瘕病，妇人月水新下，未满日数而中止，饮食过度，五谷气盛，溢入他脏。”《诸病源候论》卷四十三·妇人将产病诸候·产后血瘕痛候：“新产后，有血气相搏而痛者，谓之瘕痛，瘕之言假也，谓其痛，浮假无定处也，此由宿有风冷，血气不治，至产血下少，故此致病也，不急治，多成积结。”

寒湿：①病证。指致病湿浊内困肠胃，损伤脾阳，或患者平素脾肾阳虚而致水饮内停，出现畏寒肢冷、腹胀、大便稀溏、泄泻、浮肿等病证。②病因。即寒与湿相结之病邪，致病则卫外的阳气不行，血流不畅，发生肌肤疼痛、关节挛痹等证。

踒躄：病名。指走路时因腿瘸而脚落地时出现不正常的踩踏动作，泛指下肢筋脉弛缓，不能随意运动之症。“踒”（wo），《说文解字》谓：“踒，足跌也。”意为人的肢体由于猛折筋骨受伤。躄，同躃，瘸腿。

有的学者认为，踒躄为手足痿废之通称，表现为四肢软弱无力的症状，尤以下肢痿弱，足不能行较为多见。

拘挛：病证名。一作痀挛，属筋病，多因阴血不足，风寒湿热侵袭，以及瘀血留滞所致。其状，肢体的筋肉痉挛抽急收缩，活动受限，不能伸展自如。《素问》卷十八·缪刺论篇六十三："邪客于足太阳之络，令人拘挛背痛，引胁而痛。"

厀痛：病名，"厀"同"膝"。《集韵·质韵》："厀，《说文》：'胫头卩也'。或作膝。"即膝关节部疼痛。

不能行步：不能向前行步。"行"人向前走路为行。《说文解字》："行，人之步趋也。""步"：人走路向前行走。《说文解字》："步，行也。""行""步"同义并用。

药物解读

《中华人民共和国药典》2015年版一部收载：附子，为毛茛科植物乌头 *Aconitum carmichaelii* Debx. 的子根加工品。

【性味归经】 性大热，味辛、甘。有毒。归心、肾、脾经。

【功能主治】 回阳救逆，补火助阳，散寒止痛。用于亡阳虚脱，肢冷脉微，心阳不足，胸痹心痛，虚寒吐泻，脘腹冷痛，肾阳虚衰，阳痿宫冷，阴寒水肿，阳虚外感，寒湿痹痛。

【注意事项】

1. 入汤剂需先煎，久煎。

2. 不宜与半夏、瓜蒌(瓜蒌子、瓜蒌皮、天花粉)、贝母(川贝母、浙贝母、平贝母、湖北贝母、伊贝母)、白蔹、白及同用。

3. 孕妇慎用。

【鉴别要点】

1. 药材鉴别　生附子，块根呈圆锥形，长3～7cm，直径2～5.5cm，上部较粗，下部微尖，表面棕褐色至灰褐色，具细密纵皱纹，顶端有凹陷的芽痕，一侧有一连接母体的特殊地下茎，俗称"桥"的残痕，周围具瘤状突起的支根，习称"钉角"，有时尚带少数须根，质硬而重。横切面灰白色或类白色，粉性重，可见浅棕色多角形或波状形成层环。气微，味微辛而麻舌。

2. 饮片鉴别　饮片因加工炮制方法不同分为生附子、盐附子、白附片、

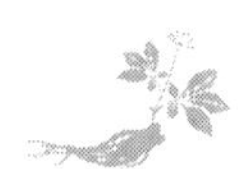

黑顺片、熟附子、挂片、黄附片、创附片。

泥附子：6月下旬至8月上旬采挖，除去母根（另加工成川乌）须根及泥沙，习称“泥附子”，加工成下列品种。

生附子：将泥附子除去泥土，洗净泥沙，直径晒干。

盐附子：用较大附子，圆锥形块根，长3～7cm，直径5cm左右，洗净后每50kg，用胆巴20kg，盐15kg，水30kg，混合后浸泡3天以上，选晴天捞出，沥干水后，再倒入原缸里浸泡，每天1次，连续3天。捞起，放竹帘上暴晒4～5小时，又倒入缸里浸泡，每次再加胆巴水5kg，连续3次后，捞起晒干1天，直至附子表面呈现小盐粒时，趁热倒入饱和盐水缸中，使其吸收盐分。当附子表面密布食盐粒时捞出，然后把盐水烧开，倒在附子上面，盐水结晶后即成。表面灰黑色，附有盐霜，显潮润性，周围有瘤状突起的支根或根痕，习称“钉角”。体重，切面有白色结晶颗粒，中部木质部呈多角形，味咸而麻，刺舌。

白附片：中等大小的鲜附子洗净后，每50kg鲜附子，用胆巴25kg，加清水12.5kg，浸泡7天，放入锅里煮约1小时，捞出放清水中浸泡1天，剥去表皮，再放入清水中浸泡10小时以上，纵切为2～3mm的薄片，又放入清水里浸泡约10小时后摊放在晒席上，晒至卷角时，再晒或烘至全干即成。形状似黑顺片，全体黄白色，半透明，角质样，气微，味淡。

黑顺片：用小个的鲜附子洗净泥沙后，泡水胆巴水中（比例同白附片），5天后捞出，放入锅里煮，头一锅用最初浸泡过附子水100kg，兑清水25kg，煮约50分钟后捞出，放入清水里，浸泡一夜，不经剥皮，纵切成厚4～5mm的薄片，再放入清水中浸泡3天，每天换清水一次，捞出后每50kg用红糖0.25kg，装入缸里浸染呈黄黑色时取出，蒸约12小时，晒干或烘干，至全干即成。为圆锥形或不规则纵切片，上宽下窄，周边略翘起，边缘有黑棕色外皮，剖面暗黄色，具油润光泽，半透明，可见纵向筋脉纹，质硬而脆，断面角质样，气微，味淡。

熟附片：取中等大附子，依上法经胆巴水浸、煮、水漂、除去外皮及根下端部分，切成3～5mm厚的横片，经蒸、烘（晒）至全干即成。类圆形片状，浅黄棕色，半透明，角质样，味淡。

挂片：取中等大及较小附子，经上法，胆巴水浸、煮、水漂，剥去外皮，纵切两瓣，浸入红糖汁，再蒸、晒（烘）至全干而成。为纵切两瓣厚片，全体黄

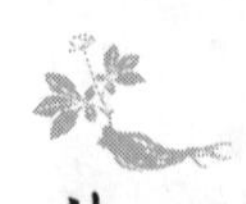

棕色,半透明,角质样,味淡或微麻辣。

黄附片:为大型或中等大附子,依上法,经胆巴水浸、煮、水漂,除去外皮及根下端部分,切成 3～5mm 厚的横片,用甘草、生姜、红花、姜黄、皂角等熬制药汁浸染成黄色,烘(晒)至全干而成。呈类圆形片状,鲜黄色,木质部多角形,有时横绘成五角星红色图案,角质样,味淡。

淡附片(又名:淡附子):取盐附子,用清水浸泡,每日换水 2～3 次,至盐分漂尽为度,与甘草、黑豆加水共煮至透心,切开后口尝无麻舌感时取出,除去甘草、黑豆,烘(晒)即成。

刨附片:选中等大鲜附子,依上法,经胆巴水浸制、煮、水漂,除去外皮洗净后,用专用木刨推刨为 0.8～1mm 厚的薄片,放入浸泡池内浸漂 3～5 天后捞出,烘(晒)至全干即成。类圆形或块片状薄片,类白色,可见纵向筋脉纹,味淡。

【临床药师、临床医师注意事项】

1. 关于附子临床用量问题　《药典》2015 年版规定附子常用量为 3～15g。但中医界有四种观点:①畏附子如虎狼,索性弃用此类药物。②认为附子毒性剧烈,应当小剂量应用。③根据病情的不同及个体差异选用剂量,常用剂量为 15～60g。④主张超大剂量使用,特别是在救治心力衰竭等危重症和肿瘤等疑难病症时,使用剂量更大,起始剂量多在 45～75g,或更大。如已仙逝的名医李可老大夫,善重剂附子治疗恶疾顽疾。

2. 附子煎煮问题核心提示　煎煮含附子的汤剂时,切记中途莫加冷水。煎煮含附子汤剂,一般耗时较长,故汤药易煎干,中途切忌加入冷水,否则可能会增加附子毒性。煎药前一定要估计好用水量,一次加足水量。如果中途发现水快煎干了,应立即离火,待药冷却后在加入适量冷水,然后重新煎煮,计时。

3. 附子、川乌、草乌、天雄临床应知　附子、川乌、草乌、天雄为同一植物的不同部位,皆具辛温有毒之性。由于生长环境有人工栽培或野生之异,使用部位不同,功效差别较大,要注意区别。

附子温肾阳益火,治亡阳、心脾肾之阳虚衰及寒湿痹病。川乌祛风除寒湿,通痹止痛,作用强于附子,常与桂枝、威灵仙配伍,用以治疗风寒湿痹,腰膝、四肢麻痛,煎时直接加白蜜火煎,亦可治寒凝所致之腹冷痛。草乌功似川乌,其毒性更猛烈,胜过川乌,相须用以治疗痹痛外,尚可逐痰消

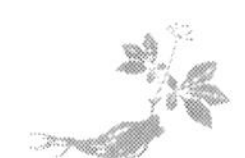

肿，疗寒痰、顽痹；天雄既长于祛风寒湿邪，又可益火助阳，治疗阳气不足之心腹冷痛、风寒湿痹等证。川乌、草乌、天雄，现临床上内服极少应用，均以附子代之。

★ 盐附子贮藏：瓷缸内密闭，置阴凉干燥处。

【拓展阅读——张仲景应用附子情况】

1. 用量情况　大剂量 4 枚（实地考察折合现代剂量约 300g，每枚 30g），常规用量 3 枚，小剂量 1 两，多数用一枚。

桂枝附子汤（《伤寒论》方）　附子三枚，桂枝四两，生姜三两，炙甘草二两，大枣十二枚。

通脉四逆汤（《伤寒论》方）　炙甘草二两，生附子（大者）一枚，干姜三两。

薏苡附子散（《金匮要略》方）　薏苡十五两，大附子十枚（炮）。

九痛丸（《金匮要略》方）　附子三两，生狼牙一两，巴豆一两（去皮心，熬研如脂），人参、干姜、吴茱萸各一两。

大黄附子汤（《金匮要略》方）　大黄三两，附子三枚（炮），细辛二两。

2. 用法　多入汤剂，有生用、炮（制）用。常与干姜配伍应用。附子有毒，应先煎，久煎。

★《伤寒杂病论》应用附子汤方计 34 方。

医籍论选

太阳阳热之气，不循行于通体之皮毛，则有风寒咳逆之邪气。附子益太阳之标阳，故能治也。少阳火热之气，不游行于肌关之骨节，则有寒湿痿躄拘挛，膝痛不能行走之证。附子助少阳之火热，故能治也。

癥坚积聚，阳气虚而寒气内凝也。血瘕，乃阴血聚而为瘕。金疮，乃刀斧伤而溃烂。附子具温热之气，以散阴寒，禀阳火之气，以长肌肉，故皆治之。

——清・张志聪《本草崇原》

附子气温大热，温则禀天春和之木气，入足厥阴肝经。大热则禀天纯阳炎烈之火气，入足少阴肾经。补助真阳，味辛而有大毒，得地西方燥酷之金味，入手太阴肺经。气味俱浓，阳也。其主风寒咳逆邪气者，肺受风寒之邪气，则金失下降之性，邪壅于肺，咳而气逆也。附子入肺，辛热可解风寒

也。寒湿之气，地气也，感则害人皮肉筋骨，而大筋软短，小筋舒长，拘挛痿躄之症成焉。

附子入肝，肝主筋，辛可散湿，热可祛寒。寒湿散，而拘挛踒躄之症愈矣。膝痛不能行步者，肝肾阳虚，而湿流关节也。温热益阳，辛毒行湿，所以主之。

癥坚积聚血瘕者，凡物阳则轻松，阴则坚实，坚者皆寒凝而血滞之症也。附子热可软坚，辛可散结，温可行滞也。金疮寒则不合，附子温肺，肺主皮毛，皮毛暖，则疮口合也。

——清·叶天士《本草经解》

附子味辛气温，火性迅发，无所不到，故为回阳救逆第一品药。《本经》云：风寒咳逆邪气，是寒邪之逆于上焦也；寒湿踒躄、拘挛、膝痛不能行步，是寒邪着于下焦筋骨也；癥坚、积聚、血瘕，是寒气凝结，血滞于中也。

凡物性之偏处则毒，偏而至于无可加处则大毒。因“大毒”二字，知附子之温为至极，辛为至极也。仲景用附子之温有二法：杂于苓、芍、甘草中，杂于地黄、泽泻中，如冬日可爱，补虚法也；佐以姜、桂之热，佐以麻、辛之雄，如夏日可畏，救阳法也。用附子之辛，亦有三法：桂枝附子汤、桂枝附子去桂加白术汤、甘草附子汤，辛燥以祛除风湿也；附子汤、芍药甘草附子汤，辛润以温补水藏也；若白通汤、通脉四逆汤，加人尿猪胆汁，则取西方秋收之气，保复元阳，则有大封大固之妙矣。后世虞天民、张景岳亦极赞其功；然不能从《本经》中细绎其义，以阐发经方之妙，徒逞臆说以极赞之，反为蛇足矣。

——清·陈修园《神农本草经读》

附子，味辛、咸、苦温。入足太阴脾、足少阴肾经。暖水燥土，泻湿除寒，走中宫而温脾，入下焦而暖肾，补垂绝之火种，续将断之阳根。治手足厥冷，开脏腑阴滞，定腰腹之疼痛，舒踝膝之挛拘，通经脉之寒瘀，消疝瘕之冷结。降浊阴逆上，能回哕噫，提清阳下陷，善止胀满。

——清·黄元御《长沙药解》

天雄，其气亲上，补上焦阳虚；附子，其气亲下，补下焦阳虚；乌头，守而不移，居乎中者也；侧子，其气轻扬，宜其发四肢、充皮毛，为治风疹之神妙也；乌喙，其气锋锐，宜其通经络、利关节，寻蹊达径，而直抵病所也。

——明·陈嘉谟《本草蒙筌》

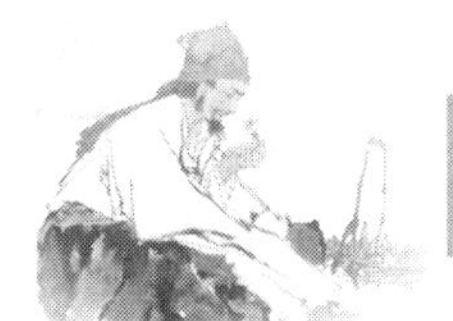

甘草 Gancao

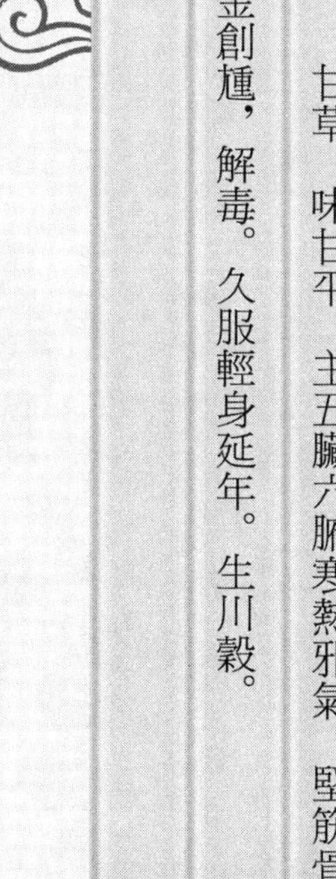

【处方用名】甘草、炙甘草——豆科 Leguminosae.

【经文】甘草，味甘平。主五脏六腑寒热邪气，坚筋骨，长肌肉，倍力，金创尰，解毒。久服轻身延年。生川谷。

本经要义

五脏六腑：五脏，即心、肝、脾、肺、肾；六腑，即大肠、小肠、胃、膀胱、胆、三焦。

寒热：①指寒证和热证的合称。《灵枢》卷八·禁服："必审按其本末，察其寒热，以验其脏腑之病。"②指邪气之寒热性质。常与"邪气"联系。如《灵枢》卷十·寒热："黄帝问于岐伯曰：寒热瘰疬在于颈腋者，皆何气使生？岐伯曰：此皆鼠瘘寒热之毒气也，留于脉而不去者也。""毒气"即"邪气"。③指寒热相兼的病证。《素问》卷十五·皮部论篇："阳明之阳……其色多青则痛，多黑则痹，黄赤则热，多白则寒，五色皆见，则寒热也……"④指疾病的症状，即病后发冷发热之症状表现。《素问》卷十二·风论篇："风气藏于皮肤之间，内不得通，外不得泄，因者善行而数变，腠理开则洒然寒，闭则热而闷，其寒也则衰食饮，其热也则消肌肉，故使怢栗而不能食，名曰寒热。"《诸病源候论》卷十二·黄病诸候·寒热候："因于露风，乃生寒热。凡小骨弱肉

者，善病寒热。骨寒热，病无所安。”

祝按：寒热，为中医八纲辨证中鉴别疾病属性的两个纲领：“阳胜则热，阴胜则寒。”寒热是阴阳偏胜偏衰的具体表现，辨别疾病的属寒属热，对确定治疗原则有着重要意义。中医治法之“寒者热之，热者寒之”，是立法处方遣药的重要依据。

邪气：①与人体正气相对而言，泛指多种致病因素及病理损害。②指风、寒、暑、湿、燥、火六淫和疫疠之气等，侵入人体的致病因素，又称为“外邪”。

坚筋骨、长肌肉、倍力：甘草具有补气作用。补气，即补脾胃之气，脾主肌肉，为后天之本，气血生化之源，脾健则长肌肉；肾为先天之本而主骨，肝主筋，肝肾不足则筋骨失养。甘草通十二经，脾旺则先天得以充养，故能“坚筋骨”而“倍力”。

金创尰：指古代被金属之利器所伤后感染之疮肿。“尰”，同“瘇”。《说文解字》：“胫气足肿。”足肿病，指脚肿，自膝部至踝及趾俱肿名尰。李时珍在《本草纲目》水部·井泉水“发明”项云：“井泉水，地脉也，人之经血象也……木气多伛，岸下气多尰……”

药物解读

《中华人民共和国药典》2015 年版一部收载：甘草为豆科植物甘草 *Glycyrrhiza uralensis* Fisch.、胀果甘草 *Glycyrrhiza inflata* Bat.、或光果甘草 *Glycyrrhiza* glabra L. 的干燥根和根茎。

【性味归经】性平，味甘，归心、脾、肺、胃经。

【功能主治】补脾益气，清热解毒，祛痰止咳，缓急止痛，调和诸药。用于脾胃虚弱，倦怠乏力，心悸气短，咳嗽痰多，脘腹、四肢挛急疼痛，痈肿疮毒，缓解药物毒性、烈性。

炙甘草：补脾和胃，益气复脉。用于脾胃虚弱，倦怠乏力，心动悸，脉结代等。

【禁忌】不宜与海藻、大戟、红大戟、甘遂、芫花同用。

【鉴别要点】

药材鉴别　药材呈圆柱形，长 25～100cm，直径 0.6～3.5cm。外皮松紧不一。表面红棕色或灰棕色，具显著的纵皱纹、沟纹（习称“抽沟洼垄”或

“丝瓜楞”），皮孔及稀疏的细根痕。质坚实，断面略显纤维性，黄白色，粉性，形成层环明显，射线放射状（习称“菊花心”），有的有裂隙。根茎呈圆柱形，表面有芽痕，断面中部有髓。气微，味甜，甜味特殊。

饮片鉴别　饮片呈圆形厚片，直径 0.6～3.5cm。表面红棕色至灰棕色，可见明显的皮孔。饮片切面黄白色，具明显菊花纹，可见裂隙，显粉性。形成层环明显，射线放射状。气微，味甜而特殊。

【临床药师、临床医师注意事项】

★中医学认为，甘草之所以能调和百药，缓和药物偏性和毒性，是取其甘草“甘以缓之”之义。这和现代药理学研究中甘草的解毒作用是通过甘草酸的吸附作用，甘草次酸的类肾上腺皮质激素作用与葡萄糖醛酸的结合解毒作用，以及改善垂体肾上腺素系统的调节有关。

★取清热解毒之功宜用生甘草。取补中益气、缓急之功宜用蜂蜜炙用。

★现代《中药学》教材、《药典》载：“甘草不宜与甘遂、大戟、芫花同用。”始载于梁·陶弘景《本草经集注》：“甘草反甘遂、大戟、芫花、海藻。”

★长期或大剂量服用甘草时，可出现水肿、血压升高、钠潴留、血钾降低、四肢无力、痉挛麻木，头晕、头痛等不良反应。若出现上述症状时，应立即减少用量，或逐渐减量、停用（不能立即停用）。若出现低血钾症，可予口服补钾，并注意吃低盐饮食。

★各种水肿、肾病、高血压、糖尿病、低血钾、充血性心力衰竭等患者须慎用甘草。

【拓展阅读——中药材（饮片）经验鉴别专用术语】

抽沟洼垄　特指甘草干燥后，药材表面所形成的明显因收缩而成纵皱和沟道，又称“丝瓜楞”。

菊花纹　指根类药材横切面的放射状纹理，形同开放的菊花，又称谓“菊花心”。

医籍论选

甘草，味甘，气平。生凉炙温。可升可降，善于解毒。反甘遂、海藻、大戟、芫花。其味至甘。得中和之性，有调补之功，故毒药得之解其毒，刚药得之和其性，表药得之助其外，下药得之缓其速。助参、芪成气虚之功，人

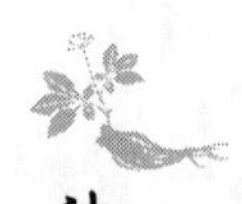

所知也，助熟地疗阴虚之危，谁其晓焉。祛邪热，坚筋骨，健脾胃，长肌肉。随气药入气，随血药入血，无往不可，故称国老。惟中满者勿加，恐其作胀；速下者勿入，恐其缓功，不可不知也。

——明·张景岳《本草正》

甘草味甘，气得其平，故曰甘平。《本经》凡言平者，皆谓气得其平也。主治五脏六腑之寒热邪气者。五脏为阴，六腑为阳。寒病为阴，热病为阳。甘草味甘，调和脏腑，通贯阴阳，故治理脏腑阴阳之正气，以除寒热阴阳之邪气也。

坚筋骨，长肌肉，倍气力者，坚肝主之筋，肾主之骨，长脾主之肉，倍肺主之气，心主之力。五脏充足，则六腑自和矣。

金疮乃刀斧所伤，因金伤而成疮。金疮尰，乃因金疮而高尰也。解毒者，解高无名之毒，土性柔和，如以毒物埋土中，久则无毒矣。

脏腑阴阳之气皆归土中，久服则土气有余，故轻身延年。

——清·张志聪《本草崇原》

物之味甘者，至甘草为极。甘主脾，脾为后天之本，五脏六腑皆受气焉。脏腑之本气，则为正气；外来寒热之气，则为邪气；正气旺则邪气自退也。

筋者，肝所主也；骨者，肾所主也；肌肉者，脾所主也；气者，肺所主也；力者，心所主也；但使脾气一盛，则五脏皆循环受益，而皆得其坚之、长之、倍之之效矣。

金疮者，为刀斧所伤而成疮，疮甚而尰，脾得补而肉自满也。能解毒者，如毒物入土，则毒化之。土为万物之母，土健则轻身延年也。

——清·陈修园《神农本草经读》

肺主气，脾统血，肺为五脏之长，脾统血，肺为五脏之长，脾为万物之母。味甘可以解寒，气平可以清热。甘草甘平，入肺入脾，所以主五脏六腑寒热邪气也。肝主筋，肾主骨，肝肾热而筋骨软。气平入肺，平肝生肾，筋骨自坚矣。脾主肌肉，味甘益脾，肌肉自长。肺主周身之气，气平益肺，肺益则气力自倍也。

金疮热则尰，气平则清，所以治尰，味甘缓急，气平清热，故又解毒，久服肺气清，所以轻身。脾气和，所以延年也。

——清·叶天士《本草经解》

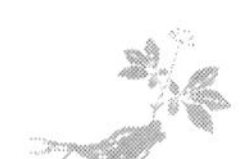

甘草，味甘，气平，性缓。入足太阴脾、足阳明胃经。备冲和之正味，秉淳厚之良资，入金木两家之界，归水火二气之间，培植中州，养育四旁，交媾精神之妙药，调济气血之灵丹。

——清·黄元御《长沙药解》

甘草，味甘平。主五脏六腑寒热邪气，甘能补中气，中气旺则脏腑之精皆能四布，而驱其不正之气也。坚筋骨，长肌肉，倍力，形不足者补之以味，甘草之甘为土之正味，而有最浓，故其功如此。金疮尰，脾主肌肉，补脾则能填满肌肉也。解毒。甘为味中之至正味，正则气性宜正，故能除毒。久服，轻身延年。补后天之功。

此以味为治也，味之甘，至甘草而极。甘属土，故其效皆在于脾。脾为后天之主，五脏六腑皆受气焉。脾气盛，则五脏皆循环受益也。

——清·徐大椿《神农本草经百种录》

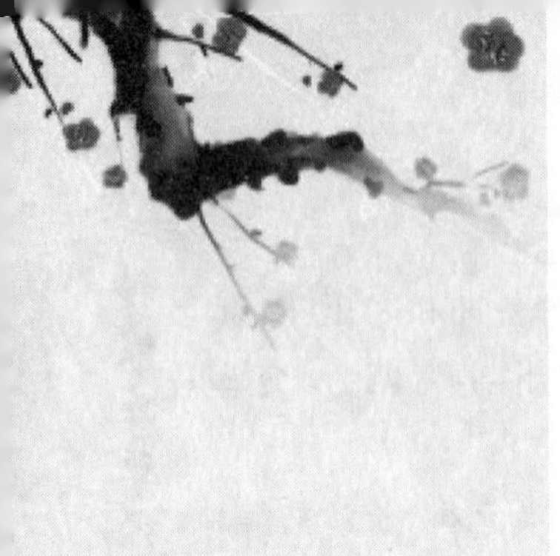

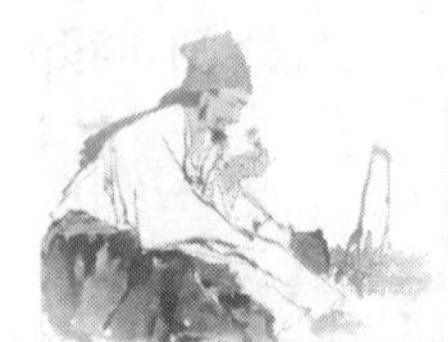

枸杞子 Gouqizi

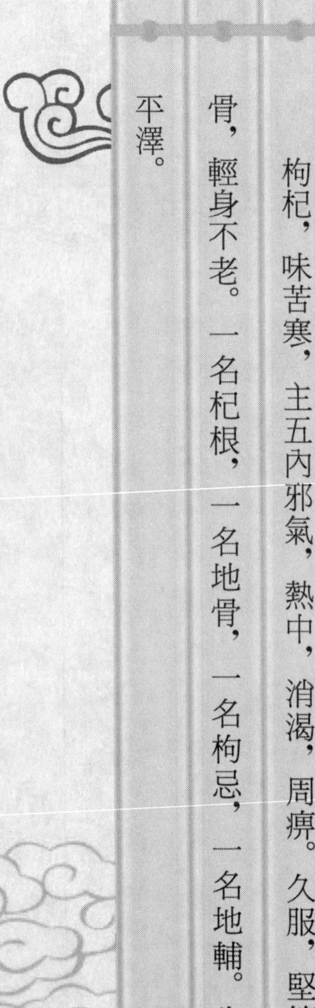

【处方用名】 枸杞子——茄科 Solanaceae.

【经文】 枸杞，味苦寒，主五内邪气，热中，消渴，周痹。久服，坚筋骨，轻身不老。一名杞根，一名地骨，一名枸忌，一名地辅。生平泽。

本经要义

五内： 即指心、肝、脾、肺、肾五脏。五内指胸腹腔中内部脏器组织，并有贮存和分泌、制造精气功能的脏器，即所谓"藏精气而不泄"。中医学很重视内脏的生理作用，并重视内脏病理变化的反应，以及内脏之间与形体各组织之间的联系。《难经》三十六难将五脏中的肾分为左右两脏："脏各有一耳，肾独两者。……肾两者，非皆肾也。其左者为肾，右者为命门。"称之为"六脏"，即心、肝、脾、肺、肾、命门。

邪气： 邪，指风、寒、暑、湿、燥、火六淫和疫疠之气等致病因素。语出《素问》卷八·通评虚实论篇第二十八："邪气盛则实，精气夺则虚。"五内邪气，意在邪气从入侵体内五脏受邪而致病。

热中： ①即中(焦)有热，《本经》记载枸杞，包括叶、茎、根或全株有很强的清解退热、生津止渴之功，故治热中。②指肝、心、肾三经阴虚内热，而外消肌内的病证，即"消渴"，又名"消瘅"。

消渴： 又名痟渴、消瘅。出自《素问》卷十三·

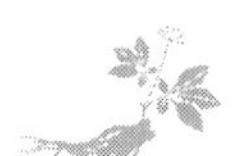

奇病论篇第四十七："五味入口，藏于胃，脾为之行其精气，津液在脾，故令人口甘也，此肥美之所发也，此人必数食甘美而多肥也，肥者令人内热，甘者令人中满，故其气上溢，转为消渴。"指以多饮、多食、多尿（三多）症状为特点的病证。多因过食肥甘，饮食失宜，或情志失调，劳逸过度，导致脏腑燥热，阴虚火旺，根据病机、症状和病情发展阶段不同，又分为"上消""中消""下消"。

上消：病证名。《素问·气厥论篇》称"膈消、肺消"；《丹溪心法》消渴称"上消"。指以口渴引饮为主的消渴，多属心胃火盛，上焦燥热。治宜润肺、清胃为主。常用方剂，人参白虎汤、消渴方、二冬汤等。

中消：病证名。《素问·腹中论篇》称"消中"；《丹溪心法》消渴另有"消脾""胃消"等称谓。症见多食善饥，形体消瘦，小便频数，大便坚硬。治宜清胃泻火为主，兼以滋阴润燥。常用方剂，白虎汤、调胃承气汤等。

下消：病证名。《丹溪心法》消渴称"下消"，《圣济总录》称"消肾"，《医学纲目》称"肾消"等。多由肾水亏竭，蒸化失常所致。症见面黑耳焦，饮一溲二，溲似淋浊，如膏如油等。治宜补肾固涩为主。常用方剂，六味地黄丸、左归饮、大补元煎、桂附八味丸等。

《外台秘要》卷十·消渴消中十八门·消中消渴肾消方，对三消有详细解读和治疗汤方可参阅。

《伤寒论》卷三·辨太阳病脉证并治法第六："太阳病，发汗后，大汗出，胃中干……若脉浮，小便不利，微热消渴者，五苓散主之。"可参阅。

周痹：痹症之一。《灵枢·周痹》："周痹之在身也，上下移徙随脉……""周痹者，在于血脉之中，随脉以上，随脉以下，不能左右，各当其所。"主要临床表现有发冷、发热、全身上下走窜疼痛、沉重麻木、项背拘急等症状。因气虚，风寒湿邪侵入血脉，肌肉所致。《说文解字》："痹，湿病也。"治宜益气和营，祛邪通痹。

常用方剂如蠲痹汤（《杨氏家藏方》卷四方）：当归、羌活、姜黄、白芍、炙黄芪、防风各一两，炙甘草半两，生姜五片。共为粗末，每服半两，水煎服。功能益气和营，祛风除湿。可治疗风湿相搏，身体烦痛，项臂痛重，举动艰难，以及手足冷痹、腰腿沉重、筋脉无力等。

坚筋骨，轻身不老：枸杞（枸杞子和地骨皮）有滋补强壮作用。枸杞子平补肝肾，常用于肾虚精亏、腰脊酸痛、性欲减退等。肝主筋，肾主骨。故《本经》言："坚筋骨，轻身不老。"

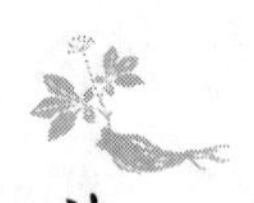

药物解读

《中华人民共和国药典》2015年版一部收载：枸杞子，为茄科植物宁夏枸杞 *Lycium barbarum* L. 的干燥成熟果实。

【性味归经】性平，味甘。归肝、肾经。

【功能主治】滋补肝肾，益精明目。用于虚劳精亏，腰膝酸痛，眩晕耳鸣，阳痿遗精，内热消渴，血虚萎黄，目昏不明。

【鉴别要点】本品呈类纺锤形或椭圆形，长6～20mm，直径3～10mm。表面红色或暗红色，顶端有小凸起状的花柱痕，基部有类白色的果梗痕。果皮柔韧，皱缩；横切面类圆形，果肉肉质，柔润。中间有横隔分成2室，种子20～30粒，单粒种子类肾形，扁而翘，长1.5～1.9mm，宽1～1.7mm，表面浅黄色或棕黄色。有细微凹点，凹侧有明显的种脐。气微，味微甜。

【临床药师、临床医师注意事项】

★ 枸杞与枸杞子是同基原、不同入药部位的两种药，注意处方用名和调配应付与实付问题。

★ 注意《药典》收载“地骨皮”的基原品种和鉴别要点：古代所用枸杞和地骨皮是指茄科植物枸杞 *Lycium chinense* Mill.，并非宁夏枸杞 *Lycium barbarum* L.。

★ 目前市场上流通使用的枸杞品种，有枸杞 *Lycium chinense* Mill. 新疆枸杞 *Lycium dasystemum* Pojark. 和大枸杞（北方枸杞）*Lycium potaninii* Pojark。

★《本经》所载枸杞，为枸杞的根、叶、果实。非现今只指枸杞果实。

【拓展阅读——古代医家对枸杞入药的认识】

《本经》所载枸杞，是指枸杞全株入药，并未专指其果实，其效用包括现今地骨皮在内。宋·苏颂《本草图经》载：“今处处有之，春生苗，叶如石榴而软薄，堪食，俗呼为甜菜，其茎高三五尺，作丛，六月七月小红紫花，随便结红实，形微长如枣核，其根名地骨。春夏采叶，秋采茎实，冬采根。”很明显，其入药部位为枸杞全株。所用品种非今《药典》收载品种，应是茄科植物枸杞 *Lycium chinense* Mill.

苏颂引《淮南枕中记》载：“西河女子服枸杞法：正月上寅时采根……三月上长采茎……五月上午采叶……七月上申采花……九月上戌采子……又有并花、实根、茎、叶作煎，及单笮子汁作膏服之，其功并等。”宋·唐慎微

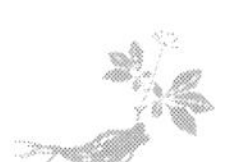

《重修政和经史证类备用本草》："枸杞，味苦寒。根大寒，子微寒，无毒。主五内邪气，热中，消渴，周痹，风湿，下胸胁气，客热、头痛。补内伤，大劳嘘吸，坚筋骨，强阴，利大小肠。久服坚筋骨，轻身不老，耐寒暑。"也是指全株入药，并单独论述枸杞子功效。

《本草衍义》是宋代重要中药临床药学专著。寇宗奭说："枸杞，当用梗皮，地骨当根皮，枸杞子当用其红实，是一物有三用。其皮寒，根大寒，子微寒，亦三等。此正是孟子所谓性由柳之杞。后人徒劳分别……今人多用其子，真为补肾药，是曾未考究《经》意，当更量其虚实冷热用之。"由此可知，宋以前枸杞之名是泛指枸杞全株。枸杞子单独入药，最早起始于宋代，且必须写明"枸杞子"。所用品种应为今之枸杞 *Lycium chinense* Mill.，非现今使用之宁夏枸杞 *Lycium barbarum* L.

李时珍《本草纲目》言："今考《本经》所言枸杞，不只是根、茎、叶、子。《别录》乃增'根大寒、子微寒'字，似以枸杞为苗。而甄氏《药性论》乃云：枸杞甘、平，子、叶皆同，似以枸杞为根；寇氏《衍义》又以枸杞为梗皮，皆是臆说。(按)陶弘景言枸杞根，实为服食家用。西河女子服枸杞法，根、茎、叶、花、实俱采用。则《本经》所列气味主治，盖通根、苗、花、实而言，初无分别也。后世以枸杞子为滋补药，地骨皮为退热药，始歧而二之。"

李时珍认为："但根、苗、子之气味稍殊，而主治亦未必无别。"倡导分开入药，但同时又推崇前人用药经验："枸杞，地骨甘寒平补，使精气充而邪火自退之妙，惜哉。"若单独使用其果实，必须写明"枸杞子"。

《神农本草经》所载枸杞，应是全株入药，非单独所言枸杞子，所用品种为"中国枸杞" *Lycium chinense* Mill. 不是现今宁夏枸杞 *Lycium barbarum* L。

医籍论选

枸杞，味苦寒，无毒。主五内邪气、热中、消渴、周痹风湿。久服坚筋骨，轻身不老，耐寒暑。《本经》气味主治概根苗花实而言，补未分别，后人以实为枸杞子，根名地骨皮，主治稍不同矣。

枸杞根苗苦寒，花实紫赤，至严冬霜雪之中，其实红润可爱，是禀少阴水阴之气，兼少阴君火之化者也。主治五内邪气、热中、消渴。谓五脏正气不足，邪气内生，而为热中、消渴之病。枸杞得少阴水阴之气，故可治也。

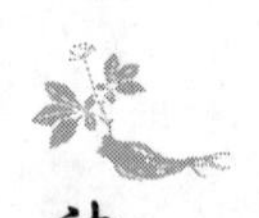

主治周痹风湿者，兼得少阴君火之化也。岐伯曰：周痹者，在于血脉之中，随脉以上，随脉以下，不能左右，各当其所。枸杞能助君火之神，出于血脉之中，故去周痹而除风湿。久服坚筋骨，轻身不老，耐寒暑。亦得少阴水火之气，而精神充足，阴阳交会也。

枸杞苗，气味苦寒。主除烦，益志，补五劳七伤，壮心气，去皮肤、骨节间风，消热毒，散疮肿。

地骨皮，气味苦寒。主去骨热、消渴。

枸杞子，气味甘寒。主坚筋骨，耐老，除风，去虚劳，补精气。

——清·张志聪《本草崇原》

枸杞子气寒，禀天冬寒之水气，入足少阴肾经；味苦无毒，得地南方之火味，入手少阴心经。气味俱降，阴也。（祝按：叶天士将枸杞与枸杞子之性味、功效混淆之。）

五内者，五脏之内也；邪气者，邪热之气也。盖五内为藏阴之地，阴虚所以有邪热也，其主之者，苦寒清热也。（祝按：应为枸杞苗和枸杞根之药理也。）

心为君火，肾为寒水，水不制火，火灼津液，则病热中消渴，其主之者，味苦可以清热，气寒可以益水也，水益火清，消渴自止。（祝按：应为枸杞全株疗效矣。）

其主周痹风湿者，痹为闭症，血枯不运，而风湿乘之也，治风先治血，血行风自灭也，枸杞子苦寒益血，所以治痹。（祝按：误矣，枸杞子甘寒。）

久服苦益心，寒益肾，心肾交，则水火宁而筋骨坚，耐寒暑者，气寒益肾，肾水足，可以耐暑；味苦益心，心火宁，可以耐寒也。（祝按：此为《本经》所述枸杞之功也，非枸杞子之能也。）

——清·叶天士《本草经解》

五内，即五脏。五内为藏阴之地，热气伤阴，即为邪气，邪气伏于中，则为热中。热中则津液不足，内不能滋润脏腑而为消渴，外不能灌溉经络而为周痹，热盛则成风，热郁则生湿，种种相因，唯枸杞之苦寒清热，可以统主之。（祝按：文末应为枸杞之功效，非枸杞子功效范畴）

“久服坚筋骨，轻身不老，耐寒暑”三句，则又申言其心肾交补之功。以肾字从坚，补之所以坚之也，坚则身健而轻，自忘老态。况肾水足可以耐暑，心火宁可以耐寒，洵为服食之上剂。

然苦寒二字，《本经》概根苗花子而言。若单论子，严冬霜雪之中，红润可爱，是禀少阴水精之气，兼少阴君火之化，为补养心肾之良药，但性缓，不可以治大病、急病耳。

——清·陈修园《神农本草经读》

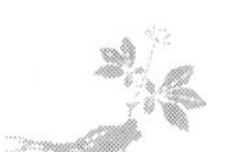

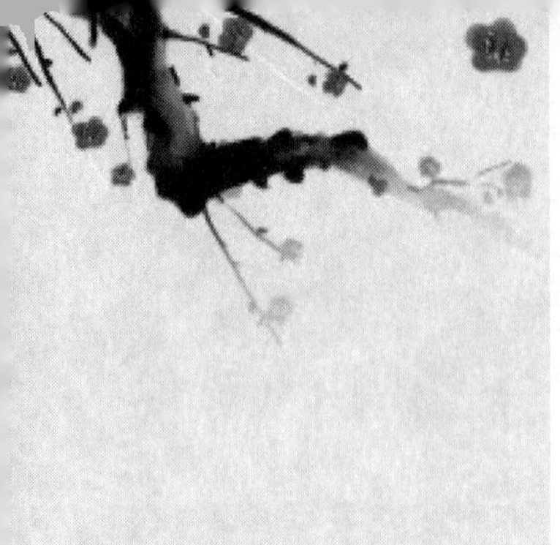

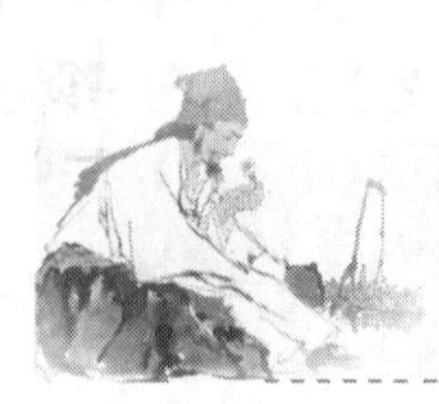

决明子 Juemingzi

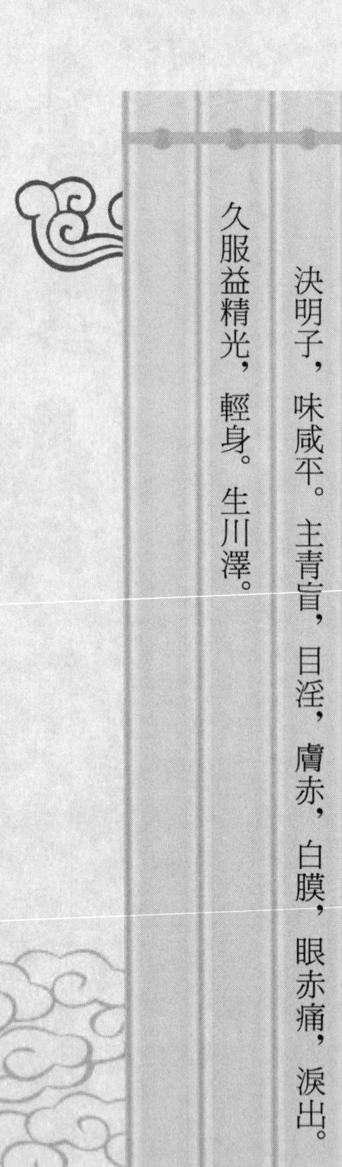

【处方用名】决明子——豆科 Leguminosae.

【经文】决明子，味咸平。主青盲，目淫，肤赤，白膜，眼赤痛，泪出。久服益精光，轻身。生川泽。

本经要义

味咸平：与现代教科书和《药典》记载不符，《临床中药学》："决明子，苦、甘、微寒。归肝、大肠经"。《药典》2015 年版："决明子，甘，苦，微咸。归肝、大肠经。"经文言性平，味咸。性平为正性。但无论从其功效上，还是用口尝，均无咸味之依据，有待进一步研究。

青盲：青者黑也，盲者，不明，瞎也。指眼睛正常，目中无他病，瞳子黑白分明，而视物不见。《诸病源候论》卷二十八·目病诸候·目青盲候："青盲者，谓眼本无异，瞳子黑白分明，直不见物耳。但五脏六腑之精气，皆上注于目，若脏虚，有风邪痰饮乘之，有热则赤痛，无热但内生障，是腑脏血气不荣于睛，故外状不异，只不见物而已，是之谓青盲。"又，睛盲有翳候："白黑二睛，无有损伤，瞳子分明，但不见物，名为青盲"。

目淫："目"，《说文》："目，人眼也"，人体五窍之一。"淫"，浸淫。《说文·水部》："淫，浸淫随理也。"溢满，浸润，属眼睛急性炎症性病变。

肤赤："肤"，皮肤，此处特指眼睑皮肤。"赤"，

红色，指眼睑皮肤发红。“肤赤”：指眼睛周围皮肤发红。属眼睑皮肤急性炎症性病变，如结膜炎、睑腺炎、睑板腺囊肿等感染性疾病。

白膜：“膜”，即翳膜。眼睛被白膜遮挡。白膜有两解：①指球结膜炎，如翳状胬肉，或病毒性角膜薄翳，角膜白斑。②相当于晶状体混浊，即白内障之类疾病，有谓“血丝色淡而稀疏者称白膜”。

眼赤痛，泪出：即眼睛红肿，疼痛，畏光，流泪。

益精气：“益”，有益，增益。精光，光明。“益精气”，使眼睛明亮。

轻身：决明子，药性平和。从古至今，在食疗方面应用广泛，可泡茶饮，可做药枕，对于虚实目病、高血压、高脂血症、便秘等均有一定的保健作用，使人强健。故云：“久服精光，轻身。”

药物解读

《中华人民共和国药典》2015 年版收载：决明子，为豆科植物决明 *Cassia obtuse folia* L. 小决明 *Cassia tora* L. 的干燥成熟种子。

【性味归经】性微寒，味甘、苦、咸。归肝、大肠经。

【功能主治】清热明目，润肠通便。用于目赤涩痛，羞明多泪，头痛眩晕，目暗不明，大便秘结等。

【鉴别要点】决明子略呈棱方形或短圆柱形，两端平行倾斜，长 3～7mm，宽 2～4mm。表面绿棕色或暗棕色，平滑有光泽。一端较平坦，另端斜尖，背腹面各有 1 条突起的棱线，棱线两侧各有 1 条斜向对称而色较浅的线形凹纹。质坚硬，不易破碎。种皮薄，子叶 2，黄色，呈“S”形折曲并重叠。气微，味微苦。

【临证鉴别用药】

1. *决明子、夏枯草*　决明子、夏枯草均能清肝明目，然决明子既治肝热上炎所致之目赤肿痛，又能治风热所致之目赤肿痛，尤为伴有便秘时用之最良；夏枯草仅用于肝火上炎之目赤肿痛，并在伴有头痛眩晕时用之最宜。

2. *石决明、草决明*　石决明与草决明，一字之差。石决明为鲍科动物九孔鲍、皱纹盘鲍等多种鲍的贝壳。石决明，性寒，味咸，具有清热明目之功效，但以重镇潜阳、平肝息风为其所长。草决明功似石决明，但力逊；然风热目疾者多用之，并且有润肠通便之能，故高血压兼有便秘者用之最宜。

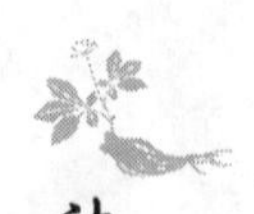

【拓展阅读——决明子养生保健功效】

决明子单味炒后打碎，泡开水当茶频饮，酷似咖啡味，故又称之为“中国咖啡豆”，对长期便秘者尤为适宜，能清热明目，降脂降压，并能抑制血清胆固醇和主动脉粥样硬化斑块的形成，既能润肠通便，又能消食健胃。

医籍论选

目者，肝之窍，决明气味咸平，叶司开合，子色紫黑而光亮，禀太阳寒水之气，而生厥阴之肝木，故主治青盲、目淫、肤赤。青盲则生白膜，肤赤乃眼肤之赤，目淫则多泪，故又曰：白膜眼赤泪出也。久服则水精充溢，故益精光，轻身。

——清·张志聪《本草崇原》

决明子味咸平。主青盲，目淫肤赤白膜，眼赤痛，泪出。凡目病内外等证，无所不治。久服，益精光，不但能治目邪，而且能补目之精也，皆咸降清火功。轻身。火清则体健也。决明生于秋，得金气之正。其色极黄，得金之色，其功专于明目。

——清·徐大椿《神农本草经百种录》

决明子，明目，乃滋益肝肾，以镇潜补阴之义，是培本之正治，非如温辛散风，寒凉降泻之止为标病立法者可比，最为有利无弊。

——清·张德裕《本草正义》

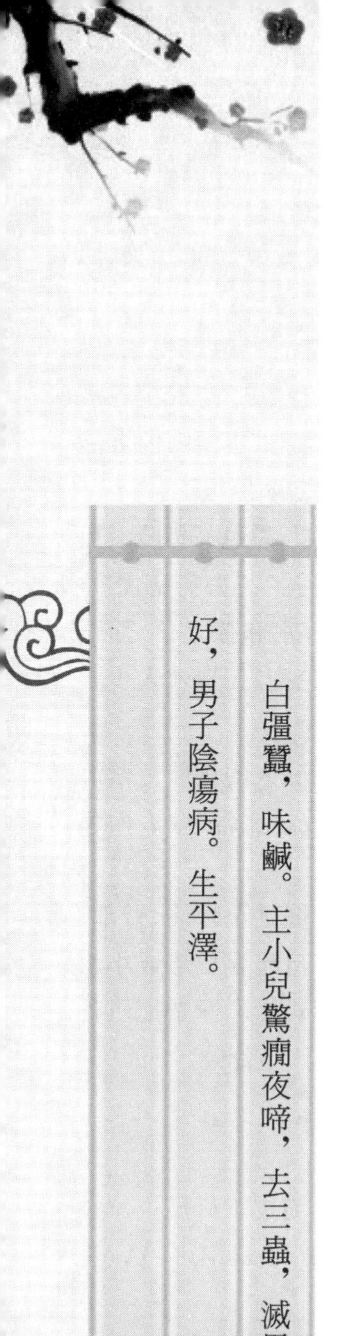

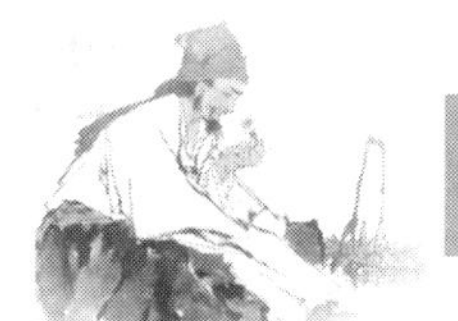

僵蚕 Jiangcan

【处方用名】僵蚕——蚕蛾科 Bombycidae.

【经文】白殭蚕，味咸。主小儿惊痫夜啼，去三虫，灭黑䵟，令人面色好，男子阴疡病。生平泽。

本经要义

殭：殭、殭、僵互通。现通用名写作僵。

惊痫：①指急惊风发作。必为儿童常见病证之一。②指小儿痫证的类型之一。

惊，即惊厥。在儿科疾病中，凡因风而出现惊厥抽搐症状，统称为惊风。急惊风，以发病迅速、高热、眼红、昏迷抽搐、角弓反张、两目上视、牙关紧闭、口吐白沫、痰声辘辘等为主。其病因为外感六淫，或暴受惊恐，或痰积食滞所致。由外感六淫引起，初期伴有发热等；由惊恐诱发的，多不发热或发热不高，睡中惊惕啼哭；由痰积食滞所致的，有腹胀痛，便秘或大便腥臭，呕吐嗳酸等。凡急性热病有上述症状的均属急惊风，包括现代中枢神经的急性感染，如流行性脑膜炎及脑炎等。《小儿卫生总微论方》："小儿惊痫者，轻者但身热面赤，睡眠不安，惊惕上窜，不发搐者，此名惊也；重者上视身强，手足拳发搐者，此名痫也。"《千金要方》："起于惊怖大啼，乃发作者，此惊痫也。"

夜啼：小儿夜啼哭不止的病证名。小儿夜啼，俗称"夜哭郎"。小儿日间安静，入夜多啼，甚至通

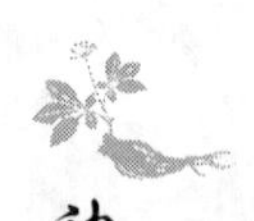

宵难以入睡，天明始渐转静，为小儿神气未充，脾寒心热，心火上乘所致。常仰身而啼，烦躁。治宜清心安神。常用方剂，甘麦大枣汤合蝉花散（僵蚕、蝉蜕、甘草、延胡索等）、竹叶灯心草汤。

去三虫：指体内寄生虫。该条经文言“去三虫”，并非指肠道寄生虫，可扩大为人之体表感染所致之瘙痒性疾病，如荨麻疹、风疹、湿疹、带状疱疹等。正如徐大椿言：“去三虫，风气所生之虫。”即治皮肤三虫也。因僵蚕能治疗以上疾病。到目前为止，还未见能杀灭体内寄生虫之病例报道。

灭黑皯：“皯”（gan），通“奸”，黑色。《玉篇·黑部》：“皯，黑色。”指脸上黑斑。《广韵·旱韵》：“奸，面黑。皯，同奸。”《千金要方》谷米：“去黑痣面皯，润泽皮毛。”《太平圣惠方》：“治面上黑黯，白僵蚕为末，水和搽之。”“黯”，《说文解字》：“黯，深黑色，从黑，音声。”也泛指黑色。《论衡》无形：“人少则肤白，老则肤黑，黑久则黯，若有垢矣。”

令人面色好：医药文献记载，僵蚕内服或外用，能消除人的皮肤色素沉着，尤其是面部皮肤。徐大椿言：“能去皮肤之风斑。”故经文言“令人面色好”。

男子阴疡病：“阴疡”即“阴癣”。好发于腹部内侧，蔓延至外阴、臀部、肛门周围，又俗称股癣，由于风热湿邪侵于肌肤所致。初起为丘疹或小水疱，渐向周围扩散而成红斑，边缘清楚，上有薄屑，瘙痒难受。僵蚕配伍苦参、白鲜皮、紫荆皮、地肤子等内服，或煎水洗患处，具有一定疗效。

药物解读

《中华人民共和国药典》2015年版一部收载：僵蚕，为蚕蛾科昆虫家蚕 *Bombyx mori* Linnaeus. 幼虫感染白僵菌 *Beauveria bassiana*（Bals.）Vuillant 而致死的幼虫干燥体。

【性味归经】味辛、咸，性平。归肝、肺、胃经。

【功能主治】息风止痉，祛风止痛，化痰散结。用于肝风夹湿，惊痫抽搐，小儿急惊，破伤风，中风口㖞，风热头痛，目赤咽痛，风疹瘙痒，发颐痄腮等。

【鉴别要点】本品略呈圆柱形，多弯曲皱缩。长2～5cm，直径0.5～0.7cm。表面灰黄色，被有白色粉霜状的气生菌丝和分生孢子。头部较圆，足8对，体节明显，尾部略呈二分歧状。质硬而脆，易折断，断面平坦，外层

白色，中间有亮棕色(俗称“胶口镜面”)或亮黑色的丝腺环 4 个，光亮如镜。气微腥。味微咸。

【拓展阅读——中药经验鉴别专用术语】

胶口镜面　特指僵蚕药材质硬而脆，容易折断，断面平坦，外层白色，显粉性，中间棕黑色，光亮如镜。

丝腺　特指僵蚕的横断面，多数为 4 个亮棕色或亮黑色的丝腺环。

医籍论选

僵蚕色白体坚，气味咸辛，禀金水之精也。东方肝木，其病发惊骇，金能平木，故主治小儿惊痫。金属乾而主天，天运环转，则昼开夜合，故止小儿夜啼。金主肃杀，故去三虫。水气上滋，则面色润泽，故主灭黑鼾而令人面色好。金能制风，咸能杀痒，故治男子阴痒之病。阴，前阴也。

蝉蜕、僵蚕，皆禀金水之精，故《本经》主治大体相同。但蝉饮而不食，溺而不粪。蚕食而不饮，粪而不溺，何以相同。《经》云：饮入于胃，上归于肺。谷入于胃，乃传之肺。是饮是食虽殊，皆由肺气之通调；则溺粪虽异，皆禀肺气以传化矣。

又，凡色白而禀金气之品，皆不宜火炒。僵蚕具坚金之体，故能祛风攻毒。若以火炒，则金体消败，何能奏功。后人不体物理，不察物性，而妄加炮制者，不独一僵蚕已也。如桑皮炒黄，麻黄炒黑，杏仁、蒺藜皆用火炒。诸如此类，不能尽述，皆由不知药性之原，狃[①]于习俗之所致耳。

——清·张志聪《本草崇原》

僵蚕气平为秋气，味辛为金味，味咸为水味，禀金水之精也。治惊痫者，金能平木也。治夜啼者，金属乾而主天，天运旋转，昼开夜阖也。杀三虫者，虫为风木所化，金主肃杀也，灭黑鼾，令人面色好者，俾水气上滋也。治男子阴痒者，金能制风，咸能除痒也。

——清·陈修园《神农本草经读》

白僵蚕，味咸。主小儿惊痫夜啼，风痰之病。去三虫，风气所生之虫。灭黑鼾，令人面色好，能去皮肤之风斑，令润泽。男子阴疡病。下体风湿。

蚕，食桑之虫也。桑能治风养血，故其性亦相近。僵蚕感风而僵，凡风

① 狃：niu，拘泥。

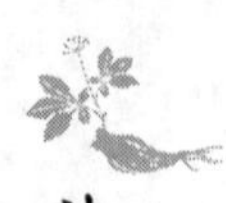

气之疾，皆能治之，盖借其气以相感也。僵蚕因风以僵，而反能治风者，何也？盖邪之中人也，有气而无形，穿经透络，愈久愈深，以气类相反之药投之，则拒而不入，必得与之同类者，和入诸药，使为乡道，则药力至于病所，而邪与药相从，药性渐发，邪或从毛空出，或从二便出，不能复留矣，此即从治之法也。风寒暑湿，莫不皆然，此神而明之之道，不专恃正治奏功也。

——清·徐大椿《神农本草经百种录》

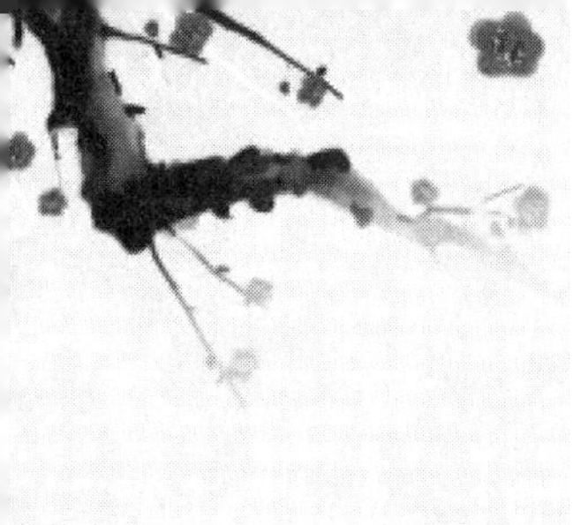

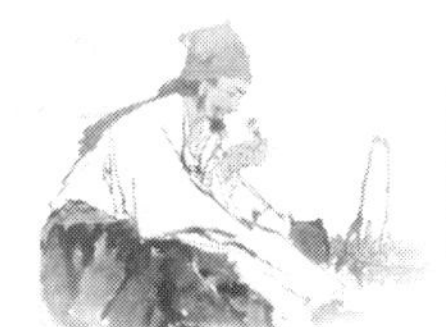

桔梗 Jiegeng

桔梗，味辛，微溫。主胸脅痛如刀刺。腹滿，腸鳴幽幽，驚恐悸氣，生川穀。

【处方用名】桔梗——桔梗科 Campanulaceae.

【经文】桔梗，味辛，微温。主胸胁痛如刀刺。腹满，肠鸣幽幽，惊恐悸气，生川谷。

《本经》言其味辛，微温，与现今认识有别。现行教科书修订为性平，味苦辛，归清热化痰类药。

本经要义

胸胁痛如刀刺：即胸胁疼痛状如刺痛。

关于桔梗活血之功效解读

中医学认为"痛如刀刺"，与瘀阻有关。"刺痛"之机制不仅仅是瘀血所致，其他如痰饮、湿热、寒湿等阻滞所致之疾亦可能引起"刺痛"。现代教科书认为桔梗无活血之力，不能用于瘀血所致疼痛证。

清·王清任《医林改错》卷上方之"血府逐瘀汤"：当归、牛膝、红花、生地黄各三钱，桃仁四钱，桔梗、川芎各一钱半，枳壳、赤芍各二钱，柴胡、甘草各一钱。本方为活血祛瘀、行气止痛常用方剂。本方由桃红四物汤与四逆散加桔梗、牛膝而成。**桔梗在该方中应解为行气活血止痛，使气滞血瘀得通畅而止痛。**而《方剂学》方解为桔梗开肺气，载药上行。

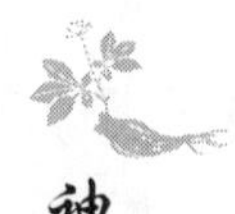

腹满、肠鸣幽幽：即指腹胀、腹痛、肠鸣，指肠道疾患。如急慢性胃肠炎，多与脾虚、湿阻有关。

《太平惠民和剂局方》卷三之“参苓白术散”：莲子肉、薏苡仁、砂仁、炒桔梗各一斤，白扁豆(姜汁浸，微炒)一斤半，茯苓、人参、甘草、白术、山药各二斤，共为细末，枣汤调下。本方能补气健脾，渗湿和胃。用以治疗脾、胃气虚而夹湿之证。**桔梗在方中应解读为行气益肺、中和脾胃解**。

惊恐悸气：可理解为心悸、易惊。

关于桔梗镇惊安神之功效解读

惊恐悸气属中医学“心神不安”范畴，类似现代医学之心脏神经官能症、神经衰弱等。教科书并未讲述桔梗具有镇惊安神之功，但中医学很多名方用之，如《摄生秘剖》卷一之“天王补心丹”，《太平惠民和剂局方》卷五之“妙香散”等，**方中使用桔梗，均应解读为镇静安神作用**。现行教科书均将桔梗效用解为“载药上行”。

药物解读

《中华人民共和国药典》2015年版一部收载：桔梗，为桔梗科植物桔梗 *Platycodon grandiflorum*(Jacq.)A. DC. 的干燥根。

【性味归经】性平，味苦、辛。归肺经。

【功能主治】宣肺，利咽，祛痰，排脓。用于咳嗽痰多，胸闷不畅，咽痛音哑，肺痈吐脓等。

【鉴别要点】

药材鉴别　桔梗药材呈圆柱形，下部渐细，略扭曲，有的有分枝，长5～20cm，直径0.5～2cm。表面白色或淡黄白色，带皮桔梗表面黄棕色；具纵扭皱沟，并有横长的皮孔样斑痕及支根痕。上部有横纹。有的顶端有较短的根茎(习称“芦头”)，其上有数个半月形茎痕(习称“芦碗”)。质脆，断面不平坦，形成层环棕色，皮部类白色(习称“玉栏”)，木部淡黄白色(习称“金井”)，气微，味微甜后苦。

饮片鉴别　本品呈类圆形或不规则厚片。外皮多已除去，或偶有残留。切面皮部类白色(玉栏)，较窄，形成层环纹明显，棕色。木部(金井)宽，有较多裂隙。气微，味甜而后苦。

【拓展阅读——中药经验鉴别专用术语】

芦头　指根类药材顶端带有盘节状的短根茎。

芦碗　指根类药材芦头上的数个圆形或半圆形凹窝状已枯茎痕，形如小碗。如竹根七、人参、九眼独活等的鉴定。

金井玉栏　指根类药材的断面，中心木部呈淡黄色（金井），皮部为黄白色（玉栏），恰似金玉相映，又称之为“金心玉栏”。

【拓展阅读——《伤寒杂病论》中载有桔梗的处方】

桔梗汤（《伤寒论》卷六）　桔梗一两，甘草二两，水煎服，治疗少阴病，咽喉肿痛。

排脓汤（《金匮要略》卷中）　甘草二两，桔梗三两，生姜一两，大枣十枚。水煎温服，治疗内痈，脓从呕出。

通脉四逆汤（《伤寒论》卷六）　桔梗、甘草各二两，附子大者一枚，干姜三两，桔梗一两。治疗少阴病，阴盛格阳，下利清谷，手足厥阴，脉微欲绝，身反不恶寒，其人面色赤，或腹痛、干呕、咽喉痛等。

排脓散（《金匮要略》卷中）　枳实十六枚，芍药六分，桔梗二分，鸡子黄一枚。治疗内痈，脓从便出。

【临床医师、临床药师注意事项】

桔梗之真伪——辨别味之苦甜　桔梗，传统处方用名应为“苦桔梗”，性平味苦。其**“味苦”是重要鉴别要点，味甜者为伪品桔梗**。

苦桔梗与甜桔梗长久以来混用。造成中医临床疗效之不确切。古人早有告诫，如清·张志聪《本草崇原》云：“其根外白中黄有心（金井玉栏），味辛而苦；若无心（无金井玉栏）甜者（甜桔梗），荠苨也。”

古代本草文献，已明确将苦桔梗与甜桔梗分别记载和入药，而后人未加重视。如梁·陶弘景《名医别录》所载桔梗仍为甜桔梗：“桔梗，味苦，有毒。主利五脏肠胃，补血气，除寒热风痹，温中，消谷，治喉咽痛，下蛊毒。一名荠苨。”荠苨[①]即甜桔梗的别称，非《本经》所载桔梗。

---

① 荠苨，即甜桔梗，为桔梗科 Campanulaceae 沙参属 Adenophora 植物荠苨 *Adenophora trachelioides* Maxim. 的根。学名杏叶沙参。味甘，性微寒。有清热化痰，解毒之功能。

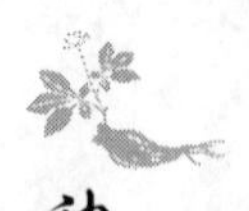

医籍论选

桔梗治少阳之胁满，上焦之胸痹，中焦之肠鸣，下焦之腹满。又，惊则气上，恐则气下，悸则动中，是桔梗为气分之药，上中下皆可治也。张元素不参经义，谓桔梗乃舟楫之药，载诸药而不沉。今人熟念在口，终身不忘。夫以元素杜撰之言为是，则《本经》几可废矣。医门豪杰之士，阐明神农之《本经》，轩岐之《灵》《素》，仲祖之《论》《略》，则千百方书，皆为糟粕。设未能也，必为方书所囿，而蒙蔽一生矣，可畏哉。

——清·张志聪《本草崇原》

桔梗，味苦、辛。入手太阴肺经。散结滞而消肿硬，化凝郁而排脓血，疗咽痛如神，治肺痈至妙，善下冲逆，最开壅塞。

——清·黄元御《长沙药解》

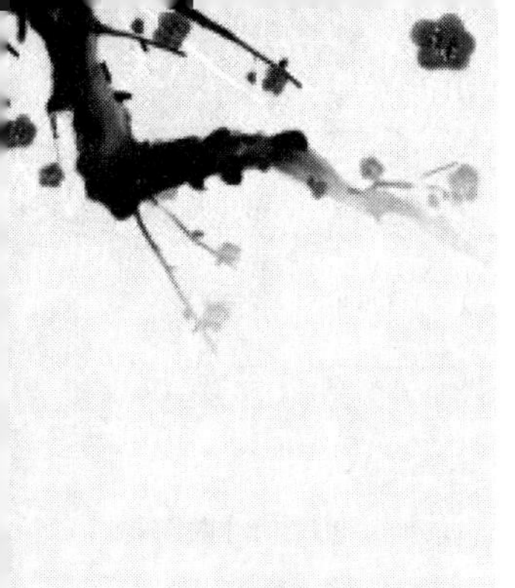

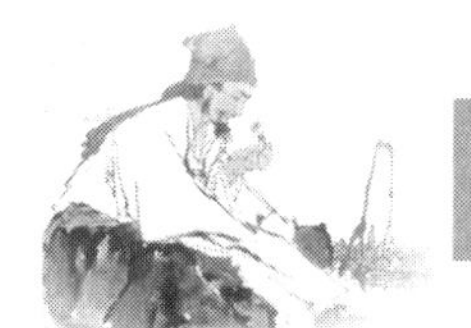

菊花 Juhua

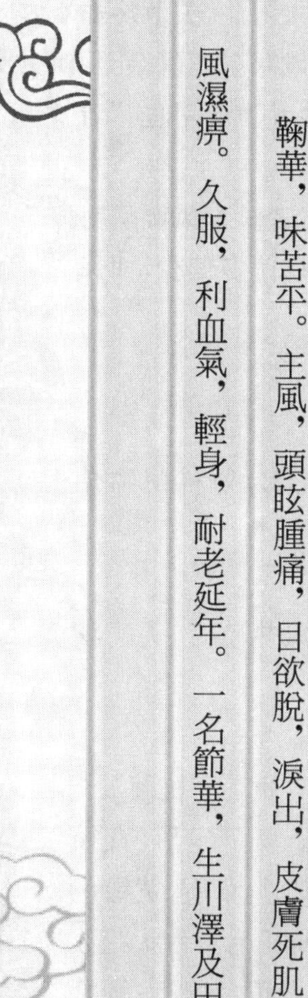

【处方用名】菊花——菊科 Compositae.

【经文】鞠华，味苦平。主风，头眩肿痛，目欲脱，泪出，皮肤死肌，恶风湿痹。久服，利血气，轻身，耐老延年。一名节华，生川泽及田野。

本经要义

鞠：鞠，通菊，菊花。《说文解字》："鞠，踏鞠也。从革，匊声。"《礼记》月令："鞠有黄华。"陆德明《释文》："鞠，本又作菊。"

华：花之通假字。

主风，头眩肿痛：曹元宇辑本断为："主风头眩，肿痛。"指菊花可治疗因风邪为患所致头眩、肿痛。

风头：治头面症状为主的风症，其义有二：一，指头痛经久不愈，时作时止；二，头部感受风邪之总称，包括头痛、眩晕、口眼㖞斜、头痒多屑等多种症候群。古代文献中有"首风""头面风""头风"之称。

风头眩：因风邪所致头眩之称谓。《诸病源候论》卷二·风头眩候："风头眩者，由血气虚，风邪入脑，而引目系故也。五脏六腑之精气，皆上注于目，血气与脉并于上系，上属于脑，后出于项中。逢身之虚，则为风邪所伤，入脑则脑转而目系急，目系急故成眩也。"

目欲脱：症状。《诸病源候论》卷二·风头眩

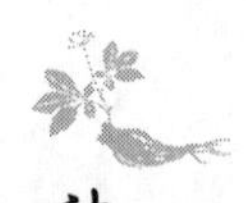

候："风头眩者，由血气虚，风邪入脑，而引目系故也……入脑则脑转而目系急，目系急，故成眩也。"《诸病源候论》卷二十八·目病诸候·目珠子脱出候："肝气蕴积生热，热冲于目，使目睛疼痛，热气冲击其珠子，故令脱出。"

死肌：指痹痛所引起的肌肉感觉及运动功能的严重障碍，如肌肉麻木不用等症。古人认为这部分肌肉已失去生命，故曰"死肌"。陈修园在其《神农本草经读》白术条云："死肌者，湿侵肌肉也。"

恶风：指风中凶恶者，有致病作用。

湿痹：痹痛之一种，属湿气偏盛之痹症。临床表现为疼痛固定，兼有肢体沉重和肌肤麻木。《金匮要略》痉湿暍病脉证并治曰："太阳病，关节疼痛而烦，脉沉而细者，此名湿痹。"《素问》卷十二·痹论篇："风寒湿三气杂至，合而为痹。其风气胜者为行痹，寒气胜者为痛痹，湿气胜者为着痹也。"着痹，即湿痹也。

风湿痹：即风、湿邪所致之痹症。《诸病源候论》风病诸候·风湿痹身体手足不随候："风寒湿三气合而为痹。其三气时来，亦有偏多偏少，而风湿之气偏多者，名风湿痹也。"

药物解读

《中华人民共和国药典》2015 年版一部收载：菊花，为菊科植物菊 *Chrysanthemum morifolium* Ramat. 的干燥头状花序。

【性味归经】性微寒，味甘、苦。归肺、肝经。

【功能主治】散风清热，平肝明目，清热解毒。用于风热感冒，头痛眩晕，目赤肿痛，眼目昏花，疮痈肿毒等。

【鉴别要点】

药用菊花，因产地和干燥方法不同分为"亳菊""滁菊""贡菊""杭菊"。

亳菊　为生晒品。呈倒圆锥形或圆筒形，有时稍压扁呈扇形，直径1.5～3cm，离散。总苞碟状；总苞片 3～4 层，卵形或椭圆形，草质，黄绿色或褐绿色，外面被柔毛，边缘膜质。花托半球形，无托片或托毛。舌状花数层，雌性，位于外围，类白色，茎直，上举，纵向折缩，散生金黄色腺点；管状花多数，两性，位于中央，为舌状花所隐藏，黄色，顶端 5 齿裂。瘦果不发育，无冠毛。体轻，质柔润，干时松脆。气清香，味甘、微苦。

滁菊　为生晒品。呈不规则球形或扁球形，直径 1.5～2.5cm。总苞

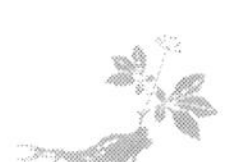

片外层呈条状三角形，中层长三角形。舌状花类白色，不规则扭曲，内卷，边缘皱缩，有时可见淡褐色腺点，舌状花长度由外至内逐渐变短；管状花多隐藏于头状花序中，花冠先端5～6裂，雄蕊5枚。清香浓郁，味甘、苦。

贡菊　多为烘焙品。呈扁球形或不规则球形，直径1.5～2.5cm，舌状花白色至类白色，斜生，上部反折，边缘内卷而皱缩，通常无腺点；管状花两性，外露，金黄色。气芳香，无甘、苦。

杭菊　因蒸后而呈蝶形至压扁状，直径2.5～4cm，常数个相连成片；舌状花类白色或黄色，平展或微折叠，彼此粘连，通常无腺点；管状花多数，外露，呈灰白色至黄白色者杭白菊，呈黄色至淡棕色者为杭黄菊。气微，味甘。微苦。

【拓展阅读——亳菊、滁菊、贡菊、杭菊主要鉴别要点】

菊花为常用中药，为菊科菊属 Chrysanthemum. 植物菊的头状花序。目前市场上主要有亳菊，又称之为白菊，包括安徽亳县的亳菊、河南的怀菊、四川的川菊、河北的祁菊。亳菊在药用菊花中品质最佳，销全国各地。滁菊，主产于安徽滁县，主销江苏、浙江等省区。贡菊，主产于安徽歙县，主销华南、福建等地。杭菊，又称为“白茶菊”，主产于浙江嘉兴、桐乡，销全国并出口。以上品种均为菊的栽培品种。

表4　亳菊、滁菊、贡菊、杭菊鉴别要点

品名	亳菊	滁菊	贡菊	杭菊
形状	倒圆锥形或圆筒形，有时稍扁，扁呈扇形	不规则球形或扁球形	不规则球形或扁球形	蝶形或扁球形，常数个相连成片
直径	1.5～3.5cm	1.5～2.5cm	1.5～2.5cm	2.5～4cm
舌状花	类白色，茎直上举纵向折缩，散生金黄色腺点	类白色，不规则扭曲，内卷，边缘皱缩，有时可见黄褐色腺点	白色或类白色，斜生，边缘稍内卷而皱缩，通常无腺点	类白色至黄色，平展或微折叠，彼此粘连，通常无腺点
管状花	多数，为舌状花所隐藏	大多被舌状花所隐藏	少数外露	多数外露

菊花在古代雅称“延寿客”。民间称之为“药中圣贤”，因其具有桃李之

妖艳，松柏之坚心，又被人们誉为“花中君子”（青松、翠竹、红梅、菊花为花中四君子）；同时，又是“花中四雅”（兰花、水仙、菖蒲、菊花）。自陶渊明之赞美诗句“采菊东篱下，悠然见南山”之后，又被人们视为“花中隐士”。

【临床医师、临床药师注意事项】

药用菊花中又有野菊花，与菊花同科同属。其苦寒之性胜过所有菊花，清热解毒之功独擅，为治疗疔疮痈肿之要药。但**在古代所用菊花，尤其是野菊花，为全草入药，现今只用其花序，实为可惜**。

医籍论选

菊花处处有之，以南阳菊潭者为佳，菊之种类不一，培植而花球大者，只供玩赏。生于山野田泽，开花不起楼子，色只黄白二种，名茶菊者，方可入药，以味甘者为胜。古云：甘菊延龄，苦菊泄人，不可不辨。《本经》气味主治，概茎叶花实而言，今时只用花矣。

主治诸风头眩肿痛，禀金气而制风也。目欲脱泪出，言风火上淫于目，痛极欲脱而泪出。菊禀秋金清肃之气，能治风木之火热也。皮肤死肌，恶风湿痹，言感恶风湿邪而成风湿之痹证，则为皮肤死肌。菊禀金气，而治皮肤之风，兼得阳明土气，而治肌肉之湿也。周身血气，生于阳明胃府，故久服利血气轻身，血气利而轻身，则耐老延年。

——清·张志聪《本草崇原》

引徐灵胎语：“凡芳香之物，皆能治头目肌表之疾。但香则无不辛燥者，惟菊得天地秋金清肃之气，而不甚燥烈，故于头目风火之疾，尤宜焉。”

——清·陈修园《神农本草经读》

菊花，味苦平。主风，头眩肿痛，目欲脱，泪出，芳香上达，又得秋金之气，故能平肝风而益金水。皮肤死肌，清肺疏风。恶风湿痹。驱风散湿。久服，利血气，轻身、耐老延年。菊花晚开晚落，花中之最寿者也，故其益人如此。

——清·徐大椿《神农本草经百种录》

甘菊气平，禀天秋平之金气，入手太阴肺经。味苦无毒，得地南方之火味，入手少阴心经。气味俱降，阴也。味苦清火，火抑金胜，发花于秋，其禀秋金之气独全，故为制风木之上药也。诸风皆属于肝，肝脉连目系，上出额，与督脉会于巅，肝风炽则火炎上攻头脑而眩，火盛则肿而痛，其主之者，

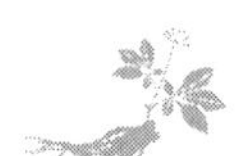

味苦可以清火，气平可以制木也。肝开窍于目，风炽火炎，则目胀欲脱，其主之者，制肝清火也。手少阴之正脉，上走喉咙，出于面，合目内眦，心为火，火甚则心系急而泪出，其主之者，苦平可以降火也。

皮肤乃肺之合，肌肉乃脾之合，木火刑肺金脾土，则皮肤肌肉皆死。甘菊禀金气，具火味，故平木清火而主皮肤死肌也。其主恶风湿痹者，风湿成痹，风统于肝。甘菊气平，有平肝之功，味苦有燥湿之力也。

久服利血气者，肺主气，气平益肺，所以有利于气。心主血，味苦清心，所以有利于血。利于气，气充身自轻。利于血，血旺自耐老。气血皆利，其延年也必矣。

——清・叶天士《本草经解》

 野菊花 Yejuhua

【处方用名】野菊花——菊科 Compositae

【追本溯源】

野菊花之名始见于明・张景岳《本草正》："野菊花，一名苦薏。根叶茎花皆可同用。味苦辛。大能散火散气，消痈毒疔肿瘰疬，眼目热痛，亦破妇人瘀血。孙氏治痈毒方，用野菊连根叶捣烂酒煎，热服取汗，以渣敷之；或同苍耳捣汁，以热酒冲服。冬月用干者煎服，或为末，酒服亦可。"

野菊花临床应用则首载于梁・陶弘景《本草经集注》："菊有两种：一种茎紫气香而味甘，叶可作羹食者，为真；一种青茎而大，作蒿艾气，味苦不堪食者，名苦薏，非真。其华（花）正相似，唯以甘苦别之尔。"

药物解读

《中华人民共和国药典》2015 年版一部收载：野菊花，为菊科植物野菊 *Chrysanthemum indicum* L. 的干燥头状花序。

【性味归经】性微寒。味苦、辛。归肝、肺、心经。

【功能主治】清热解毒，疏风，泻火平肝。用于疔疮痈肿，目赤肿痛，头痛眩晕。

【鉴别要点】本品呈类球形，直径 0.3～1cm，棕黄色。总苞由 4～5 层苞片组成，外层苞片卵形或条形，外表面中部灰绿色或淡棕色，通常被有白毛，边缘膜质；内层苞片长椭圆形，膜质，外表面无毛。总苞基部有的残留

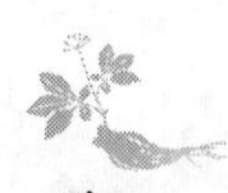

总花梗。舌状花一轮，黄色，皱缩卷曲；管状花多数，深黄色。体轻。气芳香，味苦。

【拓展阅读——野菊花入药部位】

古代所用野菊花，为全草入药，现今只用其花序，实为可惜。

医籍论选

苦薏(野菊)。味苦。破血，妇人腹内宿血，食之调中，止泄。花如菊，茎似马兰，生泽畔，似菊，菊甘而薏苦。

——唐·陈藏器《本草拾遗》

野山菊，南赣山中多有之。丛生，花叶抱茎如苦荬而岐，齿不尖，茎瘦无汁；梢端发杈，秋开花如寒菊。土医以根叶捣敷疮毒。

——清·吴其濬《植物名实图考》

苦薏处处原野极多，与菊无异，但叶薄小而多尖，花小而蕊多，如蜂窠状，气味苦辛惨烈。根、叶、茎、花，气味苦、辛，温。有小毒。主治调中止泄，破血，妇人腹内宿血宜之。

——明·李时珍《本草纲目》

野菊花，性寒味劣，无故而饮，有损胃气，非若甘菊花，有益血脉，和肠胃之妙也。

——明·倪朱谟《本草汇言》

野菊花为外科痈肿药也，其味辛而且苦，大能散火散气，故凡痈毒疔肿，瘰疬，眼目热痛，妇人瘀血等症，无不得此则治，以辛能散之，苦能散火者是也。

——清·黄宫绣《本草求真》

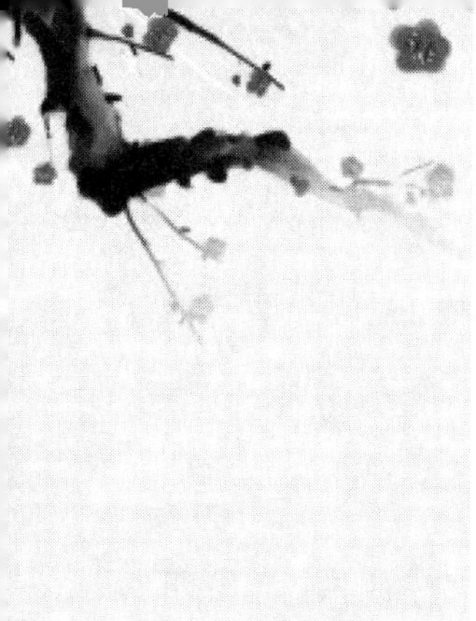

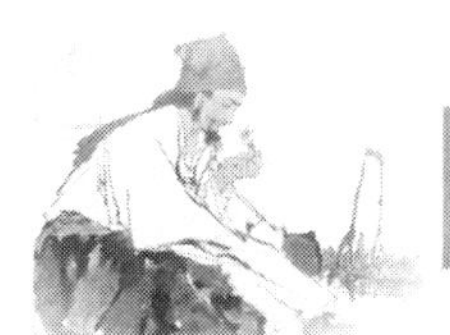

苦参 Kushen

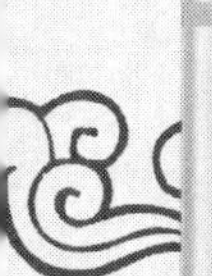

苦參，味苦寒。主治心腹結氣，癥瘕積聚，黃疸，溺有餘瀝，逐水，除癰腫。補中，明目止淚。一名水槐，一名苦識。生山谷及田野。

【处方用药】苦参——豆科 Leguminosae

【经文】苦参，味苦寒。主治心腹结气，癥瘕积聚，黄疸，溺有余沥，逐水，除痈肿。补中，明目止泪。一名水槐，一名苦识。生山谷及田野。

苦参，《本经》列为中品，性味大苦大寒，为中药三大苦寒药之一。现代药理学研究证实，所含有效成分苦参碱和氧化苦参碱是其主要苦味成分。本品清热燥湿之力甚强，临床上广泛用于多种湿热证，有多种中、西药制剂。无论内服、外用均有确切良效。

本经要义

心腹结气：指腹腔内有形结块。苦参善泻手少阴心经火，功与黄连相似。心与小肠之火被邪，则心腹结气，溺有余沥可治，小肠通利而水遂去焉。

癥瘕积聚：指体内有形结块，机体内各种结块多系湿热内阻所致，如湿热内阻，胆汁外溢之黄疸、胆结石、前列腺增生、子宫肌瘤等，均属于“癥瘕积聚”范畴。

黄疸：黄疸，又名黄瘅。身黄、目黄、小便黄是其三大主症。湿热或寒湿内阻中焦，迫使胆汁不循常道所致。黄疸，出《素问》卷五·平人气象论篇、玉机真脏论篇等。黄疸多属湿热，痈肿多属心火盛，苦参燥湿泻热，故并治之。

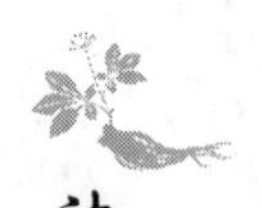

《伤寒论》卷五载有茵陈蒿汤：茵陈六两，栀子十四枚，大黄二两。治疗湿热黄疸，一身面目尽黄，大便秘，小便短赤等。

溺有余沥：热淋范畴，即泌尿系统感染等。

逐水：即苦参具有利尿作用，治疗肝腹水。

《金匮要略》卷下载当归贝母苦参丸：当归四两，贝母四两，苦参四两(男子加滑石半两)。共为细末，炼蜜为丸。治疗女子妊娠小便难、男子热淋等“溺有余沥”之症。

除痈肿：苦参清热燥湿，解毒。治疗热毒蕴结所致之痈肿疮毒，包括皮肤瘙痒性疾病，内服、外用均可“除痈肿”。

补中：应理解为湿热困脾，脾胃不适，苦参祛湿热。湿热除，则脾胃运化正常，故而“补中”。

清·黄宫绣在其《本草求真》中云：“苦参专入肾，兼入脾、胃。味苦至极。古书有云，虽在五参(人参、沙参、紫参、丹参、玄参)之外，云参亦属有补，然究止属除湿导热之品，于补其奚济乎？五参除人参可以言补，余不得以补名……号为极苦极寒，用此杀虫除风，逐水去疸，扫疥治癞，开窍通道，清痢解疲，清热除湿杀虫。或云有益。若谓于肾有补，纵书立有是说，亦不过从湿热祛之后而言。”

明目：因清肝热而明目。

药物解读

《中华人民共和国药典》2015年版一部收载：苦参为豆科植物苦参 *Sophora flavescens* Ait. 的干燥根。

【性味归经】 性寒，味苦。归心、肝、胃、大肠、膀胱经。

【功能主治】 清热燥湿，杀虫。用于热痢便血，黄疸尿闭，赤白带下，阴肿阴痒，湿疹，湿疮，皮肤瘙痒，疥癣麻风；外用治疗滴虫阴道炎。

【禁忌】 不宜与藜芦同用。

【鉴别要点】

药材鉴别　呈长圆柱形，下部常有分枝。直径1～6.5cm。表面灰棕色或棕黄色，具纵皱纹及横长皮孔样突起，外皮薄，易破裂反卷，易剥落，剥落处显黄色，光滑。质硬，不易折断，断面纤维性，多为产地切片；切片厚3～6mm；横切面黄白色，具放射状纹理及裂隙，有异型维管束呈同心性环

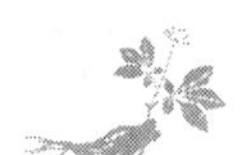

纹或不规则散在。气微,味极苦。

饮片鉴别　本品横切,呈类圆形或不规则厚片,外表皮灰棕色至棕黄色,有的饮片可见横长皮孔样突起,外皮薄,常破裂反卷或已脱落,脱落处显黄色至棕黄色,光滑。饮片切面黄白色,呈纤维性,具放射状纹理和裂隙,有的可见同心性环纹(异型维管束)。气微,味极苦。

【临床药师、临床医师注意事项】

★本品味极苦,如口尝味淡,多为“药渣饮片”,即经提取过的饮片,色淡,无味,注意鉴别。

★苦参清热燥湿止痢,功似黄连;除肝胆湿热,退黄功效近黄柏、龙胆,本品大苦大寒,脾胃虚寒患者忌用。

医籍论选

苦以味名,参以功名,有补益上中下之功,故名曰参。

——清·张志聪《本草崇原》

徐灵胎语:此以味为治也。苦入心、寒除火,故苦参专治心经之火,与黄连功用相近。但黄连似去心藏之火为多,苦参似去心府小肠之火为多,则以黄连之气味清,而苦参之气味浊也。“补中”二字,亦取其苦以燥脾之义也。

——清·陈修园《神农本草经读》

《金匮》苦参汤,苦参一斤,煎汤熏洗,治狐惑蚀于下部者。以肝主筋,前阴者,宗筋之聚,土湿木陷,郁而为热,化生虫蠹,蚀于前阴。

当归贝母苦参丸,用治妊娠小便难,以土湿木陷,郁而生热,不能泻水,热结膀胱,以致便难。苦参清湿热而通淋涩也。其诸主治,疗鼻齆[①],止牙痛,消痈肿,除疥癣,平瘰疬,调痔漏,治黄疸,红痢,齿衄,便血。

——清·黄元御《长沙药解》

① 齆:音 weng,因鼻孔堵塞而发音不清。

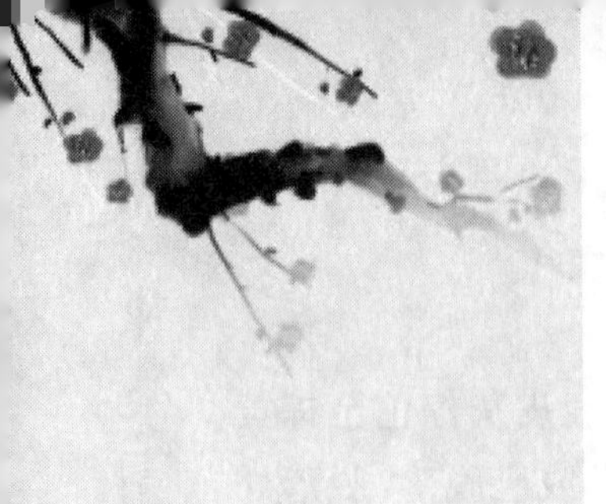

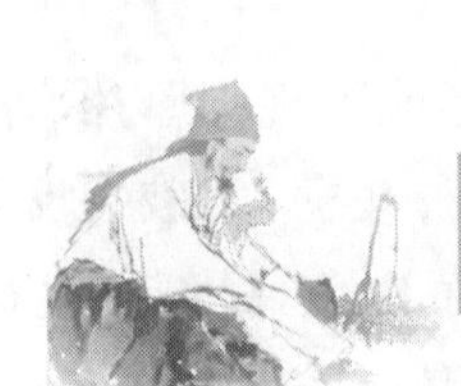

蘼芜 Miwu

蘼蕪，味辛溫。主咳逆，定驚氣，辟邪惡，除蠱毒鬼注，去三蟲，久服通神。一名薇蕪，生川澤。

【处方用名】蘼芜——伞形科 Umbelliferae.

【经文】蘼芜，味辛温。主咳逆，定惊气，辟邪恶，除蛊毒鬼注，去三虫，久服通神。一名薇芜，生川泽。

本经要义

蘼芜：“蘼芜”，又名“蕲茝”“江蓠”。芎䓖的苗。（按：“芎䓖”，即“川芎”的古称。）

蘼芜在古代本草文献中的记载情况

梁·陶弘景《名医别录》：“蘼芜，无毒。主治身中老风，头中久风，风眩。一名江蓠，芎䓖也，生雍州及宛朐。四月、五月采叶，暴干。”

梁·陶弘景《本草经集注》：“芎䓖……一名胡䓖，一名香果。其叶名蘼芜。生武功川谷斜西岭。三月、四月采根，暴干。今惟出历阳，节大茎细，状如马衔，谓之马衔芎䓖。蜀中亦有而细，人患齿根血出者，含之多差。苗名蘼芜，亦入药，别在下说。世芳多用，道家时须尔。”

宋·苏颂等编撰《图经本草》：“芎䓖，生武功川谷斜谷西岭。蘼芜，芎䓖苗也，生雍州

川泽及冤句……其苗四五月间生，叶似芹、胡荽、蛇床辈……若芎䓖之与藁本，蛇床之与蘼芜是也。其叶倍香或莳于园庭，则芬馨满径。江东、川蜀人采其叶作饮香，云可以止泄泻……蘼芜，一名蕲。”

明·李时珍《本草纲目》：“《别录》言，蘼芜一名江蓠，芎䓖苗也。而司马相如《子虚赋》，称芎䓖菖蒲，江蓠蘼芜。上林赋云：被以江蓠，揉以蘼芜。似非一物，何耶？盖嫩苗未结根时，则为蘼芜；既结根后，乃为芎䓖。大叶似芹者为江蓠，细叶似蛇床者为蘼芜。如此分别，自明白矣。《淮南子》云：乱人者，若芎䓖之与藁本，蛇床之与蘼芜。亦指细叶者言也。《广志》云：蘼芜香草，可藏衣中。《管子》云：五沃之土生蘼芜。郭璞赞云：蘼芜香草，乱之蛇床。不损其真，自烈以芳。”

咳逆：指咳嗽气逆之症。

《素问》卷二十一·六元正纪大论篇第七十一：“其病热邪于上，咳逆呕吐。”

《金匮要略》卷中·痰饮咳嗽病脉证并治第十二：“咳逆倚息，气短不得卧，其形如肿，谓之支饮。”

《诸病源候论》卷十四·咳嗽病诸候·咳逆候：“咳逆者，是咳嗽而气逆上也。气为阳，流行府藏，宣发腠理，而气肺之所主也。咳病由肺虚感微寒所成，寒搏于气，气不得宣；胃逆聚还肺，肺则胀满，气逆不下，故为咳逆。”

《诸病源候论》卷四十八·小儿杂病诸候四·咳逆候：“咳逆由乳哺无度，因挟风冷，伤于肺故也。肺主气，为五藏上盖，在胸间，小儿啼，气未定，因而饮乳，乳与气相逆，气相引乳射于肺，故咳而气逆，谓之咳逆也。冷乳冷哺，伤于肺，搏于肺气，亦令咳逆也。”

惊气：“惊”，原意指马因受突然来的刺激而精神紧张，行动失常。《说文·马部》：“惊，马骇也。”《玉篇·马部》：“惊，逸也。”“逸”：逃跑，奔跑等义。“惊”又表恐惧、惶恐等。《尔雅·释诂上》：“惊，惧也。”《诸病源候论》卷四十五·惊候：“小儿惊者，由血气不和，热实在内，心神不定，所以发惊，其者掣所成痫。”“惊气”，即惊风入肺（肺主气）而面白喘急者。“惊风”，为

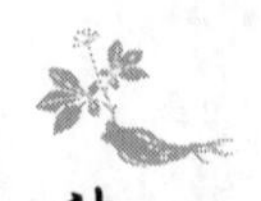

儿科常见病之一。

"惊",惊厥;"风"指抽风。凡因风而出现的惊厥抽搐症状,统称为惊风。"惊厥"则指突然受严重精神刺激,以致气血逆乱,昏倒在地,不省人事,也指小儿惊风证候。

惊气之证,制宜异功散加柴胡、桔梗治之(谢观语)。

辟邪恶:"辟":排除、抗对之意。"邪恶"泛指各种病邪。"辟邪恶"引申为能治疗和排除各种病邪。

蛊毒:"蛊",gu,音古。为古字蠱的简体字,腹虫寄生虫。《说文》:"蛊,腹中蛊也。"泛指由虫毒结聚,肝脾受损,络脉瘀塞所致的臌胀。如虫膨、虫胀、臌胀等之简称。又指男子腹痛而小便白浊的病证。《素问》卷第六・玉机真脏论篇第十九:"小腹冤热而痛,出白,一名曰蛊。当此之时,可按可药。""蛊毒",病名。晋・葛洪在《肘后备急方》卷七中对蛊毒的病种和治疗作了详细的描述。《诸病源候论》卷二十五・蛊毒等病诸候上凡九论・蛊毒候:"凡蛊毒有数种,皆是变惑之气。人有故造作之,多取虫蛇之类,以器皿盛贮。任其自相噉食,唯有一物独在者,即谓之为蛊。便能变惑,随逐酒食,为人患祸。患祸于佗,则蛊主吉利。所以不羁之徒,而畜事之。又有飞蛊去来,无由渐状如鬼气者,得之卒重。凡中蛊病,多趋于死,以其毒害势甚,故云蛊毒。"

鬼注:即劳瘵(zhai,音债)。一作痨瘵,又称劳极、传尸劳、传尸、尸注、殗殜、转注、鬼注等名。

《肘后备急方》卷一・治尸注、鬼注方第七:"尸注鬼注病者,葛云:即是五屍之中尸注又挟诸鬼邪为害也。其病变动乃有三十六种至九十九种,大略使人寒热淋沥,恍恍默默,不的知其所苦,而无处不恶,累年积月渐就顿滞,以至于死,死后复传之旁人,乃至灭门。觉知此候者,便宜急治之方……"

《济生方・劳瘵》:"劳瘵一证,为人之大患。凡患此病者,传变不一,积年染疰,甚至灭门。"说明此病程缓慢而互相传染。古时称肺痨病,由劳伤正气,正不胜邪,而感劳虫所致。

《诸病源候论》卷二十四・注病诸候凡三十四论・鬼注候:"注之者住也。言其连滞停住也。人有先无他病,忽被鬼排击,当时或心腹刺痛,或闷绝倒地,如中恶之类。其差之后,余气不歇,停住积久,有时发动连滞停住,

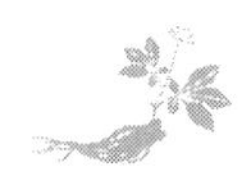

乃至于死。死后注易傍人，故谓之鬼注。”

去三虫：泛指人体寄生虫。《诸病源候论》卷十八·九蛊病诸候·三虫候：“三虫者，长虫、赤虫、蛲虫也，为三虫，犹是九虫之数也。”巢氏在“九虫候”条云：“九虫者，一曰伏虫，长四分；二曰蚘虫，长一尺；三曰白虫，长一寸；四曰肉虫，状如烂杏；五曰肺虫，状如蚕；六曰胃虫，状如虾蟇；七曰弱虫，状如瓜瓣；八曰赤虫，状如生肉；九曰蛲虫，至细微，形如菜虫。伏虫群虫之主也。蚘虫贯心，则杀人。白虫相生，子孙转大，长至四五尺，亦能杀人。肉虫令人烦满。肺虫令人咳嗽。胃虫令人呕逆吐，喜哕。弱虫又名膈虫，令人多唾。赤虫令人肠鸣。蛲虫居胴肠，多则为痔，极则为癞，因人疮处，以生诸痈疽癣瘘瘑。蟵虫无所不为，人亦不必尽有，有也不必尽多，或偏无者，此诸虫依肠胃之间。若府藏之实，则不为害；若虚则能侵蚀，随其虫之动而能变成诸患也。”

久服通神：言蘼芜能治诸病，使人身体强健，故可通神。

药物解读

蘼芜，现行教科书和《药典》未收载。

《中药大辞典》收载：蘼芜，为伞形科植物川芎 *Ligusticum wallichii* Franch. 的苗叶。

【性味归经】性温，味辛。归肝、胆、肾经。

【功能主治】疏风平肝。用于风眩，惊风，风眼流泪，头风头痛。

【用法用量】内服。煎汤 3～9 克。可嚼服。

医籍论选

气味辛温，无毒。主治中风入脑头痛，寒痹，筋挛缓急，金疮，妇人血闭无子。……川芎之叶，名蘼芜，可以煮食，《本经》列于上品……川芎乃《本经》中品之药，所以治病者也，有病则服，无病不宜服。

——明·张志聪《本草崇原》

蘼芜，无毒。主治身中老风，头中久风，风眩。一名江蓠，芎䓖苗也。

——梁·陶弘景《名医别录》

蘼芜，主头风风眩之药也，此药气味芳香清洁，故去风散湿，本草所称主咳逆，定惊气，作饮止泄泻，皆辛香发越郁遏不正之气欤。

——明·倪朱谟《本草汇言》

味辛，温，无毒。主咳逆，定惊气，辟邪恶，除蛊毒鬼疰，去三虫。久服通神。主身中老风，头中久风，风眩。一名薇芜，一名茳蓠，芎 苗也。生雍州川泽及宛朐。四月、五月采叶，曝干。今出历阳，处处亦有，人家多种之，叶似蛇床而香。骚人借以为譬，方药用甚希。此有二种：一种似芹叶，一种如蛇床。香气相似，用亦不殊尔。

——唐·苏敬《新修本草》

除脑中冷，治面上游风去来，目泪出，多涕唾及诸头风。食后取苗细嚼，茶清送下。

——宋·王介《履巉岩本草》

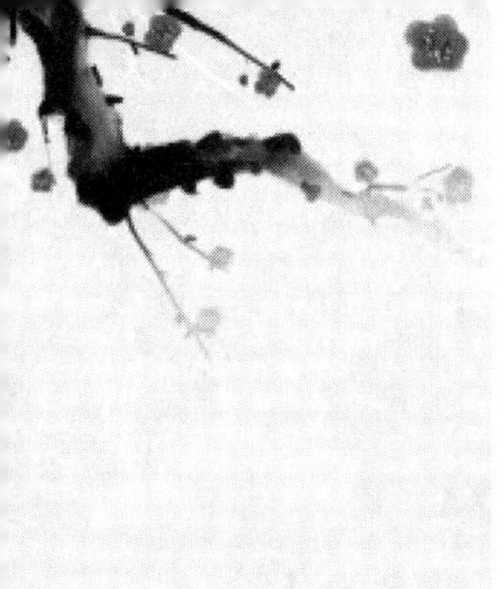

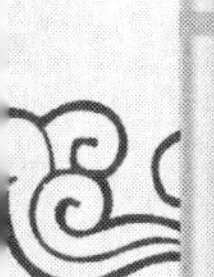

牡丹，味辛寒。主寒熱，中風，瘈瘲，痓，驚癇，邪氣，除癥堅，瘀血留舍腸胃，安五臟，療癰創。一名鹿韭，一名鼠姑。生山谷。

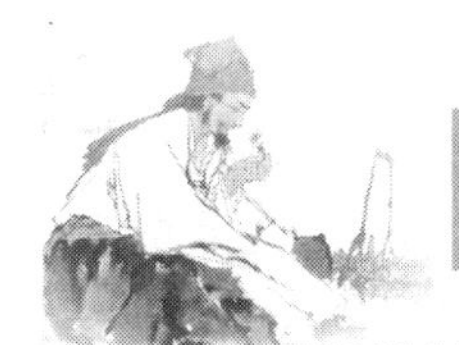

牡丹皮 Mudanpi

【处方用名】牡丹皮——毛茛科 Ranunculaceae.

【经文】牡丹，味辛寒。主寒热，中风，瘈疭，痓，惊痫，邪气，除癥坚，瘀血留舍肠胃，安五脏，疗痈创。一名鹿韭，一名鼠姑。生山谷。

本经要义

寒热：外感之恶寒发热。

中风：古病名。①指“伤风”。中医学太阳病中风，外感风邪之病证，即感冒，为太阳表证之一。《伤寒论》辨太阳病脉证并治：“太阳病，发热，汗出，恶风，脉缓者，名曰中风。”②卒暴昏仆，不省人事，或突然口眼㖞斜，半身不遂，言语謇涩的病证，又名卒中。见于《灵枢》邪气脏腑病形：“五脏之中风……”

《本经》所载主“中风”药物尚有石膏、麻黄、厚朴、川芎、乌头等，可相互参阅。

中风之中医临床解读

中医中风辨证分为中络、中经、中腑、中脏。

中络：病在络脉，出现口眼㖞斜、肌肤麻木等症，伴有头晕、头痛等。

中经：病在脉，不昏倒而出现半身偏瘫、手足麻木、口多痰涎、语言不流利、脉多弦滑等症。

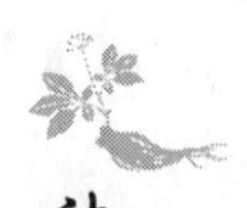

中腑：猝然昏倒，苏醒后出现半身偏瘫、口眼㖞斜、语言困难，或痰涎壅盛、不能言语、二便失禁等。

中脏：临床上以猝倒昏迷为特征，分为闭证和脱证。闭证是指疾病急剧变化过程中，正气不支，邪气内陷，出现脏腑功能闭塞不通的病理。多因邪热、痰浊等病邪闭阻于内所致；脱证是指疾病发展过程中，阴、阳、气、血大量耗损而致生命垂危的病理综合表现，主要症状有汗出如珠、四肢厥冷、口开目合、手撒尿遗、脉微细欲绝等。

《金匮要略》中风历节病脉证并治："邪在于络，肌肤不仁；邪在于经，即重不胜；邪入于腑，即不识人；邪在于脏，舌即难言，口吐涎。"

瘈疭（Chizong）：病症名。筋脉挛急，缩而急为瘈；筋脉弛长，伸而缓为疭。二者交替出现为瘈疭。指手足挛缩或弛纵为主的一类病证，俗称"抽风"。

瘈疭之古医籍解

"瘈"，与拘挛、拘急之义相近。《素问》卷六·玉机真脏论篇第十九："弗治，肾传之心，病筋脉相引而急，病名曰瘈……""瘈疭"，又称抽搐、抽搦、抽风。缩而急为瘈，伸而缓为疭，二者交替出现为瘈疭。出《灵枢》卷之五·热病第二十二："腰折，瘈疭，齿噤龂也。""瘈"，筋脉拘急而缓；"疭"，筋脉缓疭伸。手足伸缩交替，抽动不已，称之为瘈疭。常见于外感热病、痫、破伤风等病症。见于外感热病，多因热盛伤阴，风火相煽，痰火壅滞；见于痫、破伤风，多有风痰或痰热。此外，尚有暑热伤气者，四肢困倦等。

痓：病名。又称痉。以项背强急、口噤、四肢抽搐、角弓反张为主症。出《灵枢》卷之四·经筋第十三："病在此者，主痫瘈及痉，在外者不能俯，在内者不能仰。"痉有刚痉、柔痉、阳痉、阴痉、风痉、风痰痉、痰火痉、虚痉等名称。

陈修园对白术注解云："痉者，湿流关节也。"风、寒、湿所致。

惊痫：①指小儿惊风。②小儿痫证因惊而发者。《本经》所言惊痫，应泛指惊风与现证，为广义之惊痫。

邪气：指风、寒、暑、湿、燥、火六淫和疫疠之气等从外侵入的致病因素，又称外邪。

癥坚：腹内之痞块，按之坚硬不移，痛有定处；块刚而硬为之坚。《玉篇》："癥，腹内结也。"《诸病源候论》卷十九·积聚病诸候·癥瘕候："癥瘕者，皆由寒温不调，饮食不化，与藏气相搏结所生也。其病不动者，直名为癥。若病虽有结瘕而可推移者，名为癥瘕。"

瘀血：泛指体内血液停滞，包括离经之血积存于体内，或血运不畅，阻滞于经脉及腑内的血液。《诸病源候论》妇人杂病诸候三·瘀血候："血瘀在内，则时时体热面黄，瘀久不消，则变成积聚癥瘕也。"

留舍：停留，停止。《素问·疟论篇》："夫病温疟与寒疟而皆安舍，舍于何脏？"王冰注云："安，何也。舍，居止也。"

痈创：即痈。《说文解字》："痈，肿也。"《诸病源候论》卷三十二·痈疽病诸候·痈行脓候："寒气搏于肌肉，折于血气，结聚乃成痈。"

药物解读

《中华人民共和国药典》2015 年版一部收载：牡丹皮，毛茛科植物牡丹 *Paeonia suffruticosa* Andr. 的干燥根皮。

【性味归经】 性微寒，味苦、辛。归心、肝、肾经。

【功能主治】 清热凉血，活血化瘀。用于热入营血，温毒发斑，吐血衄血，夜热早凉，无汗骨蒸，经闭痛经，痈肿疮毒，跌扑伤痛。

【鉴别要点】

1. 药材鉴别

连丹皮：呈筒状或半筒状，有纵剖开的裂缝，略向内卷曲或张开，长 5～20cm，直径 0.5～1.2cm，厚 0.1～0.4cm。外表面灰褐色或黄褐色，有多数横长皮孔及细根痕，栓皮脱落处粉红色。内表面淡灰黄色或浅棕色，有明显的细纵纹，常见发亮的结晶，习称"亮银星"。质硬而脆，易折断，断面较平坦，淡粉红色，粉性。气芳香，味微苦而涩。

刮皮丹皮：外表皮有刮刀削痕。外表面红棕色至淡灰黄色，有时可见

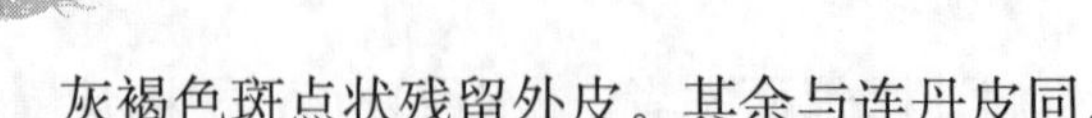

灰褐色斑点状残留外皮。其余与连丹皮同。

2. 饮片鉴别　饮片呈圆形或卷曲形薄片,连丹皮外表面灰褐色或黄褐色,栓皮脱落处显粉红色;刮皮丹皮表面红棕色至灰黄色,内表面有时可见发亮的结晶,习称“亮银星”。饮片切面淡粉红色,显粉性。具有牡丹皮特有的芳香气味。味微苦而涩,微有麻舌感。

【拓展阅读——中药材经验鉴别术语】

凤丹皮　因产于安徽铜陵凤凰山,故名“凤丹皮”。

亮银星　指某些药材、饮片的一些成分在表面常常析出结晶,在光照下可见点状闪光。牡丹皮表面析出的发亮结晶,为“丹皮酚”结晶。如无“亮银星”特征,则为劣质牡丹皮。

【拓展阅读——《金匮要略》用牡丹皮汤方】

《金匮要略》肾气丸　干地黄八两,山药四两,山茱萸四两,泽泻三两,茯苓三两,牡丹皮三两,桂枝(肉桂)一两,附子一两(炮)。

用之治消渴,小便反多。以肝木藏血而性疏泄,木郁血凝,不能疏泄水道,风生而燥盛,故上为消渴而下为淋涩。及其积郁怒发,一泄而不藏,则膀胱失约而小便不禁。丹皮行血清风,调通塞之宜也。

鳖甲煎丸　鳖甲十二分,乌扇(射干)、黄芩、鼠妇、干姜、大黄、桂枝(肉桂)、石韦、厚朴、瞿麦、紫葳、阿胶各三分,柴胡、蜣螂各六分,芍药、牡丹、土鳖各五分,蜂房四分,赤硝十二分,桃仁二分,人参、半夏、葶苈各一分。

用之治久疟而为癥瘕。

桂枝茯苓丸　桂枝(肉桂)、茯苓、丹皮、桃仁、芍药各等分。用之治妊娠宿有癥瘕。

温经汤　吴茱萸三两,当归三两,芍药二两,川芎二两,人参二两,桂枝(肉桂)二两,阿胶二两,牡丹皮二两,生姜二两,甘草二两,半夏半升,麦冬一升。

用之治带下、瘀血在腹。

大黄牡丹皮汤　大黄四两,牡丹一两,桃仁五十个,冬瓜子半升,芒硝三合。

用之治肠痈脓成,其脉洪数。

以上诸方以其消癥瘀而排脓血也。

牡丹皮辛凉疏利,善化凝血而破宿癥,泻郁热而清风燥。缘血统于肝,

肝木遏陷，血脉不行，以致瘀涩而生风热。血行瘀散，则木达风清，肝热自退也。其诸主治，通经脉，下胞胎，清血热，凉骨蒸，止吐衄，断淋漓，安扑损，续折伤，除癞风，消偏坠。

【临床药师、临床医师注意事项】

★ 牡丹皮一药，始载于《神农本草经》，原名"牡丹"。未说明入药部位。据梁·陶弘景《名医别录》载："牡丹……二月、八月采根，阴干。"**应是其全根入药**。而牡丹皮之名则见于金·张元素《珍珠囊》，至唐·苏敬《新修本草》载："牡丹，生巴郡山谷及汉中，二月、八月采根，阴干。"并在注解中云："今东间亦有，色赤者为好，用之去心。"后世即以"牡丹皮"之名用于临床至今。

★ 牡丹，在古代又称为"毛芍药"。牡丹皮与赤芍同为毛茛科芍药属植物。均能清热凉血，活血祛瘀。然牡丹皮泻心经之火，除血中之伏热，善治骨蒸劳热；赤芍泻肝经之火，行血中之瘀滞，善治痈肿疔疮、跌打瘀痛、肝热目赤等。

医籍论选

牡丹根上生枝，皮色外红紫，内粉白，命名曰牡丹，乃心主血脉之药也，始生西北，气味辛寒，盖禀金水相生之气化。寒热中风，瘈疭惊痫。邪气者，言邪风之气，中于人身，伤其血脉，致身发寒热，而手足瘈疭，面目惊痫。丹皮禀金气而治血脉之风，故主治也。癥坚瘀血留舍肠胃者，言经脉之血，不渗灌于络脉，则留舍肠胃，而为癥坚之瘀血，丹皮辛以散之，寒以清之，故主除焉。花开五色，故安五脏，通调血脉，故疗痈疮。

——清·张志聪《本草崇原》

丹皮气寒，秉水气而入肾；味辛无毒，得金味而入肺。心火俱炎上之性，火郁则寒，火发则热，凡皮秉水气而制火，所以主之。肝为风脏，中风而言其筋，则为瘈疭；中风而乱其魄，则为惊痫，丹皮得金味以平肝，所以主之。

邪气者，风火之邪也，邪气动血，留舍肠胃，瘀积癥坚；丹皮之寒能清热，辛能散结，可以除之。肺为五脏之长，肺安而五脏俱可安。痈疮皆属心火，心火降而痈疮可疗。

——清·陈修园《神农本草经读》

丹皮……气味降多于升，阴也。寒水太阳经，行身之表而为外藩者也，太阳阴虚，则皮毛不密而外藩不固，表邪外入而寒热矣。其主之者，气寒可以清热，味辛可以散寒解表也。肝者风木之脏也，肺经不能制肝，肝风挟浊火上逆，中风、瘈疭、惊痫之症生矣。丹皮辛寒，益肺平肝，肝不升而肺气降，诸症平矣。

小肠者受盛之官，与心为表里，心主血，血热下注，留舍小肠，瘀积成瘕，形坚可征。丹皮寒可清热，辛可散结。所以入小肠而除瘕也。五脏藏阴者也，辛寒清血，血清阴足而藏安也。荣血逆于肉里，乃生痈疮。丹皮辛寒，可以散血热，所以和荣而疗痈疮也。

——清·叶天士《本草经解》

牡丹皮，味苦、辛，微寒。入足厥阴肝经。达木郁而清风，行瘀血而泻热，排痈疽之脓血，化脏腑之癥瘕。

——清·黄元御《长沙药解》

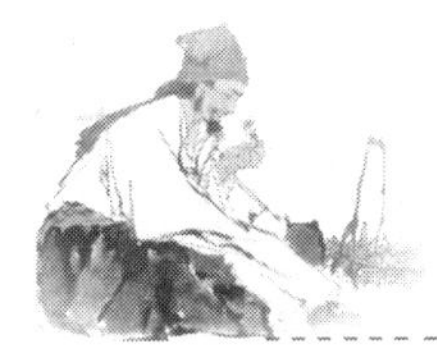

涅石 Nieshi

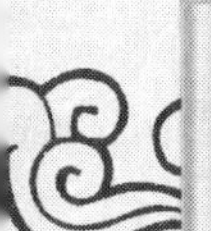

涅石，味酸寒。主寒熱洩利，白沃，陰蝕，惡創，目痛，堅筋骨齒，煉餌服之，輕身不老，增年。一名羽涅，生山谷。

【处方用名】 白矾——系硫酸盐类矿物以矾石加工提炼制成。主含含水硫酸铝钾{$KAl(SO_4)_2 \cdot 12H_2O$}。

【经文】 涅石，味酸寒。主寒热洩利，白沃，阴蚀，恶创，目痛，坚筋骨齿，炼饵服之，轻身不老，增年。一名羽涅，生山谷。

(尚志钧辑校)矾石，味酸，寒。主治寒热，泄痢，白沃，阴蚀，恶疮，目痛，坚骨齿，炼饵服之，轻身，不老增年。一名羽涅。生山谷。

本经要义

涅石：别称有石碮(《山海经》)，羽涅(《本草经集注》)，明矾、生矾、雪矾(《本草纲目》)，白矾(《雷公炮炙论》)等。

“涅”：音“nie”，原意为黑泥。“矾”为“礬”的简写体，读 fan，指明矾、白矾。白矾之药，始见于《神农本草经》，白矾之名则始载于《雷公炮炙论》。

古代本草文献对涅石的描述

梁·陶弘景《本草经集注》：“礬石……今出益州北部、西川，从河西来。色青白，生者名

马齿礬。练成纯白，名白矾。蜀人以当消石。”

唐·苏敬《新修本草》：“矾石有五种，青矾、白矾、黄矾、黑矾、绛矾。然白矾多入药用……”

宋·苏颂《图经本草》：“矾石，生河西山谷及陇西武部、石门，今白矾则晋州、慈州、无为军……白矾则入药。”

明·李时珍《本草纲目》：“矾石……白矾方方土谓之白君，出普地者上，青州、吴中者次之。洁白者为雪矾，光明者为明矾。白矾，并入药为良。”

宋·唐慎微《重修政和经史证类备用本草》：“礬石，一名羽涅，一名羽泽……”

《名医别录》注解：“涅石，旧作矾石，据郭璞注《山海经》引作涅石……一名羽涅。”

祝按：孙本《本经》改“矾石”为“涅石”应是误改。据《武威医简》有关“矾石”的记载，历代本草亦多用“矾石”之名，与《本经》同时代之成书《伤寒杂病论》有“硝石矾石散”。据此，可以断言：《本经》“涅石”应为“矾石”，即现今之“白矾”。

味酸寒：《本经》言涅石，味酸寒，现今统编教材《临床中药学》和《药典》载：白矾，性寒，味酸涩。归肺、脾、大肠经。

寒热：详见柴胡之本经要义“寒热”项。

洩利：“洩”同“泄”。“利”，疾，速猛之义。《淮南子·墬形》：“轻士多利，重士多迟。”高诱注：“利，疾也。”“利”：又通“痢”“棃”。屈冀鹏《殷虚文字甲编考释》：“按，利当是棃之初文。从禾，从刀。其小点当象棃出之田。”“田”，同“甾”音。此处“利”，应为“疾”之义。洩利，即腹泻等疾患。

白沃：指妇人白带，白崩、白漏之类疾病亦属此。

阴蚀：又名妇人阴疮。多因情志郁火，损伤肝脾，湿热下注，郁蒸生虫，虫蚀阴中所致，类似现代疾病：阴道滴虫。症见外阴部溃烂，形成溃病，脓血淋漓，或痛或痒，肿胀，坠痛等，多伴有赤白带下，小便淋漓等。

恶创：“创”通“疮”。“恶创”即“严疮”，包括金刃损伤所致感染，属中医外科疮疡常见病，包括痈疽、疔疮、疖肿、流注、瘰疬等。

目痛:病证名。《素问》卷十八·缪刺论篇第六十三:“邪客于足阳跷之脉,令人目痛从内眦始。”《素问》卷十八四时刺逆从论篇第六十四:“少阳有余病筋痹胁满,不足病肝痹,滑则病肝风疝,涩则病积时筋急目痛。”

“目痛”一般以日间痛属阳,夜间痛属阴。病而烦闷为气实,痛而恶寒为气虚。隐隐而痛,时作时止为阴虚火动,痛针如刺,持续无间为火邪有余。痛而干涩不适为津液耗损或水亏血虚,赤痛而多分泌物,眵泪胶黏为风热壅盛。二便清利,目微刺痛为虚火上浮,二便不利,头目痛甚为实火内燔。痛而拒按,喜冷敷为实;痛而喜按,热熨则舒为虚。

坚骨齿:“坚”,坚固、坚实。骨,指全身骨骼。坚主骨,生髓,髓藏于骨中。故骨属奇恒之腑。《灵枢》卷三·筋脉第十:“人始生,先成精,精成而脑髓生,骨为干,脉为营,筋为刚,肉为墙,皮肤坚而毛发长,谷入于胃,脉道以通,气血乃行。”肾主骨,齿为骨之余,髓之所养。骨性坚刚,能支持形体,为人身之支架,这种作用有赖于髓的滋养。如精髓亏损,骨失所阳,则有不能久立,行则振掉之症。“坚骨齿”指涅石有强筋健骨之意。

炼饵服之,轻身不老,增年:为道家思想,不可信之。

药物解读

《中华人民共和国药典》2015年版收载:白矾,为硫酸盐矿物矾石经加工提炼制成。主含含水硫酸铝钾{ $KAl(SO_4)_2 \cdot 12H_2O$ }。

【性味归经】性寒,味酸、涩。归脾、肺、肝、大肠经。

【功能主治】外用清热杀虫,燥湿止痒。内服止血止泻,祛除风痰。外用治疗湿疹、疥癣、脱肛、痔疮、聤耳流脓。内服治疗久泻不止,便血,崩漏,癫痫发狂。

枯矾:收湿敛疮,止血化腐。用于湿疮脱肛,痔疮,聤耳流脓,阴痒带下,鼻衄,齿衄,鼻息肉等。

【用法用量】内服0.6～1.5g,外用适量,研末敷或化水洗患处。

【药材鉴别要点】本品呈不规则的块状或大小不等颗粒状。无色或淡黄白色,透明或半透明。表面平滑或凹凸不平,具细密纵棱,具有玻璃样光泽。质硬而脆。气微,味酸、微甘而极涩。

【临床药师、临床医师注意事项】

★ 枯矾的炮制:将净白矾打碎,置锅内,入炭中煮沸,使水分挥发,至白

矾膨胀成海绵状松块为度，放冷，取出待用。

★ 炮制理由：白矾经煅制后，失去结晶水，硫酸铝钾称谓可溶性硫酸铝，质地变得轻松干燥，易于粉碎，有吸收水分之能力，从而增强局部病灶组织的收敛作用，并能增强杀菌、止痛的功能。

★ 煅制枯矾的注意事项：白矾打碎成小块，放入锅内，高温加热使之溶至表面不再冒气泡，切记！千万不要搅动，以防溏心，影响煅制质量，待至结晶水全部失去时，减低火候。一般煅至锅内边缘可自行翘走与锅底脱离时才能用锅铲铲起。一般收得率为55%左右。

医籍论选

礬石，味酸寒。礬石味涩而云酸者，盖五味中无涩，涩即酸之变味，涩味收敛亦与酸同，如五色中之紫，即红之变色也。主寒热，寒热为肝经之疾，酸能收敛肝气。洩痢白沃，亦收敛之功。阴蚀恶疮，味烈性寒，故能杀湿热之，除湿热之毒。目痛，制火清金。坚骨齿，敛气固精。此以味为治，礬石之味最烈，而独成一味，故其功皆在于味。

——清·徐大椿《医学全集》

矾石，白矾也，乃采石敲碎煎炼而成洁白光明者，为明矾。成块光莹如水晶者，为矾精。……主治寒热泄痢白沃者，谓或因于寒，或因于热，而为泄痢白沃之证。矾石清涤肠胃，故可治也。阴蚀恶疮者，言阴盛生虫，肌肉如蚀，而为恶疮之证，矾石酸涩杀虫，故可治也。以水煎石，其色光明，其性本寒，故治目痛。以水煎石，凝结成矾，其质如石，故坚骨齿。炼而饵服，得石中之精，补养精气，故轻身不老增年。

——明·张志聪《本草崇原》

矾石，味酸、涩，微寒。入足太阴脾、足太阳膀胱经。善收湿淫，最化瘀浊。黑疸可消，白带能除。

——清·黄元御《长沙药解》

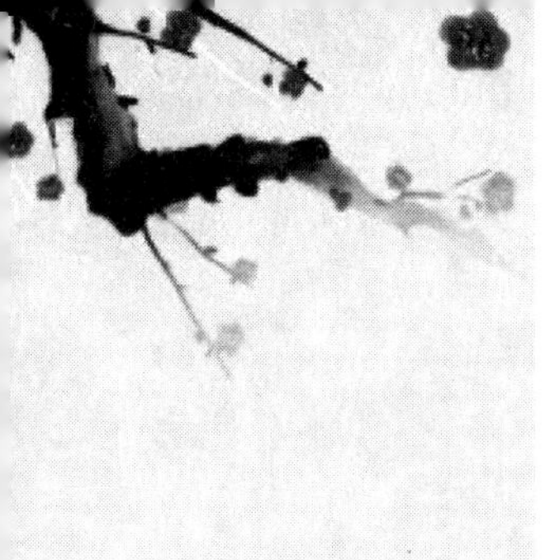

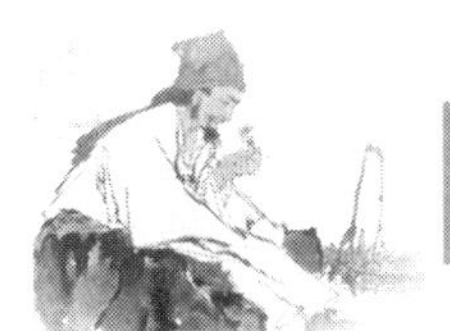

女萎 Nüwei

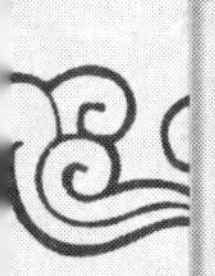

女萎，味甘平。主中風暴熱，不能動搖，跌筋結肉，諸不足。
久服，去面皯，好顏色，潤澤，輕身不老。生山谷。

【处方用名】玉竹——百合科 Liliaceae.

【经文】女萎，味甘平。主中风暴热，不能动摇，跌筋结肉，诸不足。久服，去面皯，好颜色，润泽，轻身不老。生山谷。

本经要义

女萎：萎，通委。《释名·释言语》："委，萎也。"委委，美好的样子。《尔雅·释训》："委委，美也。"郭璞注："皆佳丽美艳之貌。"明·李梴在其《医学入门》云："萎，委委，美貌。女人用于去皯斑，美颜色，故名女萎。"

关于女萎为玉竹的文献考证

《名医别录》："萎蕤，无毒。主治心腹结气，虚热，湿毒，腰痛，茎中寒，及目痛眦烂泪出。一名荧，一名地节，一名玉竹，一名马薰。生太山及丘陵。"

《本草经集注》："女萎，萎蕤，味甘、平，无毒。主治中风暴热，不能动摇，跌筋结肉，诸不足。心腹结气，虚热，湿毒，腰痛，茎中寒，及目痛眦烂泪出。久服去黑皯，好颜色，润泽，轻身，不老。一名荧，一名地节，一名玉竹，一名马熏。生太山山谷及丘陵。立春后采，阴干"。

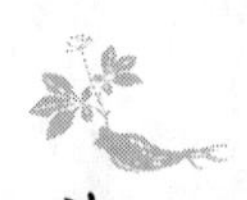

曹元宇："委萎，味甘平。主治中风暴热不能动摇，跌筋结肉，诸不足，久服去面皯。好颜色润泽，轻身不老，生川谷。"

尚志钧在女萎项注解："女萎即萎蕤。"

张廷模教授："玉竹始载于《神农本草经》，原名"女萎"，又名萎蕤。"

谢宗万："玉竹为养阴润燥，生津止泻药，原名萎蕤，《神农本草经》列为上品。"

肖培根院士："玉竹，本品以萎蕤之名始载于《神农本草经》。"

从以上论述可知：《本经》所载"女萎"，即现今之"玉竹"无疑。

《神农本草经中药彩色图谱》，将"女萎"考证为毛茛科植物女萎 *Clematis apiifolia* DC. 并将功效定为清热解毒，止痛。用于泻痢，惊痫寒热，筋骨疼痛，妊娠浮肿。是为不妥。

在历代本草文献中，玉竹别称颇多，以萎蕤，一名为多见，玉竹则为异名。但与萎蕤、委萎、女萎等相比，玉竹之名（最早见于《吴普本草》）更为通俗易写，释义更为形象。随着历史的推移，玉竹最终成为正名（处方用名），而其他则为异名。

味甘平：即性平，味甘。现代规范为性微寒，味甘。

中风暴热："中风"，有两义。①指杂病中风，又称"卒中"。《千金要方》卷八称为"卒中风"，为卒暴昏仆，不省人事，或突然口眼㖞斜，半身不遂，言语謇涩等病证。《金匮要略》卷上·中风历节病脉证并治第五："邪在络，肌肤不仁；邪在经，即重不胜；邪在于府，即不认人；邪入于藏，舌即难言，口吐涎。"②指太阳表证之中风，即指"伤风"，为外感风邪之病证。《伤寒论》卷二·辨太阳病脉证并治法上第五："太阳病，发热，汗出，恶风，脉缓者，名为中风。""中风暴热"，指伤风突然发热，身热如暴，或伤风高热。

不能动摇：外感风邪侵入机体，热困于身，津液亏损，不能濡养肤腠，使肌肉失去灵活感。《金匮要略》卷上·中风历节病脉证并治第五："邪在络，肌肤不仁……"《诸病源候论》卷一·风病诸候上·风身体手足不随候："手足不随者，由体虚，腠理开，风气伤于脾胃之经络也……脾气弱，即肌肉虚，受风邪所侵，故不能为胃通行水谷之气，致四肢肌肉，无所禀受，而风邪在

经络,搏于阳经,气行则迟,关机缓纵,故令身体手足不随也。”

跌筋结肉:“跌”,同“跗”,指脚背。“跌筋”,指足筋不柔和,踒蹶如铁。多因外感风邪高热所致。“踒”,《说文》:“踒,足跌也。”段玉裁注:“踒者,骨委屈失其常。”“蹶”,《说文》:“蹶”,僵也。从足,厥声。意为肢节肌肉僵硬,不柔和。“结肉”:指伤风暴热,肌肉失去润泽,涩滞如冻结不灵活。

诸不足:指上文,因中风暴热,不能动摇,跌筋结肉等,统称为不足之证。另指一切虚证。

面皯:指面部皮肤褐斑或黑斑。泛指皮肤黧(黑色带黄的颜色)黑枯槁。“皯”,《说文·皮部》:“皯,面黑气也。”《楚辞·渔父》:“颜色憔悴。”汉王逸注:“皯微黑也。”

轻身不老:应为轻身耐老。玉竹为滋补药,故可使人好颜色,皮肤润泽,身体强健而轻身耐老。

药物解读

《中华人民共和国药典》2015 年版一部收载:玉竹,百合科植物玉竹 *Polygonatum odoratum* (Mill.)Druce 的干燥根茎。

【性味归经】性微寒,味甘。归肺、胃经。

【功能主治】养阴润燥,生津止渴。用于肺胃阴伤,燥热咳嗽,咽干口渴,内热消渴等。

【鉴别要点】

药材鉴别　药材呈长圆柱形,略扁,有分枝,长 5～18cm,直径 0.3～1.8cm。表面黄白色或淡黄棕色,半透明,具纵皱纹,结节明显,微隆起的环节,有白色圆点状的须根痕和圆盘状茎痕。质硬而脆,易吸湿后变软,易折断,断面角质样或显颗粒性。气微,味甘,嚼之发黏。

饮片鉴别　饮片呈不规则厚片或段。外表面黄白色至淡黄棕色,光润,半透明状。饮片可见环节。饮片切面角质样或显颗粒性。气微,味甘,微苦。嚼之发黏。

【拓展阅读——仲景应用女萎情况】

仲景用女萎仅一方:麻黄升麻汤(《伤寒论》方)。麻黄二两半,升麻一两一分,当归一两一分,知母十八铢,黄芩十八铢,萎蕤十八铢,石膏六铢,白术六铢,干姜六铢,芍药六铢,天门冬六铢,桂枝(去皮)六铢,茯苓六铢,

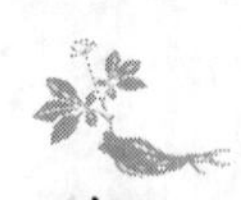

炙甘草六铢。其主症为伤寒六七日，大下后，寸脉沉而迟，手足厥逆，下部脉不至，咽喉不利，唾脓血，泄利不止者。

【拓展阅读——关于古代医药文献中玉竹与黄精混淆应用情况】

在古代医药文献中，玉竹与黄精，在形态描述、药材鉴别、临床性效等，有相互混淆现象，注意研读。

黄精 *Polygonatum sibiricum* Delor. ex. Redoute. 首载于《名医别录》："黄精，味甘、平，无毒。主补中益气，除风湿，安五脏。久服轻身，延年，不饥。"为补脾润肺要药。

玉竹 *Polygonatum odoratum*（Mill.）Druce，原名"萎蕤"，为养阴润燥、生津止泻药。两药均为百合科 Liliaceae 黄精属 Polygonatum 植物。其性味、功效相近。

《本草纲目》引陈嘉谟之言："黄精根如嫩姜，俗名野生姜。"又引陶弘景言："黄精今处处有之，二月始生，一枝多叶，叶状似竹而短，根似萎蕤（玉竹）。萎蕤根如荻根及菖蒲，概节而平直；黄精根如鬼臼、黄连，大节而不平。"苏颂《图经本草》谓黄精："一名白及，谓玉竹'茎干强直，似竹箭竿，有节，叶狭而长，表白里青，亦类黄精而多须，大如指，长一二尺，或云可啖，三月开青花，结圆实'。"

由此可见，古人论黄精时，常以玉竹相比较，论玉竹时又以黄精作臂，可见古人已认识到：黄精与玉竹为近缘植物，很多地方有相似之处，但亦有明显的区别。

古人对黄精与玉竹在生药外形上有如此精确扼要的比譬，给今人作药材鉴别给了充分的依据，很值得参考和研读。

★ 玉竹与黄精鉴别

整体外观：黄精形如白及或如嫩姜，或如鬼臼，有大节而不平；玉竹则形如荻根及菖蒲，粗如手指，长一二尺而多须。

功效应用：均为中医常用补益药，又是药食同源药物；黄精长于补气，玉竹长于滋阴，二者均为百合科黄精属植物。

鉴别标准：根茎呈结节状，一端大一端小，节不甚明显者为黄精；条细长，较平直粗细均匀，节多而明显者为玉竹。

【拓展阅读——黄精鉴别专用术语】

年节结　指黄精以及根茎类药材，表面具有的环节之间的距离，相似

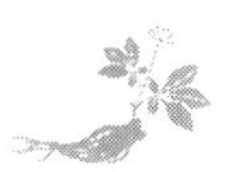

于树干“年轮”。

鸡眼　特指黄精的鉴别特征之一，根及根茎类药材地上茎脱落以后的圆形凹陷痕迹。

冰糖渣　特征块大、色黄、质润的黄精之透明断面。

医籍论选

萎蕤，别录作萎蕤。说文作萎䔟（䔟，Yi，《说文》：䔟，草萎䔟。从草，移声。）音相近也。尔雅作委萎，其叶光莹而象竹，其根多节，故有荧及玉竹、地节诸名。《吴普本草》又有乌女、虫蝉之名。宋本一名马熏，即乌萎之讹者也。

葳蕤性平味甘，柔润可食。故朱肱《南阳活人书》，治风温自汗身重，语言难出，用葳蕤汤，以之为君药。予每用治虚劳寒热痁疟，及一切不足之证，用代参、耆，不寒不燥，大有殊功，不只于去风热湿毒而已，此昔人所未阐者也。

——明·李时珍《本草纲目》

萎蕤，《本经》名女萎，《吴氏本草》名萎蕤，《别录》名玉竹。《拾遗》名青粘。始出太山山谷及邱陵，今处处有之。

女萎者，性阴柔而质滋润，如女之委顺相随也，葳蕤者，女子娇柔之意。玉竹者，根色如玉，茎节如竹也。青粘，茎叶青翠，根汁稠粘也。春生苗，茎直有节，其叶如竹，两两相对，其根横生如黄精，色白微黄，性柔多脂，最难干。

葳蕤气味甘平，质多津液，禀太阴湿土之精，以资中焦之汁。中风暴热者，风邪中人，身热如曝也。不能动摇者，热盛于身，津液内竭，不濡灌于肌腠也。跌筋者，筋不柔和，则踒蹶而如跌也。结肉者，肉无膏泽，则涩滞而如结也。诸不足者，申明中风暴热，不能动摇，跌筋结肉，是诸不足之证也。久服则津液充满，故去面上之黑䵟，好颜色而肌肤润泽，且轻身不老。

——清·张志聪《本草崇原》

萎蕤温润甘平，中和之品，若蜜制作丸服之数斤，自有殊功，与服何首乌、地黄者，同一理也。若仅加数分于煎剂，以为可代参芪，则失之远矣。大抵此药性缓，久服方能见功，而所主者，多风湿虚劳之缓证。

——清·汪昂《本草备要》

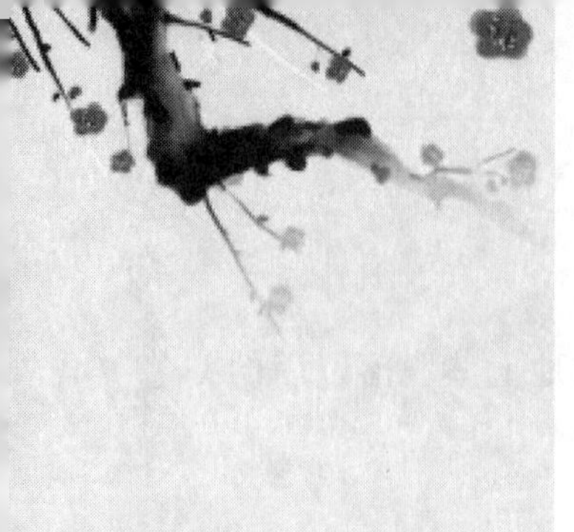

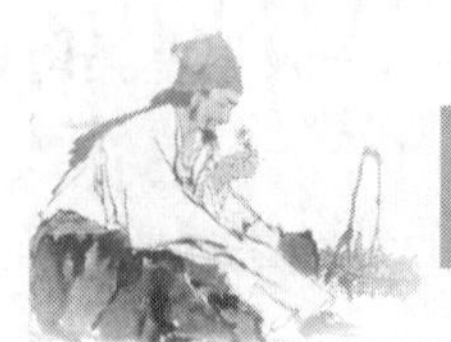

蚯蚓 Qiuyin

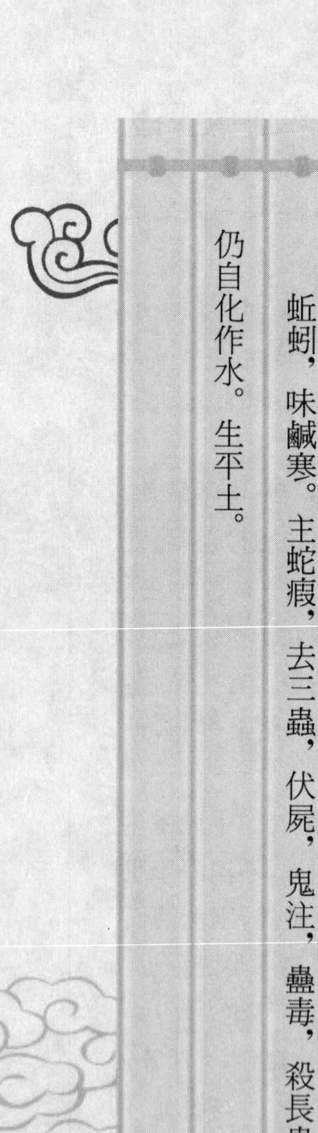

【处方用名】地龙——钜蚓科 Megacolecidae.

【经文】蚯蚓，味咸寒。主蛇瘕，去三虫，伏尸，鬼注，蛊毒，杀长虫，仍自化作水。生平土。

本经要义

蚯蚓：有的版本为“白颈蚯蚓”，地龙之名则首见于宋·王怀隐《太平圣惠方》。宋·苏颂《本草图经》：“白颈蚯蚓，生平地，今处处平泽膏壤地中皆有之，白颈是老者耳……方家谓之地龙。”

蛇瘕：病证名。出自《诸病源候论》卷十九·积聚病诸候·蛇瘕候：“人有食蛇不消，因腹内生蛇瘕也。亦有蛇之精液，误入饮食内，亦令病之。其状常若饥，而食则不下，喉噎塞，食至胸内即吐出。其病在腹，摸揣亦有蛇状，谓蛇瘕也。”

去三虫：即蚯蚓可驱腹内肠道寄生虫。“三虫”，泛指体内寄生虫。《诸病源候论》卷五十·小儿杂病诸候六·三虫候：“三虫者，长虫、赤虫、蛲虫，为三虫也。犹是九虫之数也。长虫，蚘虫也，长一尺，动则吐清水，而心痛，贯心则死[①]。赤虫，状如生肉，动则肠鸣。蛲虫至细，形如菜虫也，居胴肠间，多则为痔，剧则为癞，因人疮处，以生诸痈、疽、

---

① 长虫，蚘虫也，长一尺，动则吐清水，而心痛，贯心则死：指胆道蛔虫症。

癣、瘘、瘑、疥。蠕虫，无所不为。此即是九虫内之三者，而今别立名，当以其三种偏发动成病，故谓之三虫也。"

伏尸：病证名。多为湿热积聚体内所致。《诸病源候论》卷二十三·尸病诸候凡十二论·伏尸候："伏尸者，谓其病隐伏在人五脏内，积年不除。未发之时，身体平调，都如无患。若发动，则心腹刺痛，胀满喘急，其汤熨针石。别有正方，补养宣导。"

鬼注：病名，指突发心腹刺痛，甚或闷绝倒地，并能传染他人的一类病证。又有劳瘵、劳极、传尸、尸注、鬼疰等名。

鬼注之古医籍解

《济生方》劳瘵："夫劳瘵一证，为人之大患，凡患此病者，传变不一，积年染疰，甚至灭门。"说明本病缓慢而相互传染。由于劳伤正气，正不胜邪，而感劳虫所致，症见恶寒、潮热、咳嗽、咯血、饮食减少、肌肉消瘦、疲乏无力、自汗盗汗等，即传统中医之肺痨。

《诸病源候论》尸注候云："尸注病者，则是五尸内之尸注，而挟外鬼邪之气，流注身体，令人寒热淋沥，沉沉默默，不的知所苦，而无处不恶。或腹痛胀满，喘急不得气息，上冲心胸，傍攻两胁；或块踊起；或挛引腰脊；或举身沉重，精神杂错，恒觉昏谬。每节气改变，辄致大恶，积月累年，渐就顿滞，以至于死。死后复易傍人，乃至灭门。以其尸病注易傍人，故为尸注。"

《诸病源候论》卷二十四·注病诸候（凡三十四论）·鬼注候："注之言住也，言其连滞停住也，人有先无他病，忽被鬼排击，当时或心腹刺痛，或闷绝倒地，如中恶之类，其得瘥之后，余气不歇，停住积久，有时发动，连滞停住，乃至于死。死后注易傍人，故谓之鬼注。"

蛊毒：病名，即①寄生虫病。②即现今细菌性或病毒性传染病。《诸病源候论》卷二十五·蛊毒病诸候上·蛊毒候："凡蛊毒有数种，皆是变惑之气。人有故造作之，多取虫蛇之类，以器皿盛贮，任其自相啖食，唯有一物独在者，即谓之为蛊。便能变惑，随逐酒食，为人患祸。患祸于他则蛊主吉利，所以不羁之徒，而畜事之。又有飞蛊去来无由，渐状如鬼气者，得之卒重。凡中蛊病，多趋于死。以其毒害势甚，故云蛊毒。"

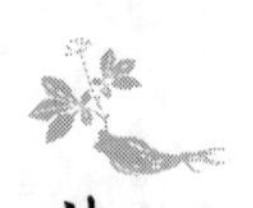

长虫：①即蛔虫，古称蚘虫、蛕虫。蚘、蛕，均为蛔的异体字。②指蛲虫。

《诸病源候论》卷五十·小儿杂病诸候六·三虫候："长虫，蚘虫也，长一尺，动则吐清水，而心痛，贯心即死。"

自化作水：即蚯蚓的使用方法。《名医别录》："蚯蚓，盐沾为汁，治耳聋。"《本草纲目》："盐化为水，主天行诸热，小儿热病癫痫，涂丹毒，傅漆疮。葱化为汁，疗耳聋。"民间有用白砂糖化为水外用治烧烫伤。

药物解读

《中华人民共和国药典》2015 年版一部收载：地龙，为钜蚓科动物参环毛蚓 *Pheretima aspergillum*（E. Perrier）、通俗环毛蚓 *Pheretima vulgaris* Chen、威廉环毛蚓 *Pheretima guillelmi*（Michaelsen）或栉盲环毛蚓 *Pheretima pectinifera* Michaelsen 的干燥体。

【性味归经】性寒，味咸。归肝、脾、膀胱经。

【功能主治】清热定惊，通络，平喘，利尿。用于高热神昏，惊痫抽搐，头痛眩晕，关节痹痛，肢体麻木，半身不遂，肺热喘咳，水肿尿少等。

【鉴别要点】

1. 药材鉴别　商品药材分为广地龙和沪地龙。

广地龙：呈长条状薄片，弯曲，边缘略卷，长 15～20cm，宽 1～2cm。全体具环节，背部棕褐色至紫灰色，腹部浅黄棕色；第 14～16 环节为生殖带，习称"白颈"，较光亮。体前端稍尖，尾端钝圆，刚毛圈粗糙而硬，色稍浅。雄生殖孔在第 18 节腹侧刚毛圈一小孔突上，外缘有数环绕的浅皮褶，内侧刚毛圈隆起，前面两边有横排（一排或二排）小乳突，每边 10～20 个不等。受精囊孔 2 对，位于 7/8 至 8/9 环节间一椭圆形突起上，约占节周 5/11。体轻，略呈革质，不易折断。气腥，味微咸。

沪地龙：呈节状圆柱形或节状薄片，长 8～15cm，宽 0.5～1.5cm。全体具环节，背部棕褐色至黄褐色，腹部浅黄棕色；第 14～16 环节为生殖带，较光亮。第 18 环节有一对雄生殖孔。通俗环毛蚓的雄交配腔能全部翻出，呈花菜状或阴茎状；威廉环毛蚓的雄交配腔孔呈纵向裂缝状；栉盲环毛蚓的雄生殖孔内侧有 1 个或多个小乳突。受精囊孔 3 对，在 6/7 至 8/9 环节间。

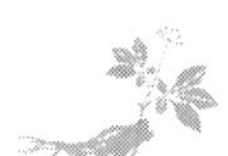

2. 饮片鉴别　成节段状薄片，边缘略卷，可见环节，背部褐色至紫灰色，腹部浅黄棕色。体轻，略呈革质，不易折断。沪地龙，外灰褐色或灰棕色，多皱缩不平，有时可见节状圆柱形。气腥，味微咸。

【拓展阅读——地龙功效解读】

地龙药用历史悠久，《本经》言："治蛇瘕，去三虫、伏尸、鬼疰、蛊毒，杀长虫。"《本草纲目》："蚯蚓……性寒而下行，性寒故能解诸热疾，下行故能利小便，治足疾而通经络也。"《本草经疏》："大寒能祛热邪，除大热，故疗伤寒伏热狂谬，咸主下足，利小便，故治大腹、黄疸。"现行《中药学》规范为清热定惊，通络，平喘，利尿。用于高热神昏、抽搐、关节痹痛、肢体麻木、半身不遂、肺热咳喘、尿少水肿、高血压等。而《本经》所载之主要功效未见记载，如"膨胀痛""肠梗阻"等。

医籍论选

蚯蚓生湿土中，凡平泽膏壤地中皆有之，孟夏始出，仲冬蛰藏，雨则先出，晴则夜鸣，其如丘，其行也引而后伸，故名蚯蚓。能穿地穴，故又名地龙。

蚯蚓冬藏夏出，屈而后伸，上食槁壤，下饮黄泉，气味咸寒，宿应轸水，禀水土之气化。主治尸疰虫蛊，盖以泉下之水气上升，地中之土气上达，则阴类皆从之而消灭矣。蜈蚣属火，名曰天龙。蚯蚓属水，名曰地龙。皆治鬼疰、蛊毒、蛇虫毒者，天地相交，则水火相济，故禀性虽有不同，而主治乃不相殊。

——清·张志聪《本草崇原》

白颈蚯蚓，大寒，无毒。主治伤寒伏热，狂谬，大腹，黄疸。一名土龙。三月取，阴干。又，蚯蚓，盐沾为汁，治耳聋。

——梁·陶弘景《名医别录》

蚓，土德而星应轸水，味性咸寒，故能清热。下行故能利水，治温病大热狂言，大腹黄疸，肾风脚气。白颈者，乃老蚯蚓。治大热，捣汁，井水调下。入药或晒干为末，或盐化为水，或微炙，或烧灰，各随本方。

——清·汪昂《本草备要》

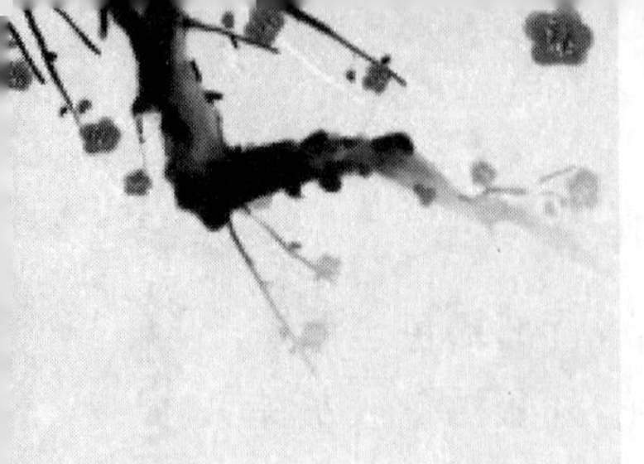

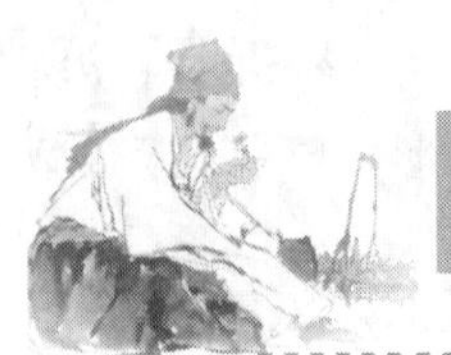

人参 Renshen

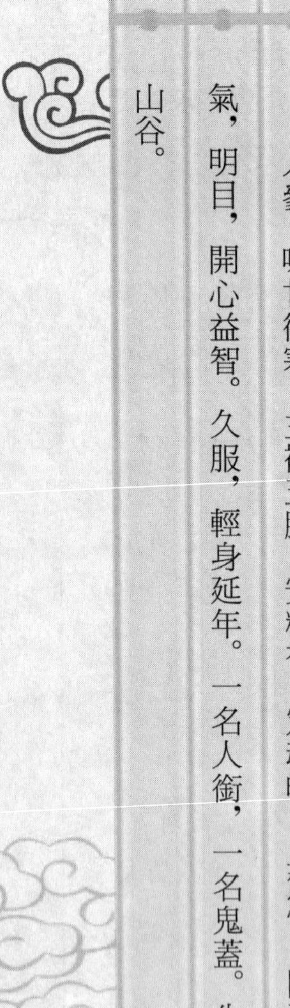

【处方用名】人参——五加科 Araliaceae.

【经文】人参，味甘微寒，主补五脏，安精神，定魂魄，止惊悸，除邪气，明目，开心益智。久服，轻身延年。一名人衔，一名鬼盖。生山谷。

本经要义

补五脏：指人参补气的适用范围。“五脏”，心、肝、脾、肺、肾，人参皆补。如四君子汤主益气健脾；补中益气汤治疗脾胃气虚证；生脉饮补益肺气；参苓白术散益气健脾，补益脾胃，渗湿止泻等；炙甘草汤益气养血，通阳复脉，滋阴补肺，善补心阴等。

安精神：指人参具有安神作用。人参不仅能够安神定志，还起兴奋作用。人参可用于失眠、健忘、惊悸等心神不安之证，具有明显增强记忆力作用。

魂魄：魂，古人想象中的一种能离开躯体而独立存在的精神，附体则生，离体则亡。特指崇高的精神境界或指事物的精灵。魄，与“魂”同义。另指人的胆识、精力。

《灵枢》卷二・本神：“血、脉、营、气、精神。此五脏之所藏也，至其淫泆离脏则精失，魂魄飞扬，志意恍乱，智虑去身者，何因而然乎？……天之在我者德也，地之在我者气也。德流气薄而生者也。故生之来谓之精，两精相搏谓之神，随神往来者谓之魂，并精而出入者谓之魄。”

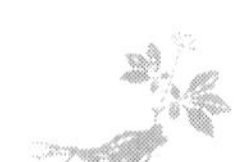

惊悸：由于惊恐害怕而心跳、心慌或心动不安的病证，多由心悸而发。一般多呈阵发性，因情绪波动或劳累过度而发作。

邪气：与人体正气相对而言。中医学泛指六淫，即风、寒、暑、湿、燥、火六种病邪的合称。“淫”邪也，过也，甚也。泛指六气太过，不及或不应时而有，成了致病的邪气，属于外感病的一类病因。“气”指人或物的某种特质或属性。

《诸病源候论》卷二十四・注病诸候・邪注候：“凡云邪者，不正之气也。谓人之腑脏血气为正气，其风寒暑湿，魅鬾魍魉，皆谓邪也。”

人参可扶正祛邪。

开心益智：使心的思维活动能启动，增强智慧。详见第 2 集载石菖蒲“开心孔”解。

药物解读

《中华人民共和国药典》2015 年版一部收载：人参，为五加科植物人参 *Panax ginseng* C. A. Mey. 的干燥根和根茎。

【性味归经】性微温，味甘、微苦。归脾、肺、心、肾经。

【功能主治】大补元气，复脉固脱，补脾益肺，生津养血，安神益智。用于体虚欲脱，肢冷脉微，脾虚食少，肺虚喘咳，津伤口渴，内热消渴，气血亏虚，久病虚羸，惊悸失眠，阳痿宫冷等。

【禁忌】不宜与藜芦、五灵脂同用。

【鉴别要点】

药材鉴别　主根呈纺锤形或圆柱形，长 3～15cm，直径 1～2cm。表面灰黄色，上部或全体有疏浅断续的粗横纹（习称“铁线纹”）及明显的纵皱，下部有支根 2～3 条，并着生多数细长的须根，须根上常有不明显的细小疣状突起（习称“珍珠点”“珍珠疙瘩”）。根茎（习称“芦头”）长 1～4cm，直径 0.3～1.5cm，多拘挛而弯曲，具不定根（习称“艼”）和稀疏的凹窝状茎痕（习称“芦碗”）。质较硬，断面淡黄白色（习称“金井玉栏”），显粉性，形成层环纹棕黄色（习称“金井”），皮部有黄棕色的点状树脂道（习称“玉栏”）及放射状裂隙。香气特异，味微苦、甘。

饮片鉴别　饮片呈圆形薄片，直径 1～2cm，外表皮（饮片边缘）显灰黄色，饮片切面平坦，淡黄色，“金井玉栏”明显，显粉性；形成层环纹浅棕黄

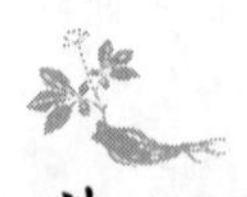

色，皮部有黄棕色点状脂道及放射状裂隙。以“金井玉栏”明显者为最佳。香气特异，味甘、微苦。

【拓展阅读——中药材鉴别专用术语】

芦头　指根及根茎类药材顶端残留的根状茎，常作药材鉴别之特征。

芦碗　指根及根茎类药材芦头上的数个圆形或半圆形凹窝状已干枯的茎痕，形态如小碗。

艼特　指人参芦头上残留的不定根痕。

铁线纹　指药材主根上端外表呈黄褐色的螺旋状横纹。为野山参特有的鉴别要点。

珍珠点　特指野山参须根上生有的小瘤状突起，又称“珍珠疙瘩”。形似豆科植物地下根上之根瘤菌。

金井玉栏　指根及根茎类药材横断面中心木部呈淡黄色（金井），皮部为黄白色（玉栏），恰似金玉相映，又称“金心玉栏”。

【拓展阅读——道地药材产地的变迁】

人参为我国特产的一种名贵药材，是一种很好的扶正固本、抗衰老药。其主要疗效在于对人体生理功能的协调和复壮，提高心脏的收缩力和频率，具有强心的作用。人参主产于我国东北三省，尤以吉林为最佳。但是，在古代则以产于山西上党者为最佳，称“上党人参”。人参古代以上党者为地道，至梁·陶弘景《名医别录》述及辽东“如人参者有神，生上党及辽东”，至清代则明确转而以辽东产者为道地。

人参品种繁多，按栽培方法和加工方法可分为野山参、移山参、园参等。

野山参　是山野林海中自然生长的人参，其生长过程未经任何人工管理，纯属天然而成，属人参极珍贵品。由野山参加工而成的商品有生晒参、白糖参和掐皮参。

移山参　即野山参经过移植栽培，亦属人参之珍品。用移山参加工的商品有生晒参、白糖参和掐皮参。

园参　即人工种植栽培的人参。用园参加工成的商品有红参、边条红参、白糖参、白干参、生晒参、白人参、掐皮参、大力参等。

吉林参　因产于吉林省而得名。主产于长白山区。

辽参　因产于辽宁省而得名。因形态与有效成分与野山参相似，故行

家称之为“赛山参”。

朝鲜人参　因产于朝鲜而得名,又叫“高丽参”。商品又分为朝鲜红参和朝鲜白参。多为人工栽培品种。

日本人参　是用中国东北原产地的人参种子在日本栽培而得的人参。商品有“东洋红参”和“东洋白参”之别。

西洋参　因产于加拿大、美国等西方国家而得名。又名“洋参”“西参”和“花旗参”。

红参　由园参剪去支根及须根,洗净干燥后,蒸2～3小时,至参呈黄色,再烘干或晒干而成。其目的是利于贮藏,可保持较长时间不变质。

白糖参　用糖汁浸透人参,一般浸于糖汁中24小时以上。品质较其他参差。

生晒参　直接晒干,或用硫黄熏制而成。

白干参　将鲜人参主根经洗刷、刮皮后干燥而成。

掐皮参　将鲜参在沸水中浸后,去掉粗皮,在周围扎上小孔,放糖汁中浸泡后,捞出晾晒至近干燥时,用手在表皮掐出皱纹,再晾晒干燥而成。

大力参　将鲜参除去支根和须根后,洗刷干净放沸水中浸泡片刻,取出晒干或烘干而成。

参须　加工各种参所留下的须根,经糖汁浸或蒸制后干燥而成。

医籍论选

人参气味甘美,甘中稍苦,故曰微寒。凡属上品,俱系无毒。独人参禀天宿之光华,钟地土之广厚,久久而成人形,三才俱备,故主补人之五脏。脏者藏也。肾藏精,心藏神,肝藏魂,肺藏魄,脾藏智。

安精神,定魂魄,则补心肾肺肝之真气矣。夫真气充足,则内外调和,故止惊悸之内动,除邪气之外侵。明目者,五脏之精上注于目也。开心者,五脏之神皆主于心也。又曰益智者,所以补脾也,上品之药,皆可久服,兼治病者,补正气也,故人参久服,则轻身延年。

——清·张志聪《本草崇原》

人参,味甘、微苦,入足阳明胃、足太阴脾经。入戊土而益胃气,走己土而助脾阳,理中第一,止渴非常,通少阴之脉微欲绝,除太阴之腹满而痛,久利亡血之要药,盛暑伤气之神丹。

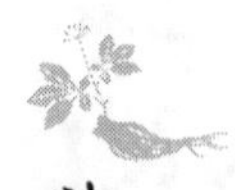

《金匮》人参汤，人参、白术、甘草、干姜各三两，即理中汤。治胸痹心痞，气结在胸，胸满，胁下逆抢心。以中气虚寒，脾陷胃逆，戊土迫于甲木，则胸中痞结，己土逼于乙木，则胁下逆抢。甘草、白术，培土而燥湿，姜、参，温中而扶阳，所以转升降之轴也。

《伤寒》通脉四逆加人参汤（四逆汤加人参汤）：炙甘草二两，附子大一枚，干姜三两，人参一两。治疗霍乱利止脉微。以泻利既多，风木不敛，亡血中之温气。四逆汤暖补水土，加人参以益血中之温气也。

白虎加人参汤：石膏一斤，知母六两，甘草二两，粳米六合，人参三两。

治伤寒汗后心烦，口渴舌燥，欲饮水数升，脉洪大者。以胃阳素盛，津液汗亡，腑热未定，肺燥先动。白虎泻热清金，加人参以补汗亡之阳气也。

治太阳中暍，汗出恶风，身热而渴者。以暑月感冒，风寒郁其内热，而伤元气。热盛而寒不能闭，是以汗出。白虎清金而泻热，加人参以益耗伤之阳也。

小柴胡汤……

——清·黄元御《长沙药解》

《本经》止此三十七字。其提纲云：主补五脏，以五脏属阴也。精神不安、魂魄不定、惊悸不止、目不明、心智不足，皆阴虚为阳亢所扰也。今五脏得甘寒之助，则为定之、安之、止之、明之、开之、益之之效矣。

曰邪气者，非指外邪而言，乃阴虚而壮火食气，火即邪气也。今五脏得甘寒之助，则邪气除矣。余细味经文，无一字言及温补回阳。故仲景于汗、吐、下阴伤之证，用之以救津液。而一切回阳方中，绝不加此阴柔之品，反缓姜、附之功。故四逆汤、通脉四逆汤为回阳第一方，皆不用人参。而四逆加人参汤，以其利止亡血而加之也；茯苓四逆汤用之者，以其在汗、下之后也。今人辄云：以人参回阳。此说倡自宋、元以后，而大盛于薛立斋、张景岳、李士材辈，而李时珍《本草纲目》尤为杂沓。学人必于此等书焚去，方可与言医道。

仲景一百一十三方中，用人参者只有一十七方：新加汤、小柴胡汤、柴胡桂枝汤、半夏泻心汤、黄连汤、生姜泻心汤、旋覆代赭石汤、干姜黄芩黄连人参汤、厚朴生姜半夏人参汤、桂枝人参汤、四逆加人参汤、茯苓四逆汤、吴茱萸汤、理中汤、白虎加人参汤、竹叶石膏汤、炙甘草汤，皆是因汗、吐、下之后，亡其阴津，取其救阴。如理中、吴茱萸汤以刚燥剂中阳药太过，取人参甘寒之性，养阴配阳，以臻于中和之妙也。

又曰：自时珍之《纲目》盛行，而神农之《本草经》遂废。即如人参，《本经》明说微寒，时珍说生则寒，熟则温，附会之甚。盖药有一定之性，除是生捣取汁冷服，与蒸晒八九次，色味俱变者，颇有生熟之辨。若入煎剂，则生者亦熟矣。况寒热本属冰炭，岂一物蒸熟不蒸熟间，遂如许分别乎？尝考古圣用参之旨，原为扶生气、安五脏起见。而为五脏之长，百脉之宗，司清浊之运化，为一身之橐龠[①]者，肺也。人参惟微寒清肺，肺清则气旺，气旺则阴长而五脏安。古人所谓补阳者，即指其甘寒之用，不助壮火以食气而言，非谓其性温补火也。

陶弘景谓：功用同甘草。凡一切寒温补泻之剂，皆可共济成功。然甘草功兼阴阳，故《本经》云："主五脏六腑。"人参功专补阴，故《本经》云："主五脏。"仲景于咳嗽病去之者，亦以形寒饮冷之伤，非此阴寒之品所宜也。

——清·陈修园《神农本草经读》

肺为五脏之长，百脉之宗，司清浊之运化，为一身之橐龠，主生气。人参气寒清肺，肺清则气自旺，而五脏俱补矣。精者阴气之英华，神者阳气之精灵也。微寒清肺，肺旺则气足而神安。脾属血，人身阴气之原。味甘益脾，脾血充则阴足而精安。随神往来者谓之魂，并精出入谓之魄。精神安，魂魄自定矣。气虚则易惊，血虚则易悸。人参微寒益气，味甘益血，气血平和，惊悸自止。

邪之所凑，其气必虚。人参益气，正气充足，其邪自不能留，故能除邪气。五脏藏阴者也，五脏得甘寒之助，则精气上注于目而目明矣。心者神之处也，神安所以心开。开者，朗也。肾者，精之舍也，精充则伎巧出而智益，久服则气足，故身轻，气足则长生，故延年也。

——清·叶天士《本草经解》

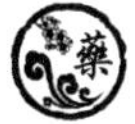 西洋参 Xiyangshen

药物解读

【处方用名】西洋参——五加科 Araliaceae

---

① 橐龠，橐音 tuo。古代冶炼时鼓风用的一种牛皮制的器具，作用与现代风箱类似。龠音 yue。籥的古字，古代之一种管弦乐器。《说文·龠部》："龠，乐之竹管，三孔，以和众声也。"橐龠，指吹口管弦乐器，此处将肺比喻为风箱。

【基原】系五加科 Arliaceae 人参属 Panax 植物西洋参 *Panax quinquefolium* L. 的干燥根。

【性味归经】性凉，味甘、微苦。归心、肺、肾经。

【功能主治】补气益阴，清热生津。用于气虚阴亏，内热消渴，咳喘，痰血，虚热烦倦，消渴，口燥咽干等。

【鉴别要点】

药材鉴别　本品呈纺锤形、圆柱形或圆锥形，长 3～12cm，直径 0.8～2cm。无芦头，无侧根与须根。表面淡棕黄色或类白色，上部有密集的横环纹，全体可见明显的纵皱纹，质轻松，断面平坦，淡黄白色。气微香，味微苦、甜。

因加工方法不同分为“原皮参”(带有栓皮)“去皮参”或“光皮西洋参”(即将原皮参再湿润，撞去外皮，用硫黄熏后晒干)。

饮片鉴别　饮片呈圆形薄皮，直径 0.8～2cm。表面(饮片边缘)黄白色至浅灰黄色。质坚实，切面平坦，略显粉性，浅黄白色。**皮部可见密集黄棕色点状树脂道，形成层环纹棕黄色**，习称“玉栏”。木部略显放射状纹理。气微而特异。味微苦、甘。

【临床药师、临床医师注意事项】

★ 学习和掌握人参品种有关知识，注意古代汤方中“人参”的实际意义。

★ 注意人参饮片与西洋参饮片的鉴别要点。

★ 现在人参的临床作用，与文献记载的临床疗效相差甚远，为什么？临床医师在使用时，一定要注意品种和量效关系。

★ **生晒参冒充西洋参特征**：多为 2～3 年生人参，呈纺锤形、圆锥形至圆柱形，长 3～12cm，直径 0.6～1.5cm。表面灰黄色，较粗糙，全体有疏浅断续的粗糙纹及粗而深的纵皱纹。质较松，易折断，折断面不平坦，淡黄白色，显粉性。皮部与木部中心多具放射状裂隙，形成层环纹棕黄色，皮部黄棕色的点状树脂道不明显且稀疏。气香，味苦无回甜感。

【拓展阅读——追本溯源话人参】

西洋参，在我国古代本草文献不载。始见于清·吴仪洛《本草从新》：西洋参，苦寒，味甘，味厚气薄。主产于加拿大、美国等西方国家。20 世纪 80 年代我国引种栽培成功。目前已成为世界第三大西洋参生产国。

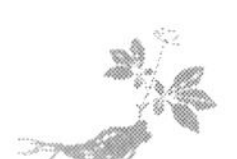

清·赵学敏《本草纲目拾遗》西洋参条："洋参似辽参之白皮泡丁，叶类人参，惟性寒，宜糯米饭蒸用，甘苦，补阴退热。姜制，益元，扶正气。"

近代本草文献对西洋参都有详细论述，认为西洋参性凉，味苦，味甘。入肺、胃二经。功能补阴，清肺热，生津，止咳。并认为，我国人参温补，西洋参凉补，疗效各有千秋，可视患者实际情况选用。

【拓展阅读——前人对临床使用人参的告诫】

清·徐大椿在《神农本草经百种录》有详细论述："凡补气之药皆属阳，惟人参能补气，而体质属阴，故无刚燥之病，而又能入于阴分，最为可贵。然力大而峻，用之失宜，其害亦甚于他药也。今医家之用参救人者少，杀人者多。盖人之死于虚者十之一二，死于病者十之八九。人参长于补虚，而短于攻疾。医家不论病之已去未去，于病久，或体弱，或富贵之人，皆必用参。一则过为谨慎，一则借以塞责，而病家亦以用参为尽慈孝之道，不知病未去而用参，则非独元气不充，而病根遂固，诸药罔效，终无愈期。故曰杀人者多也。或曰：仲景伤寒方中，病未去而用参者不少，如小柴胡、新加汤之类。何也？曰：此则以补为泻之法也。古人曲审病情，至精致密，知病有分有合。合者邪正并居，当专于攻散；分者邪正相离，有虚有实。实处宜泻，虚处宜补。一方之中，兼用无碍，且能相济，则用人参以建中生津，拓出邪气，更为有力。若邪气尚盛而未分，必从专治，无用参之法也。况用之亦皆入疏散药中，从无与熟地、萸肉等药同入感证方中者。明乎此，而后能不以生人者杀人矣。人参亦草根耳，与人殊体，何以能骤益人之精血。盖人参乃升提元气之药，元气下陷，不能与精血流贯，人参能提之使起，如火药藏于炮内不能升发，则以火发之。若炮中本无火药，虽以炮投火中不能发也，此补之义也。"

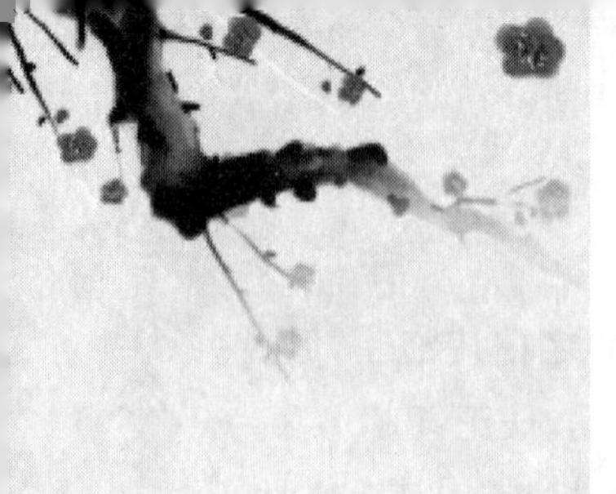

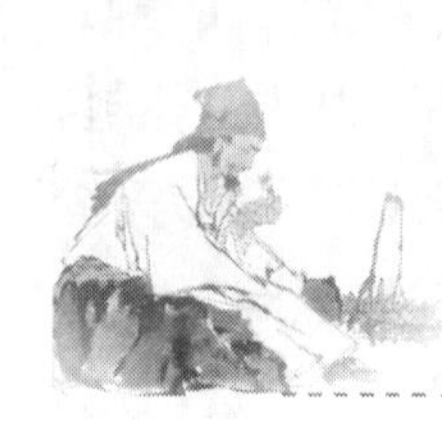

肉苁蓉 Roucongrong

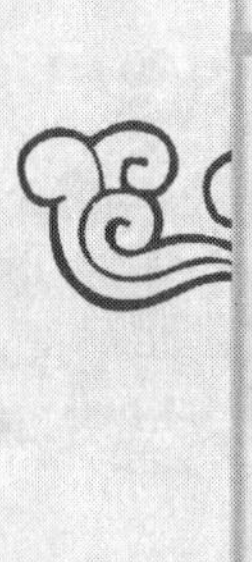

肉蓯蓉，味甘微溫。主五勞七傷，補中，除莖中寒熱痛，養五臟，強陰，益精氣，多子，婦人癥瘕，久服輕身，生山谷。

【处方用名】肉苁蓉——列当科 Orobanchaceae.

【经文】肉苁蓉，味甘微温。主五劳七伤，补中，除茎中寒热痛，养五脏，强阴，益精气，多子，妇人癥瘕，久服轻身，生山谷。

本经要义

五劳：指心劳、肝劳、脾劳、肺劳、肾劳等五脏劳损的疾病。

五劳之古医籍解

《证治要诀》："五劳者，五脏之劳也。"

《医学纲目》："何谓五劳？心劳血损，肝劳神损，脾劳食损，肺劳气损，肾劳精损。"另指五类劳损证候，即五类因劳逸不当而引起的损伤。因劳逸不当，气血筋骨活动失调而引起的五类损伤。

《素问》卷七・宣明五气篇第二十三："五劳所伤：久视伤血，久卧伤气，久坐伤肉，久立伤骨，久行伤筋，是谓五劳所伤。"王冰注云："五劳所伤，劳于心也，劳于肺也，劳于脾也，劳于肾也，劳于肝也。"

《诸病源候论》卷三・虚劳病诸候・虚劳候："五劳者：一曰志劳，二曰思劳，三曰心劳，四曰忧劳，五曰瘦劳。又：肺劳者，短气而面肿，

鼻不闻香臭;肝劳者,面目干黑口苦,精神不守,恐畏不能独卧,目视不明;心劳者,忽忽喜忘,大便苦难或时鸭溏,口内生疮;脾劳者,舌本苦直,不得咽唾;肾劳者,背难以俛[①]仰,小便不利,色赤黄而有余沥,茎内痛,阴湿囊生疮,小腹满急。”

七伤:七种劳伤的病因。

《诸病源候论》卷三·虚劳病诸候上·虚劳候:“七伤者,一曰阴寒;二曰阴痿;三曰里急;四曰精连连;五曰精少,阴下湿;六曰精精;七曰小便苦数,临事不卒。又,一曰大饱伤脾。脾伤,善噫,欲卧,面黄。二曰大怒气逆伤肝,肝伤少血目暗;三曰强力举重、久坐湿地伤肾,肾伤少精,腰背痛厥逆下冷;四曰形寒,寒饮伤肺,肺伤少气,咳嗽鼻鸣;五曰忧愁思虑伤心,心伤苦惊,喜忘善怒;六曰风雨寒暑伤形,形伤发肤枯夭;七曰大恐惧不节伤志,志伤,恍惚不乐。”

补中:“中”,《说文解字》:“中,内也。从口。丨,上下通。,古文中。,籀文中。”指古代投壶时盛筹码的器皿,此引申为脏器。《素问》卷第二十四·阴阳类论篇第七十九:“阴阳之类,经脉之道,五中所主,何脏最贵?”王冰注:“中,谓五藏。”补中,即补五脏。

茎中寒热痛:石淋所致小便涩痛。

《诸病源候论》卷十四·淋病诸候·石淋候:“石淋者,淋而出石也。肾主水,水结则化为石,故肾客砂石,肾虚为热所乘,热则成淋,其病之状,小便则茎里痛,尿不能卒出,痛引少腹。膀胱里急,砂石从小便道出,甚者塞痛令闷绝。”

强阴:“阴”,阴器,指生殖器。强阴,使阴器强壮。亦泛指精血之意。

益精气:“精气”,亦称“正气”。①泛指生命的精华物质及其功能。《素问》卷八·通评虚实论篇第二十八:“黄帝问曰:何为虚实?岐伯对曰:邪气盛则实,精气夺则虚。”②具体指生殖之精。《素问》卷一·上古天真论篇第一:“丈夫八岁,肾气实,发长齿更。二八,肾气盛,天癸至,精气溢泻,阴阳

---

① 俛,同俯,fu,头低下,屈身向下。

和,故能有子。"③又指饮食化生的精微物质——营气、卫气。《素问》卷七·经脉别论篇第二十一:"饮入于胃,游溢精气,上输于脾。脾气散精,上归于肺,通调水道,下输膀胱。"《灵枢》卷之四·营卫生会第十八:"营卫者,精气也,血者,神气也,故血之与气,异名同类焉。"

多子:"精生于五脏,而藏之于肾,精足则阳举,精坚令人多子矣……肉苁蓉善补五脏之精,故能多子。"

癥瘕:病证名,指腹腔内痞块。一般以隐见于腹内,按之形证可验,坚硬不移,痛有定处者为"癥";聚散无常,推之游移不定,痛无定处者为"瘕"。"癥瘕"一名出自《金匮要略》卷上·疟疾脉证并治第四。《诸病源候论》卷十九·积聚病诸候·癥瘕候:"癥瘕者,皆由寒温不调,饮食不化,与藏气相搏结所生也。其病不动者,直名为癥。若病虽有结瘕而可推移者,名癥瘕。瘕者假也,谓虚可动也。"

药物解读

《中华人民共和国药典》2015年版一部收载:肉苁蓉,为列当科植物肉苁蓉 *Cistanche deserticola* Y.C.Ma 或管花肉苁蓉 *Cistanche tubulosa* (Schrenk) Wight 的干燥带鳞叶的肉质茎。

【性味归经】性温,味甘、咸。归肾、大肠经。

【功能主治】补肾阳,益精血,润肠通便。用于肾阳不足,精血亏虚,阳痿不孕,腰膝酸软,筋骨无力,肠燥便秘。

【鉴别要点】

1. 药材鉴别

肉苁蓉:呈扁圆柱形,稍弯曲,长3~15(20)cm,直径2~8cm。表面棕褐色或灰棕色,密被覆瓦状排列的肉质鳞叶,通常鳞叶先端已断,或脱落后留下短线状鳞叶痕,体重,质硬,微有柔性,不易折断,断面棕褐色,有淡棕色点状维管束(习称"筋脉点"),排列成波状环纹。气微,味甜、微苦。

管花肉苁蓉:呈纺锤形,或扁柱形,稍弯曲,长5~25(30)cm,直径3~9(10)cm,表面棕褐色至黑褐色,体重,质硬,微有柔性,不易折断。断面呈颗粒状,灰棕色至灰褐色,散生点状维管束,味甜,微苦。

2. 饮片鉴别　饮片呈不规则的厚片,表面棕褐色或灰棕色。有的饮片可见肉质鳞叶。饮片切面黄棕色、灰棕色或棕褐色,有淡棕色或棕黄色点

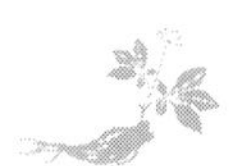

状维管束（习称“筋脉点”），排列成不规则的波状环纹。气微，味甜、微苦。

【拓展阅读——中药材经验鉴别专用术语】

筋脉点：系指中药材组织内的纤维束或维管束，药材折断可见其纤维或维管束呈参差不齐的丝状，犹如人体的筋脉，又称“筋”。在整齐的药材切面（或饮片）上表现出的点状痕迹称之为“筋脉点”。较大的维管束痕又称之“筋脉纹”。

【临床药师、临床医师注意事项】

★ 中药饮片肉苁蓉有生品和酒（黄酒）炙品之别。生肉苁蓉以补肾止浊、润肠通便力胜，多用于肾气不足、肠燥便秘、白浊；酒炙肉苁蓉补肾助阳之力强，多用于肾阳不足之阳痿、腰痛、不孕等。

★ 肉苁蓉性温，味甘咸，温而不燥，补而不腻，阴阳双补，既补肾壮阳，又补益精血，故可治疗肾阳不足、精血亏损所致之阳痿不孕，腰膝酸软，筋骨无力。

★ 肉苁蓉咸润，补益精血，又润燥通便，常用于精枯肠燥便秘，对老年人肾气衰弱、精血亏虚者尤为适宜。但前人告诫：量轻效差，要用重剂。

医籍论选

肉苁蓉，其形似肉，气味甘温，盖禀少阴水火之气，而归于太阴坤土之药也。土性柔和，故有苁蓉之名。五劳者，志劳、思劳、烦劳、忧劳、恚劳也。七伤者，喜、怒、忧、悲、思、恐、惊，七情所伤也。水火阴阳之气，会归中土，则五劳七伤可治矣。得太阴坤土之精，故补中；得少阴水火之气，故除茎中寒热痛。阴阳水火之气，归于太阴坤土之中，故养五脏。强阴者，火气盛也。益精者，水气盛也。多子者，水火阴阳皆盛也。妇人癥瘕，乃血精留聚于郛郭之中，土气盛，则癥瘕自消，而久服轻身。

——清·张志聪《本草崇原》

凡五劳七伤。久而不愈，未有不伤其阴也，苁蓉补五脏之精，精足则阴足矣。茎中者，精之道路，精虚则寒热而痛，精足则痛止矣，又滑以去着。精生于五脏，而藏之于肾，精足阳举精坚，令人多子矣。妇人癥瘕，皆由血瘀，精足则气充，气充则瘀行也。

——清·陈修园《神农本草经读》

肉苁蓉气微温，秉天春升之木气，入足厥阴肝经；味甘无毒，得地中正之土气，入足太阴脾经；色黑而润，制过味咸，兼入足少阴肾经。气味俱浊，降多于升，阴也。填精益髓，又名黑司令。

五劳者，伤劳五脏之真气也；七伤者，食伤、饮伤、忧伤、房室伤、喜伤、劳伤、经络营卫气伤之七伤也，七者皆伤真阴，肉苁蓉甘温滑润，能滋元阴之不足，所以主之也。中者阴之守也，甘温益阴，所以补中。茎，玉茎也。寒热痛者，阴虚火盛，或寒或热而结痛也。苁蓉滑润，滑以去著，所以主之也。五脏藏阴者也，气温润阴，故养五脏。阴者宗筋也，宗筋属肝，肝得血则强，苁蓉甘温益肝血，所以强阴也。色黑入肾，补益精髓，精足则气充，故益精气。精气足则频御女，所以多子也。

妇人癥瘕，皆由血成，肉苁蓉温润而咸，咸以软坚，滑以去着，温以散结，所以主之也。久服，肝脾肾精充足，所以轻身也。

——清·叶天士《本草经解》

(肉苁蓉)入药，少则不效。

——宋·寇宗奭《本草衍义》

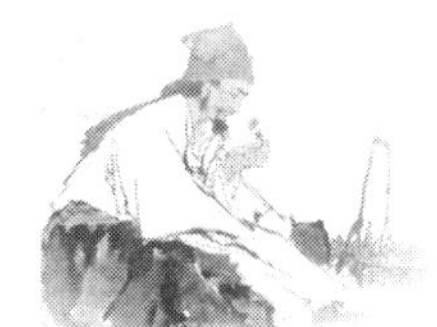

肉桂 Rougui

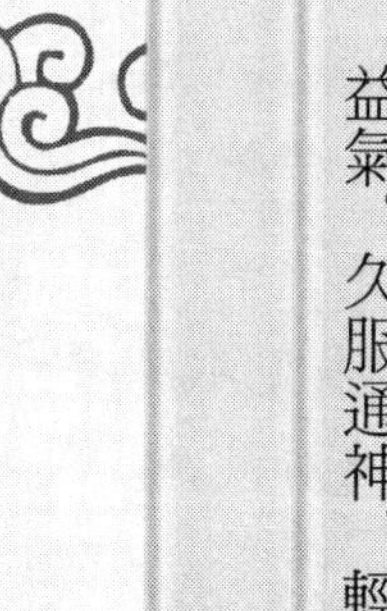

牡桂，味辛溫。主上氣咳逆，結氣喉痹，吐吸，利關節，補中益氣。久服通神，輕身不老。生山谷。

【处方用名】肉桂、桂枝——樟科 Lauraceae.

【经文】牡桂，味辛温。主上气咳逆，结气喉痹，吐吸，利关节，补中益气。久服通神，轻身不老。生山谷。

本经要义

牡桂：“牡”，指雄性的兽类，引申为雄性的。《说文解字·牛部》：“牡，兽父也。”《广雅》释兽：“牡，雄也。”《集韵·姥韵》：“牡，雄禽曰牡。”“桂”，《说文解字》：“桂，江南木，百药之长。从土，圭声。”《本经》：“案《说文》云……今人呼桂皮厚者，为木桂及单名桂者是也。一名肉桂，一名桂枝，一名桂心。”

上气：①指呼多吸少，气息急促，是肺经受邪，气道不利的证候。②指上部心、肺之气。心与肺在人体之上部而故名。

《灵枢》卷五·五邪第二十：“邪在肺，则病皮肤痛，寒热，上气喘，汗出，咳动肩背。”《诸病源候论》卷十四·咳嗽病诸候·咳嗽上气候：“夫咳嗽上气者，肺气有余也。肺感于寒微者，则成咳嗽。肺主气，气有余则喘咳上气，此为邪搏于气。气壅不得宣发，是为有余，故咳嗽而上气也。其状喘咳上气，

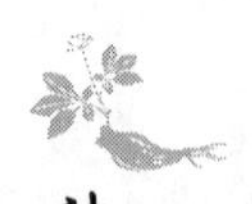

多涕唾而面目胕[1]肿。”

咳逆：出自《素问》卷二十一·六元正纪大论篇第七十一：“其病气怫[2]于上，血溢目赤，咳逆头痛，血崩胁满，肤腠中疮。”“其病热郁于上，咳逆呕吐，疮发于中，胸嗌不利，头痛身热，昏愦脓疮。”在《金匮要略》卷中·痰饮咳嗽病脉证并治第十二，指咳嗽气逆证。

上气咳逆：即咳逆上气，指咳嗽气喘的病证。“上气”，即肺气上逆之意。此证临床上有实证和虚证之别。实证，主要症状为喘咳胸满，呼吸迫促，不能平卧，痰多黏腻，脉浮滑，是由于肺实气闭所致。虚证，主要症状为咳喘面浮，脉浮大无力，这是“肾不纳气”所致。

结气：“结”，郁结。“气”，气机，心气，肺气。“结气”，即气机郁结。桂枝（肉桂）能温经通脉，气机通畅。

喉痹：病名。出自《素问》卷二·阴阳别论篇第七：“二阳结谓之消，三阳结谓之隔，三阴结谓之水，一阴一阳结谓之喉痹。”一作喉闭，泛作咽喉肿痛病证的统称。《杂病源流犀烛》卷二十四：“喉痹，痹者，闭也，必肿甚，咽喉闭塞。”

“痹”，闭塞不通之意，是咽喉局部气血瘀滞痹阻的病理变化，凡咽喉肿痛诸病，感到阻塞不利，吞咽不爽，甚至吞咽难下等，均属喉痹范围。

吐吸：有的学者作“吐呕”解。张志聪作呼吸解，张氏云：“吐吸者，吸不归根，即吐出也。”叶桂云：“桂温肺，肺温则气下降而咳逆止。桂辛温，散结行气，则结者散，闭者通，不吐而能吸也。”无论是外邪、痰饮、瘀血等病因，均可影响到肺的功能而致呼吸异常，这种异常表现为气逆咳喘，气机不畅引发多种疾病。桂枝（肉桂），上气咳逆，也就能主“吐吸”。

利关节：肉桂辛能润，润则筋脉和，温通经脉，故而利关节。主治风湿痹痛，四肢关节冷痛，腰肌劳损，膝关节病变，坐骨神经痛等。

补中益气，久服通神，轻身不老：桂枝（肉桂）均能辛散温通，助阳化气，常用于治疗阳气虚弱、气化不利之证。肉桂（桂枝）亦能治疗中焦虚寒，振奋中焦阳气，常配伍于补益气血之方剂中，以振奋人体之阳气，故《本经》言

---

① 胕：①fu，同跗，足。《集韵·虞韵》：“跗，足也。或作胕”。②fu，音浮，浮肿。《集韵·虞韵》：“胕，肿也。”

② 怫：①fu，郁结；滞留。《素问·六元正纪大论》：“其病怫于上。”②心情不舒畅。《说文·心部》：“怫，郁也。”）

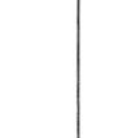

“补中益气，通神”。使人“轻身不老(身体强健)”。如《伤寒论》之小建中汤等众多方剂，即为“补中益气”，补益阳气。补益气血方剂，如“十全大补汤”即为“八珍汤”加黄芪、肉桂而成。

药物解读

《中华人民共和国药典》2015 年版一部收载：桂枝，为樟科植物肉桂 *Cinnamomum cassia* Presl 的干燥嫩枝。肉桂，为樟科植物肉桂 *Cinnamomum cassia* Presl 的干燥树皮。

【性味归经】

桂枝：性温，味辛、甘。归心、肺、膀胱经。

肉桂：性大热，味辛、甘。归肾、脾、心、肝经。

【功能主治】

桂枝：发汗解肌，温通经脉，助阳化气，平冲降气。用于风寒感冒，脘腹冷痛，血寒经闭，关节痹痛，痰饮，水肿，心悸，奔豚等。

肉桂：补火助阳，引火归原，散寒止痛，温通经脉，用于阳痿宫冷，腰膝冷痛，肾虚作喘，虚阳上浮，眩晕目赤，心腹冷痛，虚寒吐泻，寒疝腹痛，痛经经闭等。

【鉴别要点】

1. 药材鉴别

桂枝：呈长圆柱形，多分枝，粗端直径 0.3～1cm。表面红棕色至棕色，有纵棱线、细皱纹及小疙瘩状的叶痕、枝痕和芽痕，皮孔点状。质硬而脆，易折断。断面皮部薄显红棕色，木部黄白色至浅黄棕色，髓部黄白色略呈方形。有特异香气，味甜、微辛，皮部味较浓。

肉桂：呈槽状或卷筒状，宽或直径 3～10cm，厚 0.2～0.8cm。外表面灰棕色，稍粗糙，有不规则的细皱纹及横向突起的皮孔，有的可见灰白色的斑纹；内表面红棕色，略平坦，有细纵纹，划之显油痕。质硬而脆，易折断，断面不平坦，外层棕色而较粗糙，内层红棕色而油润，两层间有一条黄棕色的线纹。气香浓烈，味甜、辣。

2. 饮片鉴别

桂枝：饮片呈类圆形或椭圆形斜厚片，片厚 2～4mm，表面红棕色至棕色，有时可见点状皮孔或纵棱线。切面皮部红棕色，木部黄白色至浅黄棕

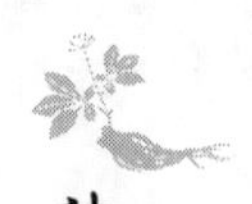

色，髓部类圆形或略呈方形，有特异香气，味甜，微辛。

肉桂：饮片呈宽丝状，不规则的碎块状，外表皮可见不规则的细皱纹及横向突起皮孔，内表面红棕色，划之显油痕。切面两层间可见一条黄棕色线纹，气浓香，味辛辣而微甜，嚼之化渣者为佳。

【临床药师、临床医师注意事项】

★ 注意“桂枝”名称的出现与“桂枝”一药的实际临床使用年代。

★ 注意研读《伤寒杂病论》中含桂枝汤方中“角注”的意义。

★ 注意学习古代汤方药物与《本经》药物性效记载的延续对后世的移植与承袭意义。

【拓展阅读——历代各医家对“肉桂”“桂枝”的认识】

曹元宇：“牡桂，味辛温。主上气咳逆，结气，喉痹吐吸，利关节，补中益气。久服通神，轻身不老。生山谷。”

按谢宗万教授生前考证，肉桂之名，出自唐·《新修本草》，为桂类药材之一。桂类药材在历代本草中药名不一，品种也复杂。《神农本草经》上品列有牡桂、菌桂；《名医别录》除二者外，又另立“桂”条；《本草纲目》认为桂即牡桂，遂将两者合为一条。又云：“桂，即肉桂也。”可见牡桂、肉桂为同一物。至于菌桂，《名医别录》称其“正圆如竹”。《唐本注》曰：“菌者，竹名，古方用筒桂者是，故云三重者良。其筒桂亦有二。三重卷者，叶似柿叶，中三道文，肌理紧薄如竹，大枝小枝皮俱是菌桂。”苏敬谓：“菌桂，竹名，此桂嫩而易卷如筒，即古所谓筒桂也，筒似菌字，后人误书为菌，习而成俗，亦复因循也。”李时珍曰：“今本草又作草之菌，愈误矣。”《本草图经》称“树皮青黄，薄卷如筒，亦名筒桂，厚硬味薄者名板桂（后者不易卷筒）。”则菌桂、筒桂与今之“筒桂”“桂通”“桂尔通”当是一物。《本草拾遗》云：“菌桂、牡桂、桂心，已上三色，并同一物。”《药性赋》曰：“其在下、最厚者曰肉桂，去其粗皮为桂心，其在中、次厚者曰官桂，其在上、薄者曰薄桂，其在嫩桂发者曰桂枝。”

由此可观，古本草之菌桂、牡桂、桂、筒桂、板桂、辣桂、桂枝、桂心等均与现今之肉桂为同一植物来源，其中部分是商品规格名称。

桂枝在《伤寒论》中均注明“去皮”。《神农本草经》在《伤寒论》之前，所载牡桂、菌桂，**用药部位是去除外层的粗皮，即木栓层**（去皮，是指去除树皮的最外层。药用还是树皮）。唐代诸本草则记载，桂枝与肉桂是同一种药物的两种称谓，都是用枝皮。宋·寇宗奭在《本草衍义》中则明确指出：仲

景之桂枝者,取枝上皮也。近代(清代始)所用的桂枝则为肉桂的嫩枝条。

古代医药文献中的桂枝是肉桂树的嫩枝皮,现今所用的桂枝是肉桂树的嫩枝条。《伤寒杂病论》中所用桂枝只能是肉桂。

【拓展阅读——《伤寒杂病论》中"桂枝"药用解读】

现代药理学研究证实,肉桂、桂枝(桂树之嫩枝条),均含有相同有效成分,只是二者所含挥发油等有效成分的多少有别,如同枳壳、枳实,青皮、陈皮等。二者临床作用的力度不同,桂枝(嫩枝条)所含挥发油等成分少而力弱,肉桂所含挥发油等成分多而力强。

在经文中只言桂枝而无肉桂,是指桂树的枝皮而言。在临床工作中处方用药是用桂枝或肉桂,则根据患者的具体情况而定,但经方中之桂枝,肯定是肉桂无疑。

1. 张仲景应用桂枝(肉桂)情况

仲景用桂枝(肉桂)共计有 76 方,论及用量有 38 方,注明角注修治的有 47 方。

用量:最大用量 6 两(15.625g×6=93.75g),最小剂量为 6 铢。一般用量为三两(15.625×3=46.875g)。现今《药典》规定剂量 3～9g。

加工炮制:仲景所用汤方中之桂枝均角注"去皮",实为去其肉桂之"木栓层"非入药部位,保证药物之纯度。在桂枝后注明"味辛热",应指现今肉桂性味功能。

用法:仲景用于煎汤,或入丸、散。并有"后下"角注,后下之目的,实为防止其挥发油成分的挥发,以增强桂枝(肉桂)辛温发散、温阳化气之功。

2. 张仲景使用桂枝汤方情况

桂枝汤:桂枝三两(去皮,味辛热),芍药三两,甘草二两,生姜三两,大枣十二枚(擘)。治疗外感风寒表实证。中风,头痛发热,汗出恶风。

桂枝人参汤:桂枝四两(去皮,味辛热),甘草四两,白术三两,人参三两,干姜三两。为仲景群方之冠。治疗外感风寒表虚证,伤寒表证未解,而数下之,利下不止,心下痞硬。

桂枝加桂汤:桂枝五两(去皮,味辛热),其余同桂枝汤。主治心阳虚弱,寒水凌心之奔豚。

桂枝甘草汤:桂枝四两(去皮,味辛热),甘草二两(炙)。治疗发汗过多,其人叉手自冒心,心下悸,欲得按者。

麻黄汤：麻黄三两，桂枝二两(去皮，味辛热)，甘草一两(炙)，杏仁七十个(烫去皮尖)。治疗外感风寒表实证，恶寒发热，头痛身痛，无汗而喘，舌苔薄白，脉浮紧等。

《金匮要略》中使用桂枝汤处方，如下。

桂枝生姜枳实汤：桂枝三两，生姜三两，枳实五枚。

桂枝芍药知母汤：桂枝四两，芍药三两，甘草二两，麻黄二两，生姜五两，白术五两，知母四两，防风四两，附子二两(炮)。治疗肢节疼痛，身体尪羸，脚肿如脱，头眩短气，温温欲吐。

【拓展阅读——商品药材中的鉴别要点】

商品药材中有：企边桂、南玉桂(又称玉桂)、板桂、官桂等。

企边桂 为10年以上的肉桂干皮，两端切削，在木制的凹凸板中间，压制成两侧内卷的浅槽状而得名。

板桂 为10年以上特别粗大的肉桂干皮，质厚，不易压制成筒状、双卷筒状，直接压制成板块状。

玉桂(南玉桂) 又称谓“清化桂”，根据地名(越南清化)而命名，为肉桂之变种大叶青化桂 *Cinnamomum cassia* Presl，var macrophyllum Chu. 的干燥树皮。传统认为其质量较佳，嚼之化渣，清香，药材特征、饮片特征与肉桂相似。

官桂 ①指肉桂之优质品，上乘桂皮，古代为“官人”所用，进贡品。临床疗效最佳。一般指十年以下肉桂之干皮和粗枝皮加工而成，不是指现时商品之官桂。②另指同属植物其他肉桂之树皮，如天竺桂 *Cinnamomum tamala*(Bauch-Ham.)Neos. et Eberm，川桂 *Cinnamomum mairei* Lev. l. 等的树枝，一般不作药用，只能作食品加工香料或外用药。

医籍论选

桂。《本经》有牡桂、菌桂之别，今但以桂摄之。桂木臭香，性温，其味辛甘。上体枝干质薄，则为牡桂。牡，阳也。枝干治阳本乎上者，亲上也。下体根荄，质厚，则为菌桂。菌，根也。根荄治阴本乎下者，亲下也。仲祖《伤寒论》有桂枝加桂汤，是牡桂、菌桂并用也。

又云：桂枝去皮，去皮者，只取梢尖嫩枝，外皮内骨皆去之不用。是枝与干又各有别也，今以枝为桂枝，干为桂皮，为官桂，即《本经》之牡桂也。

根为肉桂，去粗皮为桂心，即《本经》之菌桂也。生发之机在于干枝，故录《本经》牡桂主治，但题以桂而总摄焉。

上气咳逆者，肺肾不交，则上气而为咳逆之证。桂启水中之生阳，上交于肺，则上气平而咳逆除矣。

结气喉痹者，三焦之气不行于肌腠，则结气而为喉痹之证。桂秉少阳之木气，通利三焦，则结气通而喉痹可治矣。

吐吸者，吸不归根，即吐出也。桂能引下气与上气相接，则吸入之气，直至丹田而后出，故治吐吸也。

关节者，两肘两腋、两髀两腘，皆机关之室。周身三百六十五节，皆神气之所游行。桂助君火之气，使心主之神，而出入于机关，游行于骨节，故利关节也。补中益气者，补中焦而益上下之气也。久服则阳气盛而光明，故通神。三焦通会元真于肌腠，故轻身不老。

——清·张志聪《本草崇原》

肺为金脏，形寒饮冷则伤肺，肺伤则气不下降，而上气咳逆矣，桂性温温肺，肺温则气下降而咳逆止矣。

结气、喉痹、吐吸者，痹者闭也，气结于喉，闭而不通，但吐而不能吸也。桂辛温散结行气，则结者散而闭者通，不吐而能吸也。辛则能润，温则筋脉和而关节利矣。

中者脾也，辛温则畅达肝气，而脾经受益，所以补中益气者，肺主气，肺温则真气流通而受益也。

久服通神，轻身不老者，久服则心温助阳，阳气常伸而灵明，阳盛而身轻不老也。

——清·叶天士《本草经解》

桂，牡桂也。牡，阳也，即今之**桂枝**，桂皮也。菌根者，即今之肉桂、厚桂也。然生发之机在枝干，故仲景方中所用俱是桂枝即牡桂也。时医以桂枝发表，禁不用，而所用肉桂，又必刻意求备，皆是为施治不必愈，卸罪巧法。

又按仲景书桂枝条下，有“去皮”二字；叶天士《医林指南》方中，每用桂枝末，甚觉可笑。盖仲景所用之桂枝，只取梢尖嫩枝，内外如一，若有皮骨者去之，非去枝上之皮也。诸书多来言及，特补之。

——清·陈修园《神农本草经读》

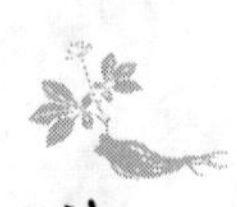

桂枝，味甘、辛。气香，性温。入足厥阴肝经、足太阳膀胱经。入肝家而行血分，走经络而达营郁，善解风邪，最调气。升清阳脱陷，降浊阴冲逆，舒筋脉之急挛，利关节之壅阻。入肝胆而散遏抑，极止痛楚；通经络而开痹涩，甚去湿寒。能止奔豚，更安惊悸。

——清·黄元御《长沙药解》

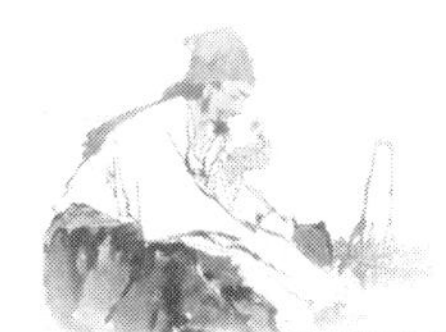

麝香 Shexiang

麝香，味辛溫。主辟惡氣，殺鬼精物，溫瘧，蠱毒，癇痓，去三蟲。久服除邪，不夢寤厭寐。生川穀。

【处方用名】麝香——鹿科 Cerviae.

【经文】麝香，味辛温。主辟恶气，杀鬼精物，温疟，蛊毒，痫痓，去三虫。久服除邪，不梦寤厌寐。生川谷。

本经要义

麝香：“麝”，she，音涉。又名香獐子，哺乳动物，鹿科，形状似鹿而小。头上无角，前肢短，后肢长，尾短，耳大，善于跳跃。毛黑褐色或灰褐色，带有不明显的土黄色条纹和斑点。雄麝犬齿发达，露出口处，习称獠牙。肚脐与生殖器之间有腺囊，能分泌麝香。麝香干后呈颗粒状或块状，有特殊的香气，有苦味。

《山海经·西山经》：“（翠山）其阴多旄牛、麢、麝。”郭璞注：“麝似鹿而小，有香。”唐·张祜《寄题商洛王隐居》：“随蜂收野蜜，寻麝采生香。”“麝香”简称“麝”，也泛指香气。元·周达现《真蜡风上记》：“男女身上常涂香药，以檀、麝等合成。”《红楼梦》第五回：“仙袂乍飘兮，闻麝兰之馥郁”。

麝香，名贵中药。系鹿科 Cervidae 哺乳动物马麝 *Moschus sifanicus* Przewalski.、原麝 *Moschus moschiferus* Linnaeus.、林麝 *Moschus herezovskii* Flerov. 成熟雄麝香囊中的干燥分泌物。

恶气：其义有二。

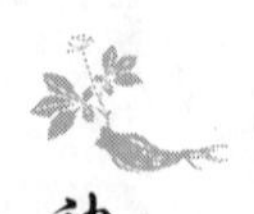

一指，天地间乖戾之气，足以害人害物，亦指自然界风、寒、暑、湿、燥、火六淫之气或疫疠之气。《素问》卷一·四气调神大论篇第二："恶气不发，风雨不节，白露不下，则菀槁不荣。"意思是说，邪气不散，伤害生物的贼风不断刮来，四时之风雨不节，而清洁之白露不下，则草木皆枯槁不荣。

二指，血肉腐败之气，或指气血阻滞而产生的瘀血的病理产物。《灵枢》卷九·水胀第五十七："寒气客于肠外，与卫气相搏，气不得荣，因有所系，癖而内著，恶气乃起，息肉乃生。"意思说，寒邪侵袭肠体外面，与卫气相互搏结在一起，卫气不能正常运行，寒邪与卫气滞留在身体深处，附着肠外，病邪产生并逐渐增长，便生成了息肉。"恶气"在此处泛指病邪。

鬼精物：泛指导致严重疾病的邪气。"鬼"，古人认为凡能够伤害人而使人致病的怪异生物；亦指导致人患严重疾病的邪气。"精"，即"精魅"(魅，指迷信传说中的精怪，亦指鬼怪物)。

温疟：中医病证名。其义有三。

一指，疟疾病之一。《素问》卷十·疟论篇第三十五："帝曰：先热而后寒者何也？岐伯曰：此先伤于风而后伤于寒，故先热而后寒也，亦以时作，名曰温疟。"《金匮要略》上卷·疟病脉证并治第四："温疟者，其脉如平，身无寒但热，骨节疼烦，时呕，白虎加桂枝汤主之。"

二指，疫病的一种。《瘟疫论》之温疟："设传胃者，必现里证，名为温疟，以疫法治之生，以疟法治之死。"

三指，各种疟疾。《素问》卷十·疟论篇第三十五："夫风之与疟，相似同类，而风独常在，疟得有时而休者何也？岐伯曰：风气留其处，故常在；疟气随经络沉以内薄，故卫气应乃作。帝曰：疟先寒而后热者何也？岐伯曰：夏伤于大暑，其汗大出，腠理开发，因遇夏气凄沧[①]之水寒，藏于腠理皮肤之中，秋伤于风，则病成矣。夫寒者阴气也，风者阳气也，先伤于寒而后伤于

① 凄沧："凄"通"淒"。清·朱骏声《说文通训定声·履部》：淒，俗子亦作凄。古籍中，"淒"、"凄"通用。寒凉之义。《正字通·水部》："沧，寒也"。段玉裁注："《仌部》滄字音义同。"《逸周书·周祝》："天地之间有沧热。"孔晁注："沧，寒"。"凄沧"指寒冷之意。指气候严寒、大凉。《素问》卷二十·五常政大论第七十："阳明司天，燥气下临，肝气上从，苍起木用而立，土乃眚(sheng，音生，眼睛生翳)凄沧数至，木伐草萎胁痛目赤，掉振鼓栗，筋痿不能久立"。

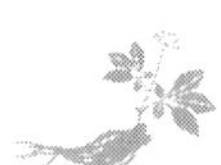

风，故先寒而后热也，病以时作，名曰寒疟[①]。帝曰：先热而后寒者何也？岐伯曰：此先伤于风而后伤于寒，故先热而后寒也，亦以时作，名曰温疟。其但热而不寒者，阴气先绝，阳气独发，则少气烦冤[②]，手足热而欲呕，名曰瘅疟[③]。”

蛊毒：《说文》：“蛊，腹虫虫也。”《春秋》传曰：“皿虫为虫，晦淫之所生也，枭桀死之鬼亦为蛊。从虫、从皿。皿、物之用也。”段玉裁注：虫于饮食器中，会意。

“虫”，一指古代一切动物的通称。《说文》：“虫，有足谓之虫，无足谓之豸。从三虫。”王筠释例：“案：虫、䖵、蟲同物即同字。如古文以屮为艸之比。小虫多类，故三之以象其多；两之者，省之也；一字者，以象其首尾之形也。”

“蛊”，二指腹内虫食之毒。《说文·虫部》：“蛊，腹虫虫也”。段玉裁注：“中虫皆读去皆读去声……腹中虫者，谓腹内中虫食之毒也。自外而入，故曰中；自内而蚀，故曰虫，此与虫部腹中长虫，腹中短虫读异。”

据文献研究，蛊病于殷商时代即已出现，流行于我国长江流域及其以南郡县。病以蛊称，谓之心腹切痛、吐血、下血之疾，即现今所称谓血吸虫病等。据此可推断蛊毒当指引起蛊病之病原。但后来蛊又有新义，谓之男性之少腹郁热疼痛而尿出白浊之疾，与当今前列腺炎性病变相关。《素问》卷六·玉机真脏论篇第十九：“少腹冤热而痛，出白，一名曰蛊，当此之时，可按可药。”《诸病源候论》卷二十五·蛊毒病诸候·蛊毒候：“凡蛊毒有数种，皆是变惑之气。人有故造作之，多取虫蛇之类，以器皿盛贮，任其自相啖食，唯有一物独在者，即谓之为蛊。便能变惑随逐酒食，为人患祸。患祸于他则蛊主吉利。所以不羁之徒，而畜事之。又有飞蛊去来，无由渐状如鬼气者，得之卒重。凡中蛊病，多趋于死，以其毒害势甚，故云蛊毒。蛊吐血候：蛊是合聚虫蛇之类，以器皿盛之，任其相啖食，余一存者，名为蛊，能害人，食人府藏；其状心切痛如被物啮。或鞕面目青黄，病变无常；是先伤

① 寒疟：疟病之一。因寒气内伏，再感风邪而诱发的一种疟疾，临床表现为寒多热少，日发一次，或间日发作，发作时头痛，无汗或微汗，脉弦紧有力。

② 冤：此处为苦闷之意。

③ 瘅疟：疟病之一。“瘅”，dan，音旦。发热、热盛之义。疟疾由于感邪后里热炽盛而发。“瘅疟”指以发热为主要症状的疟疾。其临床表现为发作时，只发热不寒战，烦躁气粗、胸闷欲吐等症。

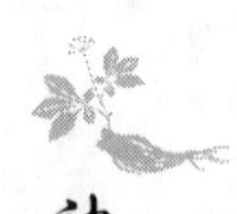

于鬲上，则吐血也，不即治之，食藏府尽则死。”蛊下血候：“蛊是合聚虫蛇之类，以器皿盛之，任其自相食噉，余留一存者，为蛊，能变化为毒害人。有事之以毒害，多因饮食内行之；人中之者，心腹懊痛，烦毒不可忍，食人五脏，下血瘀黑，如烂鸡肝。”《本经》主蛊毒之药尚有天麻。主蛊注之药巴豆可作互参。

痫痓：“痫”。中医病名。多指小儿惊风病变，发作时手足痉挛，神志意思消失，俗称“羊痫风”。《说文》：“痫，病也。”《诸病源候论》卷四十五·小儿杂病诸候·痫候：“痫者，小儿病也。十岁以上为癫，十岁以下为痫，其发三状，或口眼相引，目睛上摇，或手足掣纵，或背脊强直，或颈项反折。”

“痓”，中医病名，痓病。《集韵·至韵》：“痓，风病。”《素问》卷十·气厥论篇第三十七：“肺移热于肾，传为柔痓。”王冰注：“痓，谓骨痓而不随，气骨该热，髓不内充，故骨痓强而不举，筋柔缓而无力也。”《金匮要略》卷上·痓湿暍[①]病脉证并治第二：“太阳病，发热脉沉而细者，名曰痓，为难治。”《本草纲目》卷三·百病主治药·痉风：“即痓病，属太阳、督脉二脉，其证发热口噤如痫，身体强直，角弓反张，甚则搐搦。伤风有汗者，为柔痓。伤寒湿无汗者，为刚痓。金疮折伤，痈疽产后，具有破伤风湿发痉之证。”

去三虫：一指人体常见寄生虫：蛔虫、蛲虫、姜片虫；二泛指人体寄生虫。

《诸病源候论》卷十八·湿病诸候：“三虫者，长虫、赤虫、蛲虫也，为三虫。犹是九虫之数也”。九虫候：“九虫者，一曰伏虫，长四分；二曰蛕虫，长一尺；三曰白虫，长一寸；四曰肉虫，状如烂杏；五曰肺虫，状如蚕；六曰胃虫，状如虾蟆；七曰弱虫，状如瓜瓣；八曰赤虫，状如生肉；九曰蛲虫，至细微，形如菜虫”。

除邪：“邪”泛指一切病邪。除邪即驱除病邪。

不梦寤厌寐：“梦寤厌寐”指睡眠时常有惊怪噩梦，遂因此而突然惊醒。

“寤”读 wu。①表觉醒。《小尔雅·广言》：“寤，觉也。”《诗·周南·关

---

① 暍：读 ye。①表伤暑，即中暑。《说文·日部》：“暍，伤暑也。”《伤寒论》卷二·辨痓湿暍脉证第四：“太阳中热者，暍是也，其人汗出恶寒，身热而渴也。”②表热。《广雅·释诂三》：“暍，烦也。”《集韵·曷韵》：“暍，热也。”《素问》卷十·刺疟论篇第三十六：“足太阳之疟，令人腰痛头中，寒从背起，先寒后热，熇熇暍暍然，热止汗出，难已，刺郄中出血。”王冰注：“暍暍，热盛也。”

雎》："窈窕淑女，寤寐求之。"《吕氏春秋·离俗》："惕然，而寤，徒梦也。"高诱注："寤，寤觉。"白居易《梦仙》："既寤喜且惊。"②表苏醒过来。《史记·赵世家》："赵简子疾，五日不知人……七日而寤。"③表做梦。《说文·⊥部》："寤，书见而夜寤也。""寐"读 mei。表睡着。《说文·⊥部》："寐，卧也。"段玉裁注："俗所谓睡着也。"《老残游记·续集自序》："晨起洒扫，午餐而夕寐"。

"厌"，应为"魇"。读 yan。参阅各版本，"厌"为"魇"之误。梦中惊骇，恶梦，谓之魇。《广韵·叶韵》："魇，恶梦。"《集韵·琰韵》："魇，惊梦。"《篇海类编·人物类·鬼部》："魇，睡中魇也，气窒心惧而神乱则魇。"

祝按："梦寤""梦魅""梦魇""魇"其义相同。

药物解读

《中华人民共和国药典》2015 年版一部收载：麝香，为鹿科动物林麝 *Moschus berezovskii* Flerov、马麝 *Moschus sifanicus* Przewalski 或原麝 *Moschus moschiferus* Linnaeus 成熟雄体香囊中的干燥分泌物。

【性味归经】性温，味辛。归心、脾经。

【功能主治】开窍醒神，活血通经，消肿止痛。用于热病神昏，中风痰厥，气郁暴厥，中恶昏迷，经闭，癥瘕，难产死胎，心腹暴痛，痈肿瘰疬，咽喉肿痛，跌扑伤痛，痹痛麻木，痈肿瘰疬，咽喉肿痛等。

【注意事项】本品不宜入汤剂，多入丸、散剂。孕妇禁用。密闭、遮光、防潮保存。

【鉴别要点】

毛壳麝香　为扁圆形或类椭圆形的囊状体，直径 3～7cm，厚 2～4cm。带毛的外科开口面残留有 1/3～1/2 的草质皮，棕褐色，略平，密生白色或灰棕色短毛，从两侧围绕中心排列，除去毛，可见棕褐色的革质皮，中间有 1 小囊孔。另一面为棕褐色略带紫的皮膜，微皱缩，偶显肌肉纤维，略有弹性，剖开后可见中层皮膜呈棕褐色或灰褐色，半透明，内层皮膜呈棕色，内含颗粒状、粉末状的麝香仁和少量细毛及脱落的内层皮膜，习称"银皮""油皮或黑衣"。质柔软，气香。

麝香仁　野生麝香又称散香，质软，油润，疏松；其中颗粒状者习称"当门子"，大小不等，表面多呈紫黑色，油润光亮，微有麻纹，断面深棕色或黄

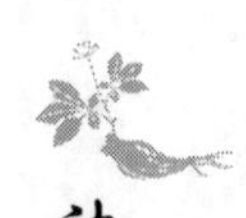

棕色；粉末状者多呈棕褐色或黄棕色，故有“黄香黑子”之称，并有少量脱落的内层皮膜和细毛，有时可见细小白色结晶体，人工饲养者呈颗粒状、短条形或不规则的团块；表面不平，紫黑色或深棕色，显油性，微有光泽，并有少量毛和脱落的内层皮膜。气香浓烈而特异，味微辣、微苦带咸，久闻有臊臭味。

【知识拓展——中药材鉴别专用术语】

当门子　特指麝香仁中不规则圆形或颗粒状者之习称，表面多呈紫黑色，油润光亮，微有麻纹，断面深棕色至黄棕色。

银皮　特指毛壳麝香内层皮膜，为包裹麝香仁的一层很薄的棕色膜，质地柔软，经久不硬。又习称“黑衣子”。

冒槽　为麝香的专用经验鉴别方法之一，是指取毛壳麝香用特制槽针从小囊孔插入，转动槽针，摄取麝香仁，立即检视，槽内麝香仁应有逐渐膨胀高出槽面的现象。

人工麝香　由于麝香资源稀缺，价格昂贵，又是常用中药，我国在1975年开始人工麝香配方研究，在深入了解天然麝香有效成分及药理作用基础上，经过20多年的研究，以有效成分的代用品“芳香素”为主，加入天然麝香原有的主要化学成分，并以天然麝香为对照品对人工麝香的药理作用做了系统的比较，经原卫生部批准人工麝香研究成功，并已投入生产，应用于临床。

【知识拓展——市场麝香真假鉴别】

麝香为用途广泛的名贵中药材，目前不能满足用药需求，市场上出现很多掺假麝香，注意鉴别。

1. 掺假麝香特点　掺假麝香主要是在天然麝香中掺假，常见掺假品：糌粑、荔枝核、羊粪、血液、赭石粉、磁石、淡黄粉、锁阳粉、朱砂粉、肌肉、肝脏粉、雄黄粉、儿茶粉等。这些掺假物，有的用肉眼即可检识，有的需借助显微镜或理化方法方能鉴别。

2. 麝香常用经验鉴别方法

槽针法：取毛壳麝香，用特别槽针从囊孔插入，转动槽针撮取麝香仁，拔出槽针立即检视：槽内的麝香仁应有逐渐膨胀并高出槽面的现象，习称“冒槽”，且麝香仁油润，颗粒疏松，香气浓烈。

手试法：取麝香仁少许，置食指与拇指间，揉搓能成团，再用于手指轻

揉即散，应不粘手，不染指、顶指、结块。

灼烧法：取麝香仁少许，撒于坩埚中或贴片上灼烧，初则迸裂发出爆鸣声，随之即融化，膨胀沸腾，起泡似珠，香气四溢，应无毛，肉焦臭气味，无火焰、心星或油迹扩散出现；灰化后，残渣呈白色或灰白色。

水试法：取麝香仁少许，撒入盛有水的玻璃杯中，应多数净溶于水面，水液澄清，微带黄色，香气四溢，去水仍清香不臭。若沉淀多者，可能有矿物掺杂；若水液浑浊者，可能掺有淀粉或其他植物类粉末成分掺入。

口尝法：取麝香仁少许，放入口中，应具有甘、辛、苦、咸、酸五味，并有清凉浓郁香气，钻舌直达舌根。

鼻闻法：取麝香仁少许，放入手心中，经两手摩擦，即闻到香气经久不散，久闻一致。故有"三香"之说。

分墨法：取麝香仁少许，撒入磨好的墨汁砚台中，即可看见墨汁分开，分开后可见砚底无墨汁。

纸压法：取麝香仁少许，放入易吸水的洁净纸上，再用洁净吸水的纸压之，则纸上不留水迹或油迹，纸也不染色。若纸被染色或有水迹、油迹则含水量过高或掺有含油脂物质。

葱鉴法：用缝衣针一枚，穿上线，再将棉线浸入浓葱汁内，然后将含有葱汁的线穿过麝香囊，来回 2～3 次，嗅之葱气消失者真。

【临床药师、临床医师注意事项——临证必须掌握的温病三宝】

中医中药治疗温病高热神昏之"温病三宝"，亦称"中药三宝"。

《温病条辨》卷一"安宫牛黄丸"(牛黄、郁金、犀角、黄连、朱砂、栀子、雄黄、黄芩各一两，珍珠五钱，冰片、麝香各二钱五分)功能：清热解毒，豁痰开窍醒神。主治：温热病，热邪内陷心包之证等。适用于高热烦躁，神昏谵语，亦治疗中风昏迷及小儿惊厥属热邪内闭者。

《太平惠民和剂局方》卷一"至宝丹"(犀角、朱砂、雄黄、玳瑁、琥珀各一两，麝香、冰片各一分，金箔、银箔各五十片，牛黄五钱，安息香一两半)功能：清热解毒，化浊开窍。主治：温病痰热内闭心包证，卒中急风不语，神昏谵语，中恶气绝，小儿急惊风等。

《温病条辨》卷一"紫雪丹"(石膏、寒水石、磁石各三斤，犀角、羚羊角、青木香、沉香各五两，玄参一斤，升麻一升，炙甘草八两，丁香四两，朴消、硝石四升，麝香粉半两，朱砂粉三两)功能：清热解毒，息风镇痉开窍。治疗温

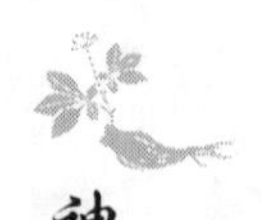

热病，邪热内陷心包，壮热烦躁，昏狂谵语以及小儿热盛惊厥等。

中药三宝，皆治温病高热神昏，三方中均有麝香，但在临床上选用时有何不同？

安宫牛黄丸、至宝丹、紫雪丹，三方均有中医清热解毒、开窍的代表方剂，但三方药性有所不同。安宫牛黄丸药性最凉，其次是紫雪丹，再次是至宝丹。安宫牛黄丸长于清热解毒，适用于高热不止，即邪热偏盛而身热较重者；紫雪丹长于息风止痉，适用于热动肝风而致惊厥、手足抽搐、高热烦躁甚至昏迷之患者；至宝丹长于芳香开窍，化浊辟秽，适用于高热、昏迷深重伴有发热痰盛患者。

对于中药三宝：安宫牛黄丸、紫雪丹、至宝丹的临床选用，中医界有一句经典诀语："乒乒乓乓紫雪丹，不声不响至宝丹，稀里糊涂牛黄丸。""乒乒乓乓"指高热神厥、手足抽搐、高热烦躁的患者常发出之声响；昏迷深重、发热痰盛的患者往往"不声不响"；对于高热不止，神志昏迷的患者，仿佛是"稀里糊涂"的患者。可作为临床医师和临床药师临证选药和处方点评时参考。

医籍论选

凡香皆生于草木，而麝香独出于精血。香之神异者也，气味辛散温行。主辟恶气者，其臭馨香也。杀鬼精物，去三虫蛊毒者，辛温香窜，从内透发，而阴类自消也。温疟者，先热后寒，病藏于肾。麝则香生于肾，故治温疟。惊痫者，心气昏迷，痰涎壅滞。麝香辛温通窍，故治惊痫。久服则腑脏机关通利，故除邪，不梦寤魇寐。

——明·张志聪《本草崇原》

麝食柏叶，香草及蛇虫，其香在脐，为诸香之冠。香者，天地之正气也，故能辟恶而杀毒。香能通达经络，故能逐心窍凝痰而治惊痫，驱募原邪气以治温疟。而魇寐之证，当熟寐之顷，心气闭寒而成。麝香之香气最盛，今闭者不闭，塞者不塞，则无此患矣。孕妇忌之。

——清·陈修园《神农本草经读》

麝香，味辛温。主辟恶气，香气盛，则秽气除。杀鬼精物，香能胜邪。温疟，香散邪风。蛊毒，香能杀虫。痫，香通经络。去三虫。虫皆湿秽之所生，故亦能除之。久服，除邪，不梦寤魇寐。魇寐由心气闭塞而成，香气通

达则无此患。

此以气为治，麝喜食香草，其香气之精，结于脐内，为诸香之冠。香者气之正，正气盛，则自能除邪辟秽也。

——清・徐大椿《神农本草经百种录》

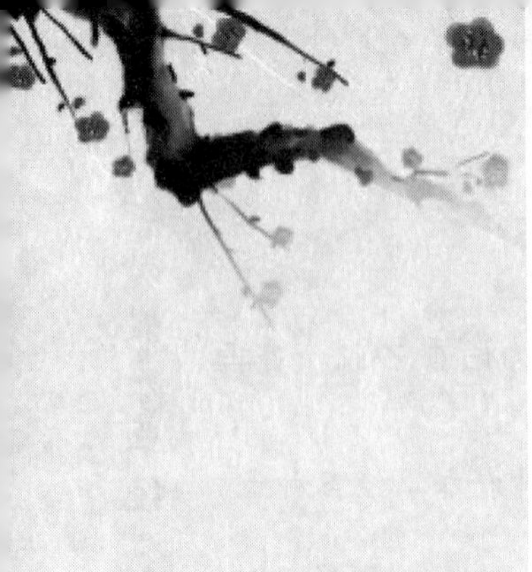

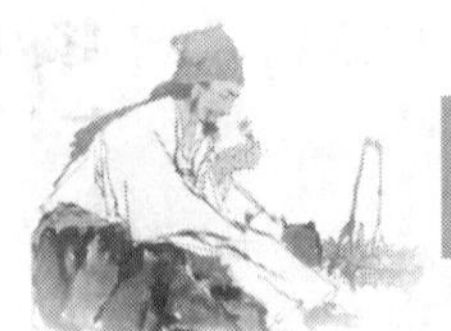

水蛭 Shuizhi

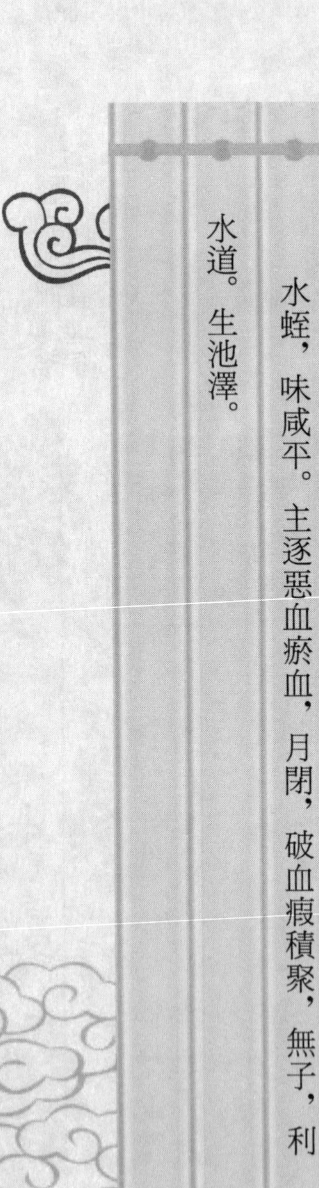

【处方用名】水蛭——水蛭科 Hirudinidae.

【经文】水蛭，味咸平。主逐恶血瘀血，月闭，破血瘕积聚，无子，利水道。生池泽。

本经要义

恶血：瘀血的一种，溢于经脉外，积存于组织间隙的坏死血液，又叫“败血”。

瘀血：又称“血瘀”。一般有三种解读。

第一，是肌体内血液瘀滞于一定处所的病症，溢于经脉外，积存于组织间隙的坏死血液，称之为“恶血”。

第二，因血液运行受阻，淤积于经脉管内或器官内的坏死血液，又称之为“蓄血”，也属瘀血的范围。

第三，可因病致瘀，如跌打损伤、月经闭止、寒凝气滞、血热妄行等；也可因瘀致病，引起气机阻滞，经脉阻塞，瘀热互结，积瘀成瘕，甚至蓄血发狂等。临床表现较为复杂，如肌肤青紫，固定性疼痛，吐紫黑色血块，大便黑色，小腹硬满，胸胁胀痛，舌青紫，经闭，皮肤干枯起鳞，紫色血肿等；甚则善忘、惊狂等，此外，不少顽固性疾病，临床上辨证论治常与瘀血有关。

现代研究，瘀血可包括几种病理变化过程：①血液循环障碍，尤以微循环障碍所致缺血、瘀血、

出血、血栓和水肿等病理改变。②炎症所致的组织渗出、变性、坏死、萎缩或增生等。③代谢障碍引起的组织病理反应。④组织无限制的增生或细胞分化不良等。

月闭：即“经闭”“不经不潮”。此经文所指，多系瘀血阻滞所致。

血瘕：同“血癥”。多由血瘀积滞，经络壅阻而成，其性质与癥瘕类似，属妇人癥瘕一类疾病。多因月经期间，邪气与血结聚，阻于经络而成。症见少腹有积气包块，左胁下假物成形，无常处，疼痛；阴道内有冷感，或见背脊痛、胁肋胀痛、腰痛不能俯仰等。

积聚：病证名。一般以积块明显，痛胀较甚，固定不移为积；积块隐现，攻窜作胀，痛无定处为聚。性质与癥瘕、痃癖相似。多由七情郁结，气滞血瘀，或饮食内伤，痰滞交阻，或寒热失调，正虚邪结而成。

《张氏医通》言：“积者五脏所生，其始发有常处，其痛不离其部，上下有所终始，左右有所穷处；聚者六腑所成，其始发无根本，上下无所留止，其痛无常处。”《灵枢·五变》：“黄帝曰：人之善病肠中积聚者，何以候之？少俞答曰：皮肤薄而不泽，肉不坚而淖[①]泽。如此，则肠胃恶，恶则邪气留止，积聚乃伤脾胃之间，寒温不次，邪气稍至，蓄积留止，大聚乃起。”

无子：病名，指不能生育。女子不能生育，名不孕；男子不能生育，多因精少、精寒、精薄、精热、阳痿、滑精等所致。此经文多指妇人由瘀血阻滞所致月闭、月经不潮而无子。

利水道：《本经》言“利水道”，可能是与泌尿系统有瘀阻有关，与水蛭活血祛瘀之临床性效有关系。

药物解读

《中华人民共和国药典》2015 年版一部收载：水蛭，为水蛭科动物蚂蟥 *Whitmania pigra* Whitman、水蛭 *Hirudo nipponica* Whitman 或柳叶蚂蟥 *Whitmania acranulata* Whitman 的干燥全体。

【性味归经】性平，味咸、苦。有小毒。归肝经。

【功能主治】破血通经，逐瘀消癥。用于血瘀经闭，癥瘕痞块，中风偏瘫，跌扑损伤。

---

① 淖：nao，烂泥，引申为不结实。

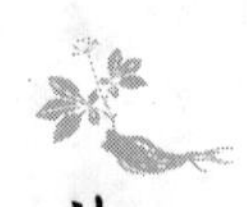

【用量】1～3g。(按:历代文献资料,应用冲服散剂用量,非汤剂用量。)

【鉴别要点】

1. 药材鉴别

蚂蟥:俗称宽水蛭,呈扁平纺锤形,有多数环节,长4～10cm,宽0.5～2cm。背部黑褐色或黑棕色,稍隆起,用水浸后,可见黑色斑点排成5条纵纹;腹面平坦,棕黄色。两侧棕黄色,前端略尖,后端钝圆,两端各具1吸盘,前吸盘不显著,后吸盘较大。质脆,易折断,断面胶质状。气微腥。

水蛭:扁长圆柱形,体多弯曲扭转,全体黑褐色或黑棕色,长2～5cm,宽0.2～0.3cm。

柳叶蚂蟥:俗称长条水蛭,狭长而扁,长5～12cm,宽0.1～0.5cm,全体黑褐色或黑棕色,其余与蚂蟥相似。

2. 饮片鉴别　饮片多为炮制品,呈不规则扁块状或扁圆柱形,略鼓起,表面棕黄色至黑褐色,有的附有少量白色滑石粉。断面松泡,灰白色至焦黄色。气微腥。

【拓展阅读——关于水蛭的炮制方法与临床应用】

水蛭在《伤寒论》中用清炒法、炒黄入药。《太平圣惠方》中亦指出水蛭"炒令微黄";《圣济总录》中水蛭"米炒黄"。现代教科书认为本品有毒,须炙用。①用滑石粉烫至水蛭微鼓起。②用酒炙法炒至微黄色。现代药理学研究认为,水蛭活血化瘀主要成分"水蛭素""抗血栓素"等,经高温炮炙后,其临床疗效显著降低,故主张生用。

张锡纯认为:"水蛭。《神农本草经》谓主妇人无子,因无子者多系冲任瘀血,瘀血去自能有子也……故最宜生用,甚忌火炙。凡破血之药,多伤气分,惟水蛭味咸专入血分,于气分丝毫无损。……**近世方书,多谓水蛭必须炙透方可用,不然则在腹中,能生殖若干水蛭害人,诚属无稽之谈**。曾治一妇人,经血调和,竟不产育。细询之,少腹有癥瘕一块。遂单用水蛭二两,香油炙透,为末。每服五分,日两次,服完无效。后改用生者,如前服法。一两犹未服完,癥瘕尽消,逾年生男矣。或问,同一水蛭也,炙用与生用,其功效何如此悬殊?答曰:此物生于水中,而色黑咸或咸气腐,原得水之精气而生。炙之,则伤水之精气,故用之无效。……特是水蛭不炙,为末甚难,若轧之不细,晒干再轧或纸包置炉台上令干亦可。此须亲自检点,若委之药坊,至轧水细时,必须火焙矣。西人治火热肿疼,用活水蛭数条,置患处,

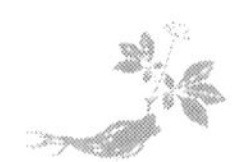

复以玻璃杯,使吮人毒血,亦良法也。”

【拓展阅读——张仲景使用水蛭的情况】

《伤寒杂病论》使用水蛭共3方。

大黄䗪虫丸(《金匮要略》方) 大黄十分,黄芩二两,甘草三两,桃仁一升,杏仁一升,芍药四两,干地黄十两,干漆一两,虻虫一升,水蛭一百枚,蛴螬一升,䗪虫半升。

功用:去瘀生新。治疗五劳虚极,羸瘦腹满,不能饮食,食伤忧伤,饮伤,房室伤,饥伤,劳伤,经络荣卫气伤等。妇人月闭,腹中有块,或胁下癥瘕刺痛等。

抵当汤(《伤寒论》方) 水蛭三十个(熬),虻虫三十个(熬),桃仁二十个(去皮尖),大黄(酒洗)三两。

功能:攻逐蓄血。治疗蓄血发狂或善妄,少腹硬满,小便自利,大便易而色黑,脉沉结等。

抵当丸(《伤寒论》方) 水蛭二十个(熬),虻虫二十五个(熬),桃仁二十个(去皮尖),大黄三两。

抵当汤与抵当丸药物组成相同,治疗亦相同,只是水蛭、虻虫剂量不同,汤剂量大,丸剂量轻;汤剂三次服,丸剂分四次服。病久病势缓者宜用丸剂。

【按】张仲景用水蛭,均角注“熬”。汉代汤方单位药物注解“熬”者,非现今加水“煎熬”,是将药物置锅内熬黄或熬焦,即现今清炒法之炒黄、炒焦。

医籍论选

水蛭乃水中动物,气味咸苦,阴中之阳也。

咸苦走血,故主逐恶血瘀血,通月闭。咸软坚,苦下泄,故破血癥积聚及经闭无子。感水中生动之气,故利水道。仲祖《伤寒论》治太阳随经瘀热在里,有抵当汤,内用水蛭,下瘀血也。

——清·张志聪《本草崇原》

水蛭,味咸、苦,微寒,入足厥阴肝经。善破积血,能化坚癥。

《金匮》抵当汤,用之治血结膀胱,少腹硬满。大黄䗪虫丸,用之治虚劳腹满,内有干血。以其破坚而化积也。

水蛭咸寒，善下沉积血，最堕胎孕。炒枯存性，研细用。

——清·黄元御《长沙药解》

水蛭专入肝。味咸与苦，气平有毒。与虻虫功用相似，通利水道，破血堕胎，故月闭血瘕，积聚无子，并肿毒恶疮折伤，皆能有效。

——清·黄宫绣《本草求真》

水蛭，诸败血结滞之疾皆能除之。凡人身瘀血方阻，尚有生气者易治，阻之久，则无生气而难治。盖血既离经，与正气全不相属，投之轻药，则拒而不纳，药过峻，又反能伤未败之血，故治之极难。水蛭最喜食人之血，而性又迟缓善入，迟缓则生血不伤，善入则坚积易破，借其力以攻积久之滞，自有利而无害也。

——清·徐大椿《神农本草经百种录》

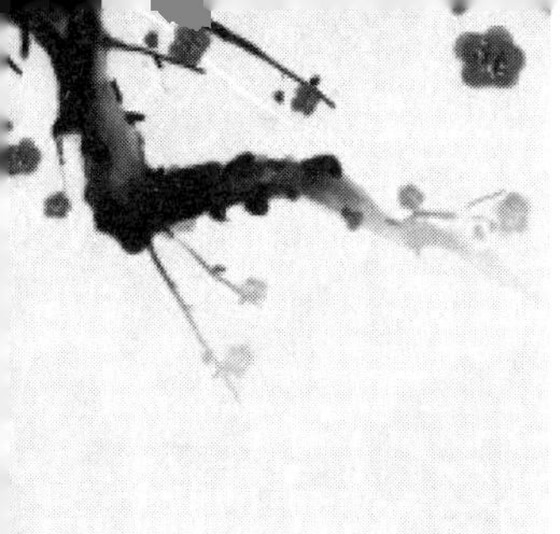

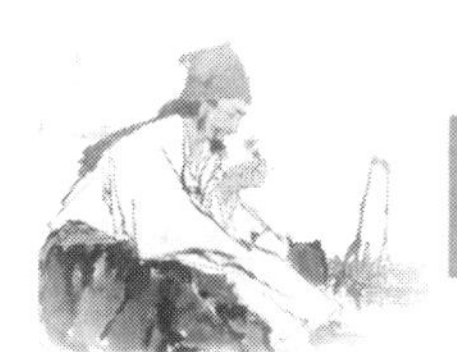

天麻 Tianma

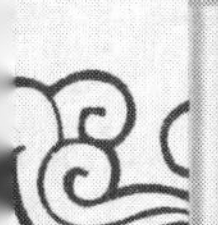

【处方用药】天麻——兰科 Orchidaceae.

【经文】赤箭，味辛、温。主杀鬼精物，蛊毒，恶气，久服益气力，长阴，肥健，轻身，增年。一名离母，一名鬼督邮。生川谷。（孙本）

本经要义

赤箭：经考证，《本经》赤箭所用，乃天麻之苗杆，系以其植物形态名之。以后以块茎、苗同用，逐渐只用其块茎。

赤箭之古代医家药物解

《本草衍义》卷七载："赤箭，天麻苗也。然与天麻治疗不同，故后人分之为二。经中言八月采根晒干，故知此即苗也。"

《名医别录》："赤箭。主消痈肿，下肢满疝，下血。生陈仓、雍州，及太山、少室。三月、四月、八月采根，暴干。"

《本经》载赤箭而无天麻。天麻初生在冬末春初，茎杆赤色，长达 30～80cm，茎上有节，形似古之箭，故名赤箭。正如沈括所云：古方用天麻者不用赤箭，用赤箭者不用天麻。后世药用，只用其根，赤箭则不再使用。所用古方中天麻性效，两者均有之。说明古代文献

赤箭，味辛、溫。主殺鬼精物，蠱毒，惡氣，久服益氣力，長陰，肥健，輕身，增年。一名離母，一名鬼督郵。生川穀。

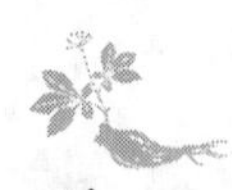

中赤箭(天麻茎苗)和天麻(天麻之块茎)均入药。

北宋科学家沈括在其《梦溪笔谈》中云："赤箭即今之'天麻'也。后人既误出'天麻'一条，遂指赤箭别为一物；既无此物，不得已又取天麻之，滋为不然。《本草》明称采根阴干，安得以苗为之？草药上品，除五芝之外，赤箭为第一。此神仙补理养生上药，世人惑天麻之说，遂用之治风，良可惜哉。或以谓之其茎如箭，既言赤箭，疑当用茎，此尤不然。至如鸢尾、牛膝之类，皆谓茎叶，有所似，用则用根耳，何足怪哉。"明确指出：古之赤箭应为天麻才是。

杀鬼精物，蛊毒，恶气：为中医学心神不安等病证。治疗这类疾病常用方剂，如天麻钩藤饮(《杂病证治新义》)。天麻、钩藤、石决明、栀子、黄芩、川牛膝、杜仲、益母草、桑寄生、首乌藤(夜交藤)、朱茯神。用以肝风所致之头晕、头眩、神志昏乱、夜寐梦多、失眠等。

鬼精物：鬼，古人认为能够伤害人而使人致病的怪异生物，亦指导致人患严重疾病的邪气。"精"，即精魅(魅，指迷信传说中的精怪，亦指鬼怪物)。"鬼精物"，泛指导致严重疾病的邪气。

蛊毒：蛊，又称"虫膨""蛊胀"。由寄生虫，如血吸虫等引起的膨胀病。临床表现，初起时腹部胀满，胁下有痞块，以后腹水逐渐增加时，面色苍白或萎黄或晦暗，肌肉消瘦，食量渐少，倦怠无力。其病因是蛊毒结聚于内，肝脾受伤，脉络瘀塞，升降失常，清浊相干所致。

据文献记载，蛊病至殷商时代就已出现，流行于长江流域及其以南各郡县，病以"蛊"称。"蛊病"即现今之血吸虫病。"蛊"，古文献谓男性之少腹瘀阻疼痛而尿出白浊之患。与现今前列腺炎性病变有关。《素问》卷六・玉机真脏论篇第十九："小腹冤热而痛，出白，一名曰蛊。"王冰注云："肾少阴脉，自股内后廉贯脊属肾络膀胱。故少腹冤热而痛，溲出白液也。冤热内结，消铄脂肉，如虫之食，曰内损削，故一名曰蛊。"《诸病源候论》卷二十五・蛊毒病诸候・蛊毒候："凡是蛊毒有数种，皆是变惑之气。"现代医学研究之血吸虫病、阿米巴痢疾、重症肝炎、肝硬化腹水等，在古代均属于蛊毒之类。

恶气：①指天地间乖戾之气，足以害人。《素问》卷一・四气调神大论篇第二："恶气不发，风雨不节，白露不下，则菀槁不荣。"王冰注云："恶，谓

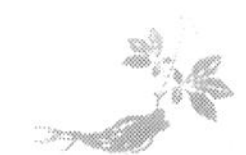

害气也；发，谓散发也……”②指血肉腐败之气，使人患病。《灵枢》卷九·水胀第五十七：“……癖而内著，恶气乃起，瘜肉乃生。”

久服益气力，长阴，肥健，轻身，增年：为天麻具有的补益之功。现代药理学研究证实，天麻所含多糖、胡萝卜苷，微量元素硒、锌、铁等，可增强机体免疫功能，改善心肌和脑的生理功能，改善营养血液量，提高机体耐氧能力。而且我国民间用天麻炖乳鸡、乳鸽、保健膳食等，把天麻作为补益之品，效果明显，更佐证了古人关于天麻“久服益气，轻身益寿”之说。我国已将天麻确定为药食两用中药。故现行教材应将天麻功能改为补益气血、平肝潜阳、息风止痉为宜。

长阴：指养肝、肾之阴。

肥健：天麻为平补之剂，重在补益脾胃中焦之气，故能使人肥健。

药物解读

《中华人民共和国药典》2015 年版一部收载：天麻，为兰科植物天麻 *Gastrodia elata* Bl. 的干燥根茎。

【性味归经】性平，味甘。归肝经。

【功能主治】息风止痉，平抑肝阳，祛风通络。用于小儿惊风，癫痫抽搐，破伤风，头痛眩晕，手足不遂，肢体麻木，风湿痹痛等。

【鉴别要点】

药材鉴别　药材天麻呈椭圆形或长条形，略扁，皱缩而稍弯曲，长 5～15cm，宽 2～6cm，厚 0.5～2cm。表面黄白色至淡黄棕色，有纵皱纹，习称“姜片”(又称“蟾蜍皮”)；潜伏芽排列而成的横环纹多轮，习称“芝麻点”。有时可见棕褐色菌索。顶端有红棕色至深棕色鹦嘴状的芽或残留茎基，习称“红小辫”或“鹦哥嘴”。另端有圆脐形瘢痕，习称“肚脐眼”。质坚硬，不易折断，断面较平坦，黄白色至淡棕色，角质样，有光泽，习称“宝光”。气微，味甘，嚼之黏牙。

饮片鉴别　天麻饮片呈不规则的薄片，外表皮淡黄色至淡黄棕色，有时可见点状排列成的横环纹。切面黄白色至淡黄色，角质样，半透明。气微，味甘。

【临床中药师、临床医师注意事项】

★ 天麻为名贵中药材，尤其是野生天麻，目前市面上少见。目前市面

上出现的伪品天麻较多，最常见的伪品天麻有紫茉莉根、大丽菊根、角麻（三角叶天麻）、马铃薯等，应注意防范和鉴别。

★ 正品天麻（野生和人工栽培相同）主要鉴别要点：鹦哥嘴（残留茎基及红棕色芽苞），蛤蟆皮（多轮由点状斑痕组成的横纹，具纵皱及沟纹），凹肚脐（圆脐形瘢痕），马尿味。其粉末水浸液加碘试液呈紫红色或酒红色，而伪品天麻不具备上述特征。

【拓展阅读——关于“天麻本无根”的认知】

天麻为兰科草本植物天麻 *Gastrodia elata* Bl. 的地下块状根茎。其寄生为蜜环菌 *Atmillaria mellea*（Vahl. ex. Fr.）Quel，以蜜环菌的菌丝或菌丝的分泌物为营养来源，供生长发育。过去全为野生，民间也有人工栽培天麻实践，但成功率不高。

后来研究发现，**天麻本身无根，不能在土壤中吸收营养和水分，是一种与真菌共生的兰科植物**。其地上部分没有绿色片，也不能进行光合作用来制造养料，所以它的营养来源主要依靠自身的一种溶菌素去溶解、吸收浸入体内的蜜环菌而生长。这种生长环节的奥秘性和生长环境的特殊性超越当时人们的认识水平，所以前人常规的土法栽培屡屡失败。20 世纪 60 年代，中国医学科学院药物研究所一批药学专家研究天麻人工栽培技术获得成功。现在国内各地大面积人工栽培供药用。

【拓展阅读——关于天麻天然分类】

冬麻　即冬至以后采挖的天麻，品质最佳，民间习称“梦麻”。

春麻　即立春以前采挖的天麻。质量次之。

夏麻　即立春后至夏至前后采挖的天麻，质量最次。

祝按：天麻之名，始载于南北朝时期雷敩《雷公炮炙论》：“凡使，勿用御风草，缘与天麻相似，只是叶、茎不同。其御风草根茎斑，叶皆白，有青点，使御风草根勿使天麻。”唐·甄权《药性论》：“赤箭，无毒。赤箭脂，一名天麻，又名定风草。味甘，平。能治冷气瘰痹，瘫缓不遂，语多恍惚，多惊失志。”

【拓展阅读——中药材及饮片经验鉴别专用术语】

姜皮　特指天麻块茎表面灰黄色或浅棕色，有纵向皱褶细纹，形如姜片。

芝麻点　特指天麻药材表面所特有的略突起的芽，呈断续排列的小点，排列成数条横环纹。

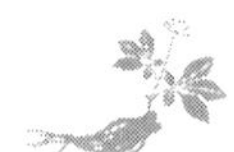

鹦哥嘴　特指天麻药材（冬麻）块茎顶端残留的红棕色至深棕色鹦嘴状的干枯芽苞，又习称为“红小辫”。

肚脐眼　指天麻药材底部圆脐状凹瘢痕，是天麻自母根脱落后留下的瘢痕，又称“凹肚脐”“圆盘底”。

蟾酥皮　特指天麻药材表面残留的潜伏芽及纵横皱纹，状如蟾酥外皮，又称“蛤蟆皮”。

宝光　系指某些药材，质地坚硬，断面呈角质样，有光泽，如同宝石样光泽。

医籍论选

《本经》名赤箭苗也。宋《开宝本草》名天麻根也。《本经》主治，根苗并论。今则但用天麻，不用赤箭矣。赤箭气味辛温，其根名天麻者，气味甘平。盖赤箭辛温属金，金能制风，而有弧矢之威，故主治杀鬼精物。天麻甘平属土，土能胜湿，而居五运之中，故治蛊毒恶气。天麻形如芋魁，有游子十二枚，周环之，以仿十二辰。十二子在外，应六气之司天，天麻如皇极之居中，得气运之全，故功同五芝，力倍五参，为仙家服食之上品。是以久服，益气力，长阴，肥健。李时珍曰：补益上药，天麻为第一。世人只用之治风，良可惜也。

——清·张志聪《本草崇原》

天麻，气平，味辛。无毒。主诸风湿痹，四肢拘挛，小儿风痫惊气，利腰膝，强筋力。久服益气，轻身长年。

天麻气平，禀天秋平之金气，味辛无毒，得地西方之金味，入手太阴肺经。得天地之金气独全，故为制风木之上药。气降味升，阳也。肝为风木，诸风皆属于肝，肝主血，血涩不通，则湿感成痹也。其主之者，天麻气平味辛，入肺而通水道，能活血而散风也。

四肢脾主之，因于湿则大筋软短而成拘挛也，肺亦太阴，水道通调，则太阴湿行，而脾湿解拘挛愈矣。小儿风痫惊气，皆肝经血虚气亢，以致气逆而惊痫也。天麻味辛，辛则润血气平，平则镇惊也。辛平之品，润肝血而平肝气，肝主筋而位居下，故能利腰膝而强筋力也。久服辛平益肺，肺主气，所以益气，气充身自轻，而年自长也。

李时珍曰：补益上药，天麻第一，世人止用之止风，良可惜也！

——清·叶天士《本草经解》

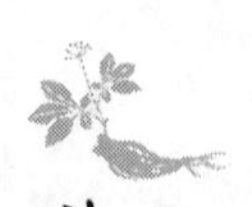

天麻专入肝。辛平微温无毒，性升属阳，为肝家气分定风药。盖诸风眩掉，皆属肝木，肝郁不能荣筋，故见头旋眼黑、语言不遂等症。天麻乃辛平之味，能于肝经通脉强筋，疏痰利气，辛而不燥，得气之平，则肝虚风作，自尔克治，故又名为定风草。若久服则遍身发出红斑，是驱风之验也。是以小儿惊痫，亦用此味以治。若使肝虚在血，症见口干便闭及犯类中等症者，切不宜服，以其辛能燥血者故耳。

——清·黄宫绣《本草求真》

赤箭以状而名，独摇、定风以性异而名，离母、合离以异而名，神草、鬼督邮以功而名。天麻即赤箭之根。赤箭，天麻一物也，经分为二，以根与苗主治不同也，产不同者，各有所宜也。《本经》止有赤箭，后人称为天麻。甄权《药性论》云：赤箭芝一名天麻。本自明白。宋人马志重修《本草》，重出天麻，遂致分辨如此。沈括《笔谈》云：《神农本草》明言赤箭采根。后人谓其茎如箭，疑当用茎，盖不然也。譬如鸢尾、牛膝，皆因茎叶相似，其用则根，何是疑哉？上品五芝外，补益上品，赤箭第一，世人惑于天麻之说，遂止用之治风，良可惜哉。沈公此说虽是，但根茎并皆可用。

——明·李时珍《本草纲目》

《本经》只有赤箭，后人称为天麻。上品五芝之外，补益上药，赤箭为第一。世人惑于天麻之说，遂止用之治风，良可惜哉。……人得大者，服之延年。按此乃天麻中一种神异者，如人参中之神参也。

——明·李时珍《本草纲目》

祝按：古人对于天麻之补益强身之效肯定，古代医药文献，凡称赤箭者多与补益功效有关。如《酉阳杂俎》载武攸绪“服赤箭茯苓”而升仙。《淳化阁帖》卷四刻柳公权《赤箭帖》中云：“尚有赤箭，时寄及三五两，以扶衰病，便是厚惠。”白居易《斋居》诗句“香火多相对，荤腥久不尝。黄芪数匙粥，赤箭一瓯汤”等。可见前人对天麻强身健体、延年益寿之补益作用是充分肯定的。现代药理研究亦证实，天麻具有很好的补益作用。佐证了古人之论断是正确的。

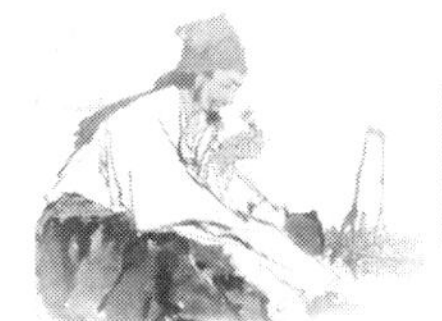

乌梅 Wumei

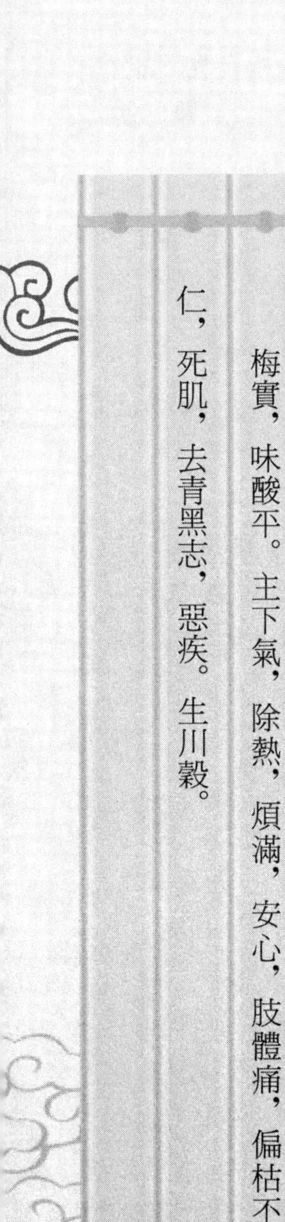

【处方用名】乌梅——蔷薇科 Rosaceae.

【经文】梅实，味酸平。主下气，除热，烦满，安心，肢体痛，偏枯不仁，死肌，去青黑志，恶疾。生川谷。

乌梅入药，始载于《神农本草经》，原名“梅实”。乌梅之名则始见于梁·陶弘景《本草经集注》，梁氏对“梅实”的注解：“此亦是今乌梅也，用之去核，微熬之。”并指出：“生梅子及白梅亦应相似。”

本经要义

除热：乌梅，用于寒热错杂之痛证，尤其是上热下寒证。

《伤寒论》之乌梅丸：乌梅三百枚，细辛六两，干姜十两，黄连十六两，当归四两，附子六两，蜀椒四两，桂枝（肉桂）去皮六两，人参六两，黄柏六两。主治蛔厥证或久泻久痢，其病机即为寒热错杂、上热下寒等，症见口舌生疮、牙龈肿痛、心胸烦闷等。

现代常将本方用于治疗胆道蛔虫病、慢性菌痢、慢性胃肠炎、结肠炎等证，证属寒热错杂、气血虚弱者。

烦满：烦闷胀满，即心中烦闷，多由内热所致。指体内实热或虚而引起心胸烦闷的症状，又称内烦。因心烦引起的意识错乱，叫“烦乱”。烦乱同时又有闷闷不乐感觉，则称之为“烦冤”。

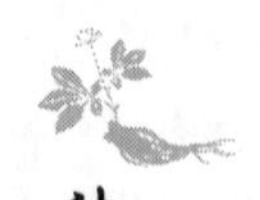

安心："心"：①指胃脘部疾病，如胃痛、胃胀、泛酸等。如乌梅丸症治。②指安神定志，用于失眠症。

肢体痛：指中风（偏枯）后遗症之肢体疼痛，或风湿、类风湿关节疼痛等，因乌梅能散结止痛、软化骨刺、去胬肉等。

偏枯：病名，又名偏风，亦称半身不遂。多由营卫俱虚，真气不能充于全身，或兼邪气侵袭，因而发病。症见一侧上下肢偏废不用，或兼疼痛，久则患侧肌肉枯瘦（萎缩），神无异常变化。

偏枯之古医籍解

偏枯一名始见于《素问》卷十三·大奇论篇第四十八："胃脉沉鼓涩，胃外鼓大，心脉小坚急，皆鬲偏枯，男子发左，女子发右。"《灵枢》卷十一·刺节真邪第七十五："虚邪偏客于身半，其入深，内居营卫，营卫稍衰，则真气去，邪气独留，发为偏枯。"《灵枢》·热病："偏枯，身偏不用而痛，言不变，志不乱，病在分腠之间，巨针取之，益其不足，损其有余，乃可复也。"《诸病源候论》卷一·风病诸候上·风偏枯候："风偏枯者，由血气偏虚，则腠里开。受于风湿，风湿客于半身，在分腠之间，使血气凝涩，不能润养，久不瘥。真气去，邪气独留，则成偏枯。其状半身不遂，肌肉偏枯小而痛，言不变，智不乱是也……诊其胃脉沉大，心脉小牢急，皆为偏枯。男子则发左，女子则发右，若不喑，舌转者可治。"

不仁：证名，肌肤麻木，不知痛痒，按之不知，掐之不觉，如木厚之感。由气血俱虚，经脉失于营养，或气血凝滞，或寒湿痰瘀留于脉络所致。系中风之先兆。

死肌：指痹痛所引起的肌肉感觉及运动功能严重障碍，如肌肉麻木不用等证。古人认为这部分肌肉已失去生命，故曰"死肌"。《说文解字》："死，澌也，人所离也。"段玉裁注："《方言》："澌，索也，尽也，是澌为凡尽之称，人尽曰死。""澌"，原本指水尽，引申为凡物竭尽之称。《神农本草经》所言"主死肌"尚有菊花、术（苍术、白术）等。清·陈修园《神农本草经读》注解白术："死肌者，湿浸肌内也。"清·姜国伊《本经经释》注解白术："死肌者，肌不仁也。"

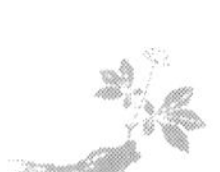

青黑志:指皮肤上隆起的黑色斑点。青与黑,为同义词,即黑色。“志”同“痣”。《诸病源候论》卷三十一·瘿瘤等病诸候·黑志候:“黑志者,风邪搏于血气,变化生也。夫人血气充盛,则皮肤润悦,不生疵瑕;若虚损,则黑痣变生。然黑痣者,是风邪变其血气所生也;若生而有之者,非药可治。面及体生黑点,为黑痣,亦云黑子。”

恶疾:病名。应作“恶肉”解。《本草纲目》梅项载主治:下气,陈热烦满,安心,止肢体痛,偏枯不仁,死肌,去青黑痣,蚀恶肉。李时珍曰:“乌梅……蚀恶疮、胬肉……乌梅肉烧成存研,敷恶肉上,一夜立尽。”

恶肉:《肘后方》:恶肉者,身中忽有肉,如赤小豆粒突出,便长如牛马乳,亦如鸡冠状,亦宜服漏芦汤,外可以烧铁烙之,日三烙,令稍焦,以升麻膏敷之。(注:疑似现代皮肤病之“尖锐湿疣”)

药物解读

《中华人民共和国药典》2015年版一部收载:乌梅,为蔷薇科植物梅 *Prunus mume* (Sieb.)Sieb . et Zucc. 的干燥近成熟果实。

【性味归经】归肝、脾、肺、大肠经。

【功能主治】敛肺,涩肠,生津,安蛔。用于肺虚久咳,久痢滑肠,虚热消渴,蛔厥呕吐腹痛,胆道蛔虫病。

【药材鉴别要点】本品呈类环形或扁球形,直径1.5～3cm。表面乌黑色或棕黑色,皱缩不平,果肉柔软,基部有圆形果梗痕。果核坚硬,椭圆形,棕黄色,表面有凹点;种子扁卵形,淡黄色。气微,味极酸。

【拓展阅读——张仲景应用乌梅情况】

《伤寒论》用乌梅仅见“乌梅丸”一方。

乌梅三百个,干姜十两,细辛六两,人参六两,桂枝六两,当归四两,川椒四两,附子六两,黄连一斤,黄柏六两。并将乌梅的使用方法详加说明。以苦酒渍乌梅一宿,去核,蒸之五升米下,饭熟,捣成泥,和药令相得,内臼中,与蜜……

医籍论选

主下气者,得春生肝木之味,生气上升,则逆气自下矣。除热烦满者,禀冬令水阴之精,水精上滋,则烦热除而胸膈不满矣。安心者,谓烦热除而

胸膈不满，则心气亦安。肢体痛，偏枯不仁，死肌，皆阳气虚微，不能熏肤充身泽毛，若雾露之溉。故止肢体痛及偏枯不仁之死肌。阳气充达，则其颜光，其色鲜，故去面上之青黑痣及身体虫蚀之恶肉。

——清·张志聪《本草崇原》

乌梅气平，秉金气而入肺；气温秉木气而入肝；味酸无毒，得木味而入肝，味涩，即酸之变味也，味胜于气，以味为主。

梅得东方之味，放花于冬，成熟于夏，是秉冬令之水精，而得春生之气，以上达也。其下气者，生气上达，则逆气自下矣。热烦满，心不安，《伤寒论》厥阴证，以气上撞心、心疼热等字赅之，能下其气，而诸病皆愈矣。脾主四肢，木气不达而为死肌，乌梅能和肝气、养肝血，所以主之。去青黑痣及蚀恶肉者，酸收之味，外能消痣与恶肉也。

——清·陈修园《神农本草经读》

肺主气，气平则降，所以下气；肝属木，木枯火炎，逆于胸中，则热而烦满，乌梅味酸，能收浮热，吸气下行，所以止烦满也。心者火也，木之子，味酸气平，能平肝木，木和心自安也。肢体属脾，脾为土，肝木克土则痛，味酸则敛，所以止痛。肝藏血，血枯则偏枯不仁死肌矣，味酸益肝血，血和则润，不仁死肌愈也。去青黑痣，及蚀恶肉，酸收之味外治，能消痣与肉也。

——清·叶天士《本草经解》

乌梅，味酸，性涩，入足厥阴肝经，下冲气而止呕，敛风木而杀蛔。

《伤寒》乌梅丸，乌梅三百个，干姜十两，细辛六两，人参六两，桂枝六两，当归四两，川椒四两，附子六两，黄连一斤，黄柏六两。

治厥阴病，气上冲心，心中疼热，消渴，食即烦生，而吐蛔者。以水寒土湿，木气郁遏，则生蛔虫。木郁风动，肺津伤耗，则病消渴。木郁为热，冲击心君，则生疼热。脏腑下寒，蛔移膈上，则生烦呕。呕而气逆，冲动蛔虫，则病吐蛔。

乌梅酸涩收敛，泻风木而降冲击，止呕吐而杀蛔虫，善医蛔厥之证。其诸主治，止咳嗽，住泄利，消肿痛，涌痰涎，泻烦满，润燥渴，散乳痈，通喉痹，点黑痣，蚀瘀肉，收便尿下血，止刀箭流血，松霍乱转筋，开痰厥牙闭。

醋浸一宿，去核，米蒸。

——清·黄元御《长沙药解》

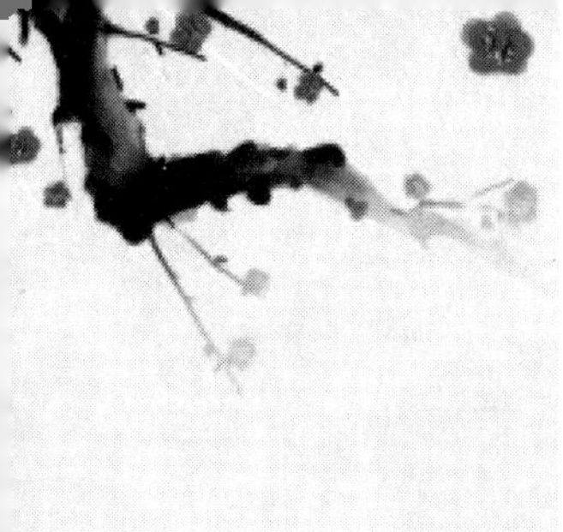

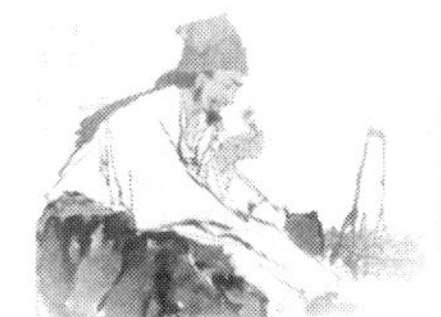

乌头 Wutou

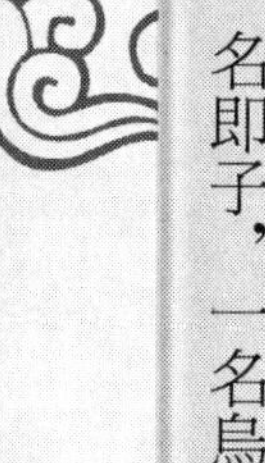

烏頭，味辛溫。主中風、惡風，洗洗，出汗，除寒濕痹，咳逆上氣，破積聚，寒熱，其汁煎之，名射罔，殺禽獸。一名奚毒，一名即子，一名烏喙。生山谷。

【处方用名】川乌——毛茛科 Ranunculaceae.

【经文】乌头，味辛温。主中风、恶风，洗洗，出汗，除寒湿痹，咳逆上气，破积聚，寒热，其汁煎之，名射罔，杀禽兽。一名奚毒，一名即子，一名乌喙。生山谷。

乌头，有川乌头和草乌头之分，即川乌和草乌。川乌头即现今乌头 *Aconitum carmichaelii* Debx. 的母根，即川乌，多为栽培品。草乌头系毛茛科植物北乌头 *Aconitum kusnezoffii* Reichb. 的块根，即现今草乌，多为野生品种，《本经》所言乌头，应指现今草乌和川乌野生品。同属植物黄花乌头 *Aconitum coreanum* (Levl) Raip. 的块根，为古代文献所载“白附子”。

本经要义

乌头：李时珍《本草纲目》附子项载：“初种为乌头，象乌之头也。附乌头而生者为附子，如子附母也……别有草乌头、白附子，故俗呼此为黑附子、川乌头以别之。诸家不分乌头有川、草两种，皆混杂注解，今悉正之。”说明明代以前，川乌头和草乌头统称为乌头。

李时珍又言：“乌头有两种：出彰明者即附子之母，今人谓之川乌头是也。春末生子，故曰春采为乌头，冬则生子已成，故曰冬采为附子。”“其初种之

小者为乌头，附乌头而旁生者为附子。”“其产江左、山南等处者，乃《本经》所列乌头，今人谓之草乌头者是也。故曰其汁煎为射罔。陶弘景不知乌头有二，以附子之乌头，注射罔之乌头，遂致诸家疑贰。”而且说明，在陶氏时代，已将川乌头和草乌头用于毒箭的制作。

味辛温：与现今教材和《药典》记识不一致。现代认识：乌头(川乌)，性热，味辛、苦；有大毒。

中风：有两义。一指杂病中风，又称谓“卒中”。《千金要方》卷八称谓“卒中风”。为卒暴昏仆，不省人事，或突然口眼㖞斜、半身不遂、言语謇涩等病证。《金匮要略》卷上・中风历节病脉证并治第五：“邪在络，肌肤不仁；邪在经，即重不胜；邪入于腑，即不认人；邪入于脏，舌即难言，口吐涎。”二指太阳表证中风，为外感风邪之病证。《伤寒论》卷二・辨太阳病脉证并治法上第五：“太阳病，发热，汗出，恶风，脉缓者，名为中风。”

《神农本草经》言：“中风”药物尚有石膏、牡丹皮、川芎等。

恶风：一是，病证名。“恶”读 wu，音“误”。恶风，即怕风。多因外邪伤卫所致。二是，病邪名。“恶”读 e，音“厄”。指风邪之人中凶恶者。

恶风之古医籍解

1. 指代恶风　《素问》卷十二・风论篇第四十二：“帝曰：五脏风之形状不同者何？愿闻其诊及其病能。岐伯曰：肺风之状，多汗恶风，色皏然白，时咳短气，昼日则瘥，暮则甚，诊在眉上，其色白。心风之状，多汗恶风，焦绝善怒吓，赤色，病甚则言不可快，诊在口，其色赤。肝风之状，多汗恶风，善悲，色微苍，嗌干善怒，时憎女子，诊在目下，其色青。脾风之状，多汗恶风，身体怠堕，四肢不欲动，色薄微黄，不嗜食，诊在鼻上，其色黄。肾风之状，多汗恶风，面痝然浮肿，脊痛不能正立，其色炲，隐曲不利，诊在肌上，其色黑。胃风之状，颈多汗，恶风，食饮不下，膈塞不通，腹善满，失衣则䐜胀，食寒则泄，诊形瘦而腹大。首风之状，头面多汗，恶风，当先风一日，则病甚，头痛不可以出内，至其风日，则病少愈。漏风之状，或多汗，常不可单衣，食则汗出，甚则身汗，喘息恶风，衣常濡，口干善渴，不能劳事。”

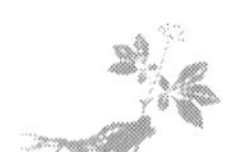

2. 病邪名，指风邪之人中凶恶者 《素问》卷五·脉要精微论篇第十七："帝曰：有故病五脏发动，因伤脉色，各何以知其久暴至之病乎？岐伯曰：悉乎哉问也，征其脉小色不夺者，新病也；……粗大者，阴不足阳有余，为热中也。来疾去徐，上实下虚，为厥巅疾。来徐去疾，上虚下实，为恶风也。故中恶风者，阳气受也。"

洗洗：同"洒洒"。寒凉貌，指寒凉阵阵发作的样子。曹元宇《本草经》当归条："温疟热洗洗在皮肤中。"《本经》阿胶条："劳极洒洒如疟疾。"《素问》卷十二·风论篇第四十二："腠理开则洒然寒，闭则热而闷。"王冰注："洒然，寒貌。"《素问》卷二十三·疏五过论篇第七十七："身体日减，气虚无精，病深无气，洒洒然时惊。"王冰注："洒洒，寒貌。"恶风洗洗，即指患者一阵阵怕风怕冷。

出汗：指以上病证经乌头治疗能够发汗。

除寒湿痹：寒湿痹指寒痹、湿痹的合称。

寒痹，痹症的一种，指风寒湿邪侵袭肢节、经络，其中又以寒邪为甚的痹症。又名痛痹，症见四肢关节疼痛，痛势较剧，遇寒更甚，得热减轻，可兼手足拘挛。《灵枢》卷二·寿夭刚柔第六："黄帝曰：寒痹之为病奈何？伯高答曰：寒痹之为病也，留而不去，时痛而皮不仁。"

湿痹，痹症之一种。指风寒湿邪侵袭肢节、经络，其中又以湿邪为甚的痹症；又名著痹、着痹。症见肢体重着，肌肤顽麻，或肢节疼痛，痛处固定，阴雨则发。《金匮要略》痉湿暍病脉证并治第二："太阳病，关节疼痛而烦，脉沉而细者，此名湿痹。湿痹之候，小便不利，大便反快，但当利其小便。湿家之为病，一身尽痛，发热，身色如熏黄也。"

咳逆上气：参阅当归条：咳逆上气解。

破积聚：参阅水蛭：积聚解。

寒热：参阅当归：寒热解。

其汁煎之，名射罔，杀禽兽：射罔，古人用乌头类药物煎熬的浓汁。用乌头浓煎的药膏，射杀野兽猎物。射罔膏，即乌头碱的粗提物。这是人类最早提取生物碱的记录。

《日华子诸家本草》："土附子（草乌），味咸、辛。热，有毒。生去皮，捣

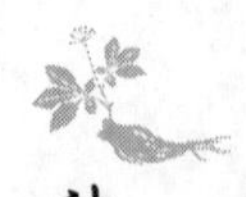

滤汁，澄清，旋液，晒干，取膏名为射罔，猎人将作毒箭使用。”

 川乌 Chuanwu

药物解读

《中华人民共和国药典》2015 年版一部收载：川乌，为毛茛科植物乌头 *Aconitum carmichaelii* Debx. 的干燥母根。

【性味归经】性热，味辛、苦。有大毒。归心、肝、肾、脾经。

【功能主治】祛风除湿，温经止痛。用于风寒湿痹，关节疼痛，心腹冷痛，寒疝作痛及麻醉止痛。

【注意事项】

1. 本品一般炮制后方能使用，生品内服要慎用。

2. 孕妇禁用。

3. 不宜与半夏、瓜蒌、天花粉、川贝母、浙贝母、平贝母、白蔹、白及等同用。

【鉴别要点】

1. 药材鉴别　药材为附子的母根，呈不规则的圆锥形，稍弯曲，形似乌鸦头，顶端常有残茎，中部多向一侧膨大，长 2～7cm，直径 1.2～2.5cm。表面棕褐色或灰棕色，皱缩，有小瘤状侧根突起（习称“钉角”）及子根脱离后的痕迹。质坚实，断面类白色或浅灰黄色，形成层环纹呈多角形。气微，味辛辣、麻舌。

2. 饮片鉴别

(1)取净生川乌，大小分开，用清水浸泡至无干心，取出，另加水煮沸 4～6 小时（或蒸 6～8 小时）至切开内无白心，口尝微有麻舌感，取出晾至 6 成干，切厚片，晒干。

(2)取净生川乌，加入捣生姜、皂角、甘草同泡，注意水要淹过药面，至透心，连同辅料和浸液共煮至浸液吸干，内无白心，微带麻味时取出，除去辅料，切厚片，晒干。

辅料比例：生川乌 100kg，生姜 6.5kg，皂角 6.5kg，甘草 6.5kg。

制后饮片为不规则或长三角形厚片，表面黑褐色至黄褐色，可见灰棕色形成层环，体轻，质脆，折断面具光泽。无实，微有麻舌感。

【拓展阅读——中药材经验鉴别专用术语】

乌鸦头　指根及根茎类药材的主根，乌头的母根为“川乌”，子根为“附子”。

乌鸦头　特指川乌，草乌的根形似乌鸦的头部。

钉角　特指川乌、草乌、附子药材周围瘤状突起的支根。

【拓展阅读——乌头之毒性解读】附子、川乌、草乌、白附子均为有毒之物，当慎用，清·徐大椿在《神农本草经百种录》附子项载：“凡有毒之物，性寒者少，性热者多。寒性和缓，热性峻速，入于血气之中，暴烈性发，体力不支，脏腑娇柔之物，岂能无害，故须审慎用之。但热之有毒者，速而易见；而寒之有毒者，缓而难察，尤所当慎也。”

医籍论选

乌头，气味辛温，有毒。主治诸风，风痹，血痹，半身不遂，除寒冷，温养脏腑，去心下坚痞，感寒酸痛。

乌头乃初种而未旁生附子者。乌头如芋头，附子如芋子，本一物也，其形如乌之头，因以为名。各处皆有，以川中出者入药，故医家谓之川乌。

——清·张志聪《本草崇原》

乌头，味辛、苦、温。入足厥阴肝、足少阴肾经。开关节而去湿寒，通经络而逐冷痹，消腿膝肿疼，除心腹痞痛。治寒疝最良，疗脚气绝佳。

乌头温燥下行，其性疏利迅速，开通关腠，驱逐寒湿之力甚捷。凡历节脚气、寒疝冷积、心腹疼痛之类，并有良功。制同附子，蜜煎，取汁用。

——清·黄元御《长沙药解》

 草乌 Caowu

【处方用名】草乌——毛茛科 Ranunculaceae

药物解读

《中华人民共和国药典》2015 年版一部收载：草乌，系毛茛科植物北乌头 *Aconitum kusnezoffii* Reichb. 的干燥块根。

【性味归经】性热,味辛、苦。有大毒。

【功能主治】祛风除湿,温经止痛。用于风寒湿痹,关节疼痛,心腹冷痛,寒疝作痛及麻醉止痛。

【注意事项】

1. 炮制后使用;生品内服要慎重。

2. 孕妇禁用。

3. 不宜与半夏、白及、白蔹、瓜蒌、天花粉、各种贝母同用。

【鉴别要点】

药材鉴别　药材呈不规则的圆锥形,稍弯曲,状如乌鸦头。长2～7cm,直径0.5～1.8cm,表面暗棕色至灰褐色,皱缩不平,呈纵向沟纹,可见短而尖的支根,习称“丁”。顶端可见去掉茎后的痕迹或顶芽。质坚硬,难折断,断面灰白色至暗灰色,显粉性,可见多角形的形成层环纹及静脉小点(维管束)。无臭,味辛辣而麻舌。

饮片鉴别　饮片多经炮制,呈不规则或近三角形的薄片,黑褐色,切面可见弯曲的或多角形环纹,及点状维管束,有空隙,周边皱缩或弯曲,辛辣,微麻。

【拓展阅读——目前市售草乌与常见品种(非正品品种)】

1. 毛茛科乌头属植物乌头 *Aconitum carmichaeli* Debx. 的干燥根,即川乌。

2. 同属植物黄草乌 *Aconitum vilmorinianum* Kon. 的干燥块根。根呈长圆锥形,状如胡萝卜,长5～15cm,直径1～2.5cm,表面黑褐色,有多数纵皱纹,顶端可见茎基残痕,末端细尖而稍弯曲。气微,味苦,麻。

3. 同属植物滇南草乌 *Aconitum austroyunnanense* W. T. Wang. 的干燥块根。块根形似黄花乌头,形体较之小,有时近细柱形,长5～7cm,直径0.7～1.5cm。

4. 同属植物爪叶乌头 *Aconitum hemsleyanum* Pritz. 的干燥块根,四川西部又名飞燕草、藤草乌。块根呈圆锥形,长约5cm,直径约1cm,表面深棕色,有纵皱纹及须根痕。味辛、苦而麻舌。

【拓展阅读——川乌和草乌之主要区别点】

表5 川乌和草乌的主要区别

品名	川乌	草乌
表面颜色	棕褐色至灰褐色	灰褐色至黑棕褐色
表面特征	有小的瘤状侧根及子根脱落后的痕迹	点状须根痕和瘤状侧根
质地与断面	坚实；断面类白色至浅黄色	质硬，断面灰白色至暗灰色，有裂隙，髓部较大，有的中空

【临床药师、临床医师注意事项】

1. 中毒原因

服用生品或用生品泡酒服：生草乌（包括生川乌等乌头类药物），其所含剧毒成分油脂型生物碱易溶于乙醇，毒性增强，且吸收较快，服用较小量酒剂亦中毒。

超剂量用药：一次服用生草乌、生川乌 9g 即可引起中毒，应严格按《药典》用量。

不遵医嘱：煎煮时间过短或失误等均可导致中毒。

2. 中毒临床表现　主要为口唇、四肢发麻、恶心、呕吐、流涎、腹痛、腹泻、头晕、视物模糊、呼吸困难、心悸汗出、面色苍白、语言障碍、神志不清、大小便失禁、心率减慢、血压下降、四肢厥冷、心律失常，进而昏迷，最终导致呼吸麻痹和心室纤颤而死亡。

3. 中毒救治

洗胃：1∶5000 高锰酸钾液，2%食盐或浓茶反复洗胃，继之以阿托品、利多卡因、普萘洛尔（心得安）等药物救治。

汤剂口服：急用生姜汁、甘草汁口服（洗胃后），也可冲服真蜂蜜，煎服绿豆、黄连、甘草、生姜汤，犀角磨汁或犀角粉冲服等解毒救治。

★ 川乌、草乌、白附子，均为毛茛科 Ranunculaceae 乌头属 Aconitum 的块根，均为有毒药物，尤以草乌的毒性最大。三种药物的功效相类似，在中药饮片流通中，除川乌易鉴别外，其他做草药的品种很复杂，一定要注意鉴别。

★ 三种药物均应炮制后使用，如果用生品，内服时一定慎重，把握用量

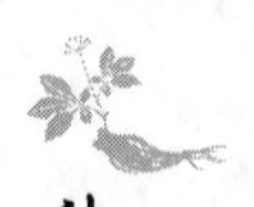

及服用方法。

医籍论选

乌喙,气味辛温,有大毒。主治中风,恶风洗洗汗出,除寒湿痹,咳逆上气,破积聚寒热,其汁煎之,名射罔,杀禽兽。(按:实为《本经》乌头之内容意义。很明显说明:《本经》言之乌头,系指现今之草乌。)

《本经》名乌头,《别录》名乌喙,今时名草乌,乃乌头之野生者,处处有之。其根外黑内白,皱而枯燥。其性大毒,较之川乌更烈,与前条洁古所言者,不可一例用也。

草乌头,今杭人多植于庭院,九月开花淡紫娇艳,与菊同时,谓之鹦鸽菊,又谓之双鸾菊,鸳鸯菊,僧鞋菊,皆以花之形状名之。根有大毒,与川中所出之乌头大别。古时或名乌头,或名乌喙,随时所称,未有分别。后人以形正者,有似乌鸟之头;其两歧相合而生者,有似乌鸟之喙,以此别之。然形状虽殊,主治则一,亦可不必分别。

隐庵以乌头判属川乌,以乌喙判属草乌,盖恐后人以混称误用,或致伤人故耳。虽属强分,其用心大有益于天下后世。

乌喙虽亦名乌头,实乃土附子也。性劣有毒,但能搜风胜湿,开顽痰,破坚积,治顽疮,以毒攻毒,不能如附子益太阳之标阳,助少阳之火热,而使神机之环转,用者辨之。

草乌之毒甚于川乌,盖川乌由人力种莳,当时则采。草乌乃野生地上,多历岁月,故其气力尤为勇悍。犹之芋子,人植者无毒可啖,野生者有毒不可啖,其理一也。又,川乌先经盐腌杀其烈性,寄至远方,为日稍久,故其毒少减。草乌未经腌制,或系现取,其毒较甚。

卢不远曰:人病有四痹风痿厥。草乌力唯宣痹风。阳行有四,曰升降出入。草乌力唯从升出,但阳喜独行而专操杀业。如刚愎人所当避忌。

采乌头捣汁煎之,名曰射罔。猎人以付箭镞射鸟兽,中者立死,中人亦立死。

——清·张志聪《本草崇原》

人中射罔毒,以甘草、蓝汁、小豆叶、浮萍、冷水、荠苊,皆可一味御之。

——《日华子诸家本草》

其产江左、山南等处者,乃《本经》所列乌头,今人谓之草乌头者是也。

故曰其汁煎为射罔。

——明·李时珍《本草纲目》

 白附子 Baifuzi

白附子之名《本经》未载，但所载“乌头”，已包含有毛茛科植物“黄花乌头”，即现今“白附子”。

药物解读

【处方用名】白附子(禹白附)——天南星科 Araceae.

白附子(关白附)——毛茛科 Ranunculaceae.

【基原】

禹白附：天南星科犁头尖属植物独角莲 *Typhonium giganteum* Engl. 的块茎。

关白附：毛茛科 Ranunculaceae 乌头属植物黄花乌头 *Aconitum coreanum*(Levl.)Raipaics 的块根。

【别名】禹白附，鸡心白附，牛奶白附，麻芋子，独角莲；关白附，竹节白附，黄花乌头等。

【性味归经】性温，味辛。有毒。归肝、胃、脾经。

【功能主治】祛风痰，止惊搐，解毒散结，止痛。用于中风痰壅，口眼㖞斜，语言謇涩，痰厥头痛，偏正头痛，喉痹咽痛，破伤风，外治毒蛇咬伤。鲜品捣烂外敷瘰疬神效。

关白附：祛寒湿止痛。用于腰膝关节冷痛，头痛，口眼㖞斜，冻疮等。

【注意】关白附毒性较强；禹白附毒性较弱。

【饮片(药材)鉴别要点】

1. 禹白附　本品在历史上，以河南禹州为集散地而故名，又形如鸡心，故又名曰“鸡心白附”(经验鉴别要点)。

饮片鉴别要点：一般已刮去粗皮，饮片皮部黄白色，表面白色，富粉性，无嗅，味淡，麻辣刺舌。

2. 关白附　本品《药典》2015 年版收载为“非正品品种”，因主产于山海关外东三省而故名。

饮片鉴别要点：一般带皮，饮片皮部棕色或褐色，可见细纵皱纹及小点

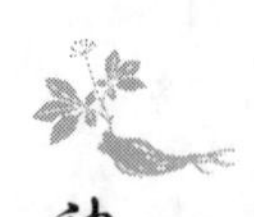

状根痕。有的可见瘤状突起的侧芽痕。饮片白色，有粉性，可见多数暗色点，成环状排列或散在，无臭，味辛辣、麻舌。

【主含化学成分】

禹白附：主含琥珀酸、棕榈酸、油酸、亚油酸、亚麻酸、棕榈酸甘油酯、胆酸、尿嘧啶、缬氨酸、络氨酸、谷氨酸、β-谷甾醇、胡萝卜苷、肌醇、糖蛋白凝集素、天师酸、桂皮酸等。

关白附：主含次乌头碱（Hypaconitine）、关附甲素、关附乙素、关附丙素、关附丁素、关附戊素。

【拓展阅读——白附子古今应用演变】

目前国内以"白附子"之名入药有两种，即天南星科植物禹白附和毛茛科植物关白附。

《中华人民共和国药典》1977年版一部收载：关白附，为毛茛科植物黄花乌头 *Aconitum coreanum*（Levl.）Raipaics 的干燥母根，即子根；禹白附为天南星科植物独角莲 *Typhonium giganteum* Engl. 的干燥块茎。《中华人民共和国药典》1985年版至2015年版一部删除了关白附，只收载天南星科植物独角莲为法定药用品种白附子。

白附子之名入药，首载于《名医别录》："白附子，主治心痛，血痹，面上百病，行药势，生蜀郡（今四川省雅安市以西）。三月采。"李时珍指出"白附子，根正如草乌头之小者，长寸许，干者皱纹有节"。又云："白附子乃阳明经药，因与附子相似，故得此名，实非附子类也。"

很显然，明以前古代医药文献所言白附子，应是毛茛科乌头属植物无疑。

《本草乘雅半偈》中云："白附子，本出高丽，及东海、新罗国，今出凉州，及辽东。生砂碛下湿地，独茎，类鼠尾草，细叶周匝，生于穗间。形似天雄，根如草乌头小者，长寸许，干皱有节。"

《中药材手册》在白附子项下分别收载："禹白附：祛风疾，镇痉，止痛。治中风口眼㖞斜，面神经麻痹，偏头痛，破伤风，淋巴结核，痈肿。关白附：祛寒湿，止痛。治疗腰膝关节冷痛，头痛，口眼㖞斜，冻疮。"

以"独角莲"之名入药，实为"禹白附"，则首载于《中国药用植物志》。历史上"独角莲"当白附子入药则在明·陈嘉谟《本草蒙筌》："白附子，巴郡凉州俱多，砂碛卑湿才有。"所述产地与生境与独角莲相似。明·李中立

《本草原始》和倪朱谟《本草汇言》所载白附子及附图为禹白附，**说明明代两种“白附子”都在临床上使用**。

可以看出：**在古代医方以“白附子”为名入药中，明代以前医方中白附子为毛茛科植物“关白附”，明清以后医方中白附子应是天南星科植物“禹白附”为主**。现在中医药界普遍认为，两种白附子均能祛风痰解痉，禹白附毒性较小，又能解毒散结，现已作为白附子正品广泛应用；关白附毒性大，功效偏于散寒湿、止痛，现已作为地方习用品种。

【拓展阅读——临床上如何判定和选用白附子】

两种白附子均能祛风痰解痉，但禹白附毒性相对较小，功效偏重于解毒散结，现已作为白附子正品广泛应用；而关白附毒性较大，功效偏于散寒止痛，已较少应用，但临床中，药房常两药相混用，应引起注意。

临床选用具体要看白附子在方剂中所起的作用而定较为客观，举例来说，若方剂中的白附子是用来祛痰定惊搐，则用禹白附为宜；若方剂中的白附子是用来祛寒湿，定痛则选用关白附为宜。如明代牵正散、玉真散等方剂中的白附子，则宜选用禹白附。

【拓展阅读——历史文献记载禹白附治疗淋巴结核有良效的问题】

有文献记载用禹白附鲜品捣烂外敷治疗淋巴结核有良效。现代药理学研究证实，临床重复应用的疗效得到肯定，具有很强的重现性。但如用干品捣烂外用则无此功效。由此，从另一方面佐证——**中药鲜品临床应用的奥妙和科学性**。

【临床药师、临床医师注意事项】

1. 临床药学人员学习和掌握“白附子”的药用历史，品种与临床性效的变异情况。

2. 了解禹白附与关白附的药用历史与临床性效异同点。

3. 临床医生掌握临证选用禹白附或关白附的判断方法。

【类药比较】

白附子、天南星同为天南星科植物，均能燥湿化痰、祛风止痉，为治风痰要药，常相须为用。然白附子主升上行，重在去头面风疾；痰阻经络，重在化痰通络。天南星燥湿化痰，祛风止痉力较白附子为强，以豁经络风痰为主，且应用范围较广。

禹白附、关白附，两者科属各异，所含成分不同，长期混用。禹白附祛

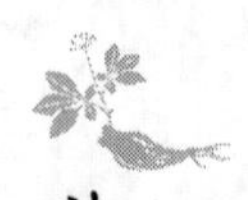

风痰、解痉力强，且毒性较弱，常用于头面风疾顽疾之症及痉厥诸症；关白附，毒性大，性强烈，以逐寒、止痛为主，常用于风湿痹痛或头痛诸证。

为防范用药失误，调配差错，建议两药更名为“独角莲”“黄花乌头”为宜。

医籍论选

主治心痛，血痹，面上百病，行药势。

——梁・陶弘景《名医别录》

主中风失音，一切冷风气。

——五代吴越・日华子《日华子诸家本草》

主小儿惊风，面皯瘢疵。

——明・刘文泰《本草品汇精要》

白附子乃阳明经药，因与附子相似，故得此名，实非附子。

——明・李时珍《本草纲目》

主治中风痰饮头痛，行着痹，痿厥疠风，颤振眩晕，痫证悸疝诸证。

——清・刘若金《本草述》

白附子，味辛、甘，性温，入足太阴脾、足厥阴肝经，祛风泻湿，逐痹行痰。温燥发泻，表散风湿，治中风失音，鼻口偏斜，耳聋喉痹，疥癣疝瘕，面上皯䵳，阴下湿痒，行痰涎，止唾。

——清・黄元御《玉楸药解》

禹白附：祛风痰，镇痉，止痛。治中风口眼㖞斜、面神经麻痹、偏头痛、破伤风、淋巴结结核、痈肿；关白附：祛寒湿、止痛。治腰膝关节冷痛、头痛、口眼㖞斜、冻疮。

——中国药品生物制品检定所・《中药材手册》(1959年)

临床应用

1. 治疗中风痰壅、口眼㖞斜、破伤风

白附子温燥辛散，通经透络，祛风豁痰，逐寒湿，涤痰，定惊搐，为治疗风痰诸疾要药。

用于中风痰壅、口眼㖞斜、半身不遂等，常与天南星、半夏、川乌等同用。如“青州白丸子”(《太平惠民和剂局方》卷一方)：生半夏(汤洗)七两，

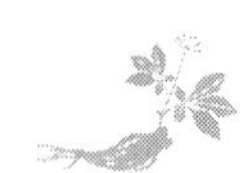

生川乌(去皮脐)半两,生天南星三两,生白附子二两。

治疗风痰阻滞经络,口眼㖞斜,常与全蝎、僵蚕同用,如“牵正散”(《杨氏家藏方》卷一方):白附子、僵蚕、全蝎各等分。共为末,每服一钱,热酒调下。

治疗破伤风,口撮唇紫,身体强直,常与天麻、防风、天南星等配伍应用,如玉真散(《外科正宗》卷四方):白附子、天南星、防风、白芷、天麻、羌活各等分。共为细末,每服二钱,热酒调服,并敷伤处。

2. 治疗风痰眩晕,偏正头痛

白附子辛温升散,燥湿痰,散风寒,尤善上行头面,用于风痰上犯、眩晕头痛等,常与天麻、天南星、僵蚕、麻黄、川乌、全蝎等配伍应用,如“白附子丸”(《丹溪心法附余》卷十二方)):炮白附子、炮天南星、半夏、旋覆花、菊花、天麻、川芎、橘红、炒僵蚕、干姜各一两,炒全蝎半两。共为细末,生姜半斤取汁,打糊为丸,梧桐子大,每服五十丸,荆芥煎汤送下。“白附子散”(《普济本事方》卷二方):炮白附子一两,麻黄、炮川乌、炮天南星各半两,全蝎五个,炮姜、朱砂、麝香各一分。共为细末,每服一字,酒调下。

3. 治疗痈疽肿毒、瘰疬、毒蛇咬伤

白附子具有解毒散结之功,尤以生鲜品为甚。用以治疗瘰疬、痈肿疮毒或跌打损伤等。本品生用鲜品,捣烂外敷,治疗瘰疬、痈疽肿毒,独具疗效。

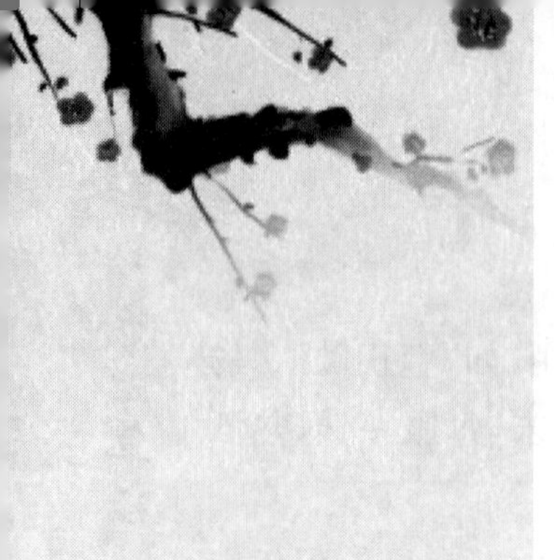

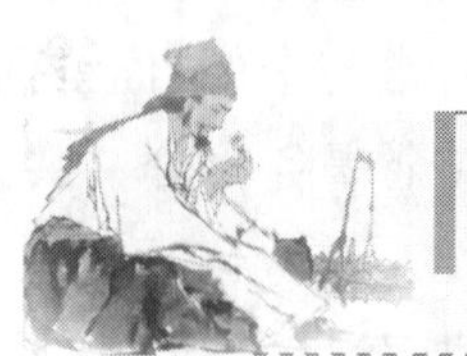

细辛 Xixin

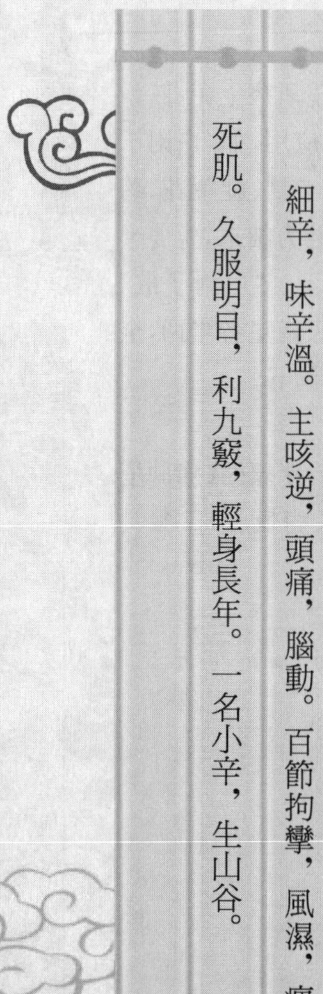

【处方用名】细辛——马兜铃科 Aristolochiaceae.

【经文】细辛，味辛温。主咳逆，头痛，脑动。百节拘挛，风湿，痹痛，死肌。久服明目，利九窍，轻身长年。一名小辛，生山谷。

（曹本）：细辛，味辛小温。主治咳逆，头痛，脑动，百节拘挛，风湿痹痛死肌，明目，利九窍，久服轻身延年。一名小辛，生山谷。

本经要义

咳逆：见于《素问》卷二十一·六元正纪大论篇第七十一："寒来不杀，温病乃起，其病气怫于上，血溢目赤，咳逆头痛，血崩胁满，肤腠中疮……其病热郁于上，咳逆呕吐……"（寒气偶然来临，也不能减低气温。在这种气候条件下，人们易患温病，表现为胸中烦闷、口鼻出血、目赤、咳嗽气逆、头痛、血崩、胁肋胀痛、皮肤生疮……热邪郁于上部的病变，出现咳嗽气逆、呕吐……）

释一，咳逆，哕（yue）之别称，即呃逆。病证名。宋代以前文献称哕。金元明初多称咳逆。明末以后习称呃逆。又谓气逆，俗称打呃。指胃气冲逆，呃呃有声，故称呃逆，其声短促，与嗳气不同。因脾胃虚寒所致为多。根据病因之不同，可分为寒呃、气呃、痰呃、瘀呃、虚呃六种。《丹溪心法·咳逆》

云:“咳逆为病,古谓之哕,近谓之呃。”“哕”,病证名。《灵枢》卷五·杂病第二十六:“哕,以草刺鼻,嚏,嚏而已。”

释二,指咳嗽气逆之症。《金匮要略》卷中·痰饮咳嗽病脉证并治第十二:“咳逆倚息,气短不得卧,其形如肿,谓之支饮。”气逆,指气上逆而不顺的病理。气顺则平,气逆则病。肺胃之气,以降为顺,肺气逆则见喘促、咳嗽;胃气逆则见呕吐、呃逆;肝气虽主升发,但郁怒伤肝,升发太过,也可见气火上逆,出现头痛眩晕、晕厥、吐血等证。

头痛:病证名。见于《素问》卷五·平人气象论篇第十八:“欲知寸口太过与不及,寸口之脉中手短者,曰头痛。”(要从寸口脉的太过与不及等变化中,来诊断疾病;寸口脉应指而短,是人体上部阳气不足的反映,会出现头痛的症状。)

头痛,亦称“头疼”。凡整个头痛以及头部前、后、偏侧部的疼痛,总称为头痛。头为诸阳之会,精明之府,五脏六腑之气皆上会于此。凡六淫外感、脏腑内伤,导致阳气阻塞、浊邪上踞、肝阳上亢、精髓气血亏损、经络运行失常等,均能导致头痛。从病因来分,有外感头痛(感冒头痛、厥逆头痛、风寒头痛、风热头痛、风湿头痛等)和内伤头痛(气虚头痛、血虚头痛、阳虚头痛、阴虚头痛、肝阳头痛、伤食头痛、伤酒头痛等)。从经络分头痛有三阳头痛(太阳头痛、阳明头痛、少阳头痛)和三阴头痛(太阴头痛、少阴头痛、厥阴头痛)。从病情轻重、病程长短、发作规律及疼痛部位来分有真头痛、头风、偏头痛、雷头风、脑风、颠顶痛等。

头痛脑动:指各种病因所致之头痛剧烈难受,扰动,以减轻疼痛,可与辛夷“本经要义”之头脑痛互参。

百节拘挛:“百节”,泛指人之全身关节。“拘挛”,指全身四肢百节难以屈伸的症状,多由风寒湿邪所致,亦即现代医学神经系统疾病常见症状之一。细辛有很强的止痛作用,故能治“头痛脑动,百节拘挛,风湿痹痛”。

风湿:一指风邪和湿邪两种病邪结合所致病证,亦称风湿症。《金匮要

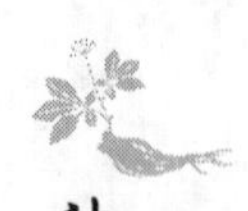

略》卷上·痓[①]湿暍[②]病脉证第二："风湿相搏，骨节疼痛，掣痛不得屈伸，近之则痛剧，汗出短气，小便不利，恶风不欲去衣，或身微肿者，甘草附子汤主之。"二指风邪与湿邪的合称。

痹痛："痹"，病理名。痹者，闭也，气血闭阻不通之意。泛指邪气闭阻肢体、经络、脏腑所致多种疾病。《素问》卷十二·痹论篇第四十三："风寒湿三气杂志，合而为痹也。其风气胜者为行痹，寒气胜者为痛痹，湿气胜者为著痹也。""行痹"，指因感受风邪而出现之肢体关节疼痛，痛处游走不定的痹症。"痛痹"，指因感受寒邪而出现之肢体关节疼痛剧烈，痛有定处，得热痛减的痹证。"著痹"，指因感受湿邪而出现之肢体关节沉重酸痛，或有肿胀，痛有定处，活动不便，肌肤麻木不仁的痹症。

痹症(证)根据病邪偏胜和病变部位，症候特点，有风痹(行痹)、寒痹(痛痹)、湿痹(著痹，即着痹，着通著)、热痹、历节、痛风、周痹、血痹、气虚痹、血虚痹、心痹、肝痹、脾痹、肺痹、肾痹、肠痹、胞痹等。

死肌：病邪侵袭肌肤所伤，日久不愈，麻木不仁，古人视为死肌，详见乌梅本经要义"死肌"条。《本经》言死肌药物有：厚朴、白及、乌梅等，可互参。

明目，利九窍：细辛，味辛，具有开窍之功，可用于因外寒客窍之暴聋、暴盲等，故能明目，利九窍，详考历代药物病案。

轻身延年：《本经》将细辛列为上品。故云：久服能使人"轻身延年"。因细辛在临床中，辛温开发，利人九窍，使肝木条达，以生气血，使人强壮，故使人轻身长年。

药物解读

《中华人民共和国药典》2015年版一部收载：细辛，为马兜铃科植物北

---

① 痓(chi)，中医病名。《集韵·至韵》："痓，风病。"《素问》卷十·气厥论篇第三十七："肺移热于肾，传为柔痓。"王冰注："痓，谓骨痓而不随，气骨该热，髓不内充，故骨痓强而不举，筋柔缓而无力也。"《金匮要略》卷上·痓湿暍病脉证第二："太阳病，发热无汗，反恶寒者，名曰刚痓。太阳病，发热汗出，而不恶寒，名曰柔痓。太阳病，发热脉沉而细者，名曰痓，为难治。太阳病，发汗太多，因致痉。夫风病下则痓，复发汗必拘急。疮家虽身疼痛，不可发汗，汗出则痓。"《本草纲目·百病主治上·痓风》："痓风，即痓病，属太阳督脉二经，其症发热，口噤如痫，身体强直，角弓反张，甚则抽搦。"

② 暍(ye)：即伤暑。《说文·日部》："暍，伤暑也"。《伤寒论·中暑有三证》："太阳中热者，暍是也，其人汗出，恶寒身热而渴也。"(《汉语大辞典》缩印本)。

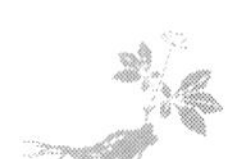

细辛 *Asarum heterotropoides* Fr. Schmidt var. mandshuricum (Maxim.) Kitag.、汉城细辛 *Asarum sieboldii* Miq. var. seoulense Nakai 或华细辛 *Asarum sieboldii* Miq. 的干燥根和根茎。前两种习称“辽细辛”。

【性味归经】性温，味辛。归心、肺、肾经。

【功能主治】祛风散寒，祛风止痛，通窍，温肺化饮。用于风寒感冒，头痛，牙痛，鼻塞流涕，鼻鼽，鼻渊，风湿痹痛，痰饮咳喘等。

【鉴别要点】

1. 药材鉴别

北细辛：药材常卷缩成团。根茎横生呈不规则圆柱形，具短分枝，长1～10cm，直径0.2～0.4cm；表面灰棕色，粗糙，有环形的节，节间长0.2～0.3cm，分枝顶端有碗状的茎痕。根细长，密生节上，长10～20cm，直径0.1cm；表面灰黄色，平滑或具纵皱纹，有须根及须根痕。质脆，易折断，断面平坦，黄白色至白色。气辛香，味辛辣、麻舌。

汉城细辛：根茎直径0.1～0.5cm，节间长0.1～1cm。其余与北细辛同。

华细辛：根茎长5～20cm，直径0.1～0.2cm，节间长0.2～1cm。基生叶1～2，气味较北细辛弱。

2. 饮片鉴别

饮片为横切，呈不规则的段，根茎呈不规则的圆段外表灰棕色，有时可见环形的节。根细，表面灰黄色，平滑，具纵皱纹。切片面黄白色至白色。气辛香，味辛辣，有麻舌感。

【临床医师、临床药师注意点——细辛用药部分及毒性解读】

★ 细辛，只能根入药，地上部分不能入药，地上部分入药，即引起中毒。

★ 细辛中毒与救治

1. 中毒原因与临床表现

使用全草（地上部分），剂量过大，煎煮时间过短易引起中毒。中毒表现：头痛，视物模糊，呕吐，出汗，烦躁，面红赤，呼吸急促，脉数，颈强，瞳孔散大，血压升高，甚者出现牙关紧闭，角弓反张，意识不清，四肢抽搐，最后呼吸麻痹，继之死亡。

2. 救治

(1)对症处理，催吐，洗胃。

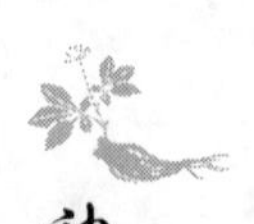

（2）静滴10%GS与GNS，并加氢化可的松。

（3）中医中药：可用清热解毒剂，如黄连解毒汤、五味消毒饮、甘草绿豆汤作饮料频服。

（4）控制抽搐，意识不清，昏迷时，宜芳香开窍、清营凉血、安神镇惊，如安宫牛黄丸一粒，加水50ml，烊化，鼻饲等。

【临床医师、临床药师注意点——关于细辛的用量问题】

现代药理学研究认为，细辛具有较强的毒性，其毒性成分为黄樟醚，且易挥发，尤其在高温下，所以久煎（《伤寒论》言：去渣再煎）本品可降低其毒性。

历代本草均言细辛有毒，量不可重用。到南宋，陈承认识到："细辛单用末，不可过一钱，多则气闭不通而死。"虽然未述细辛有毒，但已认识到细辛之不良反应。此后"细辛不过钱"流传至今。实则误矣。古代之"钱匕"，非常人所说的钱（一钱约为现在的3g）。古代钱匕，是指钱币，大指与食指拿古钱币边缘，盛之药末为一钱匕，以药末不掉下为要。非现时常人用衡量器具"秤"所表述的重量。古人所谓"细辛不过钱"是口服散剂，并非指汤剂用量，更不是指《伤寒论》中的散剂（汤剂所用散剂）。细辛大剂量使用时，宜先煎30分钟。

【拓展阅读——张仲景应用细辛情况】

仲景用细辛汤方共计16方，最大剂量六两（乌梅丸），最小剂量三分（侯氏黑散）。常规剂量为三两。如小青龙汤、当归四逆汤等。

用法：内服，有煎汤或为末作丸，散剂。外用：细研细末，吹鼻或煎水含嗽。

小青龙汤（《伤寒论》方）：麻黄三两，芍药三两，细辛三两，干姜三两，炙甘草三两，桂枝（去皮）三两，半夏半升，五味子半升。

麻黄细辛附子汤（《伤寒论》方）：麻黄二两，附子一枚，细辛二两。治疗外感风寒证，突发声音嘶哑，甚则失音不语。

乌梅丸（《金匮要略》方）：乌梅三百枚，细辛六两，干姜十两，黄连十六两，当归四两，附子六两，蜀椒四两，桂枝（去皮）六两，人参六两，黄柏六两。治疗蛔厥证。常用于治疗胆道蛔虫症，慢性菌痢，结肠炎。为治疗寒热错杂，蛔虫上扰之蛔厥证等。

医籍论选

细辛气味辛温，一茎直上，其色赤黑，禀少阴泉下之水阴，而上交于太阳之药也。少阴为水脏，太阳为水府。水气相通，行于皮毛，皮毛之气，内合于肺。若循行失职，则病咳逆上气，而细辛能治之。太阳之脉，起于目内眦，从巅络脑，若循行失职，则病头痛脑动。而细辛亦能治之。

太阳之气主皮毛，少阴之气主骨髓，少阴之气不合太阳，则百节拘挛。节，骨节也。百节拘挛，致有风湿相侵之痹痛。风湿相侵，伤其肌腠，故曰死肌。而细辛皆能治之。久服则水精之气，濡于空窍，故明目，利九窍。九窍利，则轻身而长年。

——清·张志聪《本草崇原》

肺属金而主皮毛，形寒饮冷则伤肺，肺伤则气不降，而咳逆上气之症生矣，细辛入肺，温能散寒，所以主之。风为阳邪而伤于上，风气入脑则头痛，脑动风性动也。其主之者，风性通肝，入肝辛散也。地之湿气，感则害人皮肉筋骨，百节拘挛，湿伤筋骨也；风湿痹痛，湿伤肉也。死肌，湿伤皮也。细辛辛温，散湿活血，则皮肉筋骨之邪散而愈也。久服辛温畅肝，肝开窍于目，五脏精液上奉，故目明，辛温开发，故利九窍。肝木条畅，以生气血，所以轻身长年也。

——清·叶天士《本草经解》

细辛气盛而味烈，其疏散之力更大。且风必挟寒以来，而又本热而标寒。细辛性温，又能驱逐寒气，其疏散上下之风邪，能无微不入，无处不到也。

——清·徐大椿《神农本草经百种录》

细辛，味辛，温。入手太阴肺、足少阴肾经。降冲逆而止咳，驱寒湿而荡浊。最清气道，兼通水源。

肺以下行为顺，上行则逆，逆则气道壅阻，而生咳嗽。咳嗽之证，由于肺金不降，收气失政，刑于相火。其间非无上热，而其所以不降者，全因土湿而胃逆。戊土既湿，癸水必寒，水寒土湿，中气不运，此肺金咳逆之原也。当火炎肺热之时，而推其原本，非缘寒气冲逆，则由土湿堙塞，因而水饮停瘀者，十居七八。然则上热者，咳嗽之标，水饮湿寒者，咳嗽之本也。

外感之咳，人知风寒伤其皮毛，而不知水饮湿寒实伤其腑脏。盖浊阴充塞，中气不运，肺金下达之路既梗，而孔窍又阖，里气愈阻，肺无泄窍，是

以宗气壅迫，冲逆而为咳。若使里气豁通，则皮肤虽闭，而内降有路，不至于此也。

细辛温燥开通，利肺胃之壅阻，驱水饮而逐湿寒，润大肠而行小便，善降冲逆，专止咳嗽。其诸主治，收眼泪，利鼻壅，去口臭，除齿痛，通经脉，皆其行郁破结，下冲降逆之力也。

——清·黄元御《长沙药解》

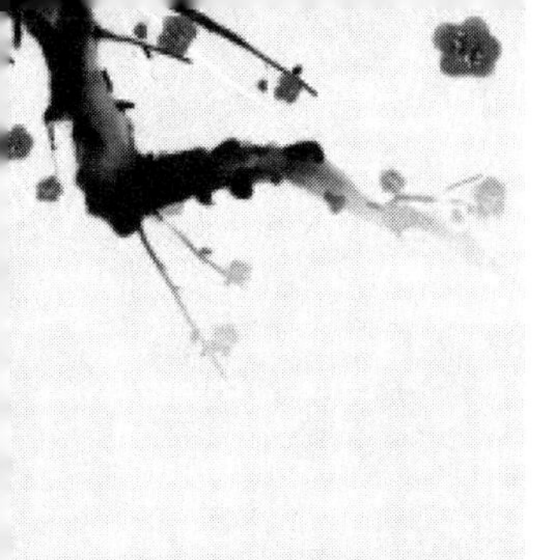

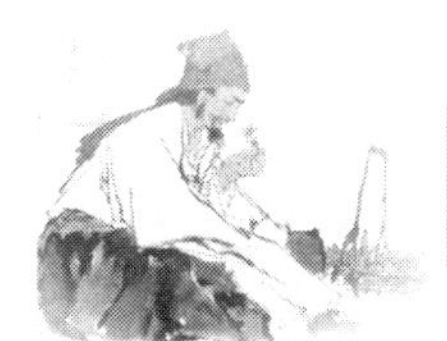

夏枯草 Xiakucao

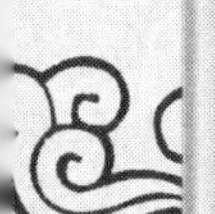

夏枯草，味苦辛，寒。寒熱瘰鬁，鼠瘺，頭瘡，破癥，散癭，結氣，腳腫，濕痹，輕身。一名夕句，一名乃東，生川穀。

【处方用名】夏枯草——唇形科 Labiatae.

【经文】夏枯草，味苦辛，寒。寒热瘰疬，鼠瘘，头疮，破癥，散瘿，结气，脚肿，湿痹，轻身。一名夕句，一名乃东，生川谷。

本经要义

夏枯草：夏枯草自古以来均是全草入药，现今《药典》只用其果穗。不知何时何故。现代药理学研究亦证实：夏枯草全草与果穗临床性效完全一致，而且使用全草比单独使用果穗要好。

论夏枯草用药部位

李时珍在《本草纲目》夏枯草项载“茎叶入药”。明·刘文泰在《本草品汇精要》中云：“夏枯草，无毒……四月取茎叶，日干。用：茎叶。”梁·陶弘景《名医别录》：“夏枯草，无毒，一名燕面，生蜀郡，四月采。”明·陈嘉谟《本草蒙筌》指出：“夏枯草……冬至后发生，夏至时枯瘁，故谓夏枯草也。四月收采，洗净阴干。”很显然，应该全草入药无疑。

夏枯草只用其果穗，确实无据考证，但可以肯定，清代以前，历代本草文献均明确其全草入药。经实地调查，目前国内绝大多数医院、

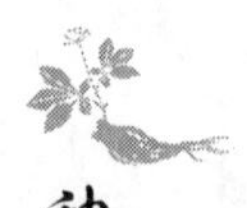

制药企业等均使用夏枯草，极少使用其果穗。经现代药理学研究证实，果穗与全草的有效成分和临床药理作用相同；全草化学成分较之果穗更全面，其抗菌、消炎、平喘和镇痛作用均强于果穗。从充分利用野生药材资源，亦应是提倡使用全草入药为宜。

再则，夏枯草一名与药用部位，为体现中药饮片“特定”与“单义”意义，也不符合中国语言习惯，所以建议夏枯草名称修订为“Prunellae Herba.”，夏枯草（果穗）为“Prunellae Spica”。

寒热：蚱蝉本经要义之“寒热”项可互参。

瘰疬，鼠瘘：古病名，瘰疬与鼠瘘为同一类疾病。出自《灵枢》卷六·寒热第七十：“瘰疬者，疮名。一名鼠瘘，疮，生于颈腋两脉间。”“瘰疬者，其状累然，而历贯上下也，故于颈腋之间，皆能有之，因其形如鼠穴，塞其一复穿其一，故又名为鼠瘘。盖以寒热之毒，留于经脉，所以联络不止，一曰结核，连续者为瘰疬。”“小者为瘰，大者为疬，名色甚多。如颈前为痰瘰，项后者为湿瘰，左右两侧形软，遇怒即肿为气疬，坚硬筋缩为筋瘰；若连绵如贯珠者为瘰疬。至于鼠疬，其形如鼠，又名鼠疮。”

瘰疬鼠瘘主要指颈部淋巴结核，多发于颈项部及耳部前后，可限于一侧，也可两侧同时发生，也有延及颌下、胸锁乳突前后和腋下等处。以其形状累累如珠，历历可数而故名。多因肺肾阴虚，肝气久郁，虚火内灼，炼液为痰；或受风火邪毒，结于颈项、腋、胯之间。初起结块如豆，无痛无热，后渐增大串生，久则有微痛感，或结块相互粘连，推之不移；若溃破则脓汁稀薄，有的脓汁中夹有豆渣样物质，此愈彼走，久不收口，可形成窦道或瘘管，故又名“鼠瘘”。

按一般情况，瘰疬系指淋巴结核；鼠瘘，系指淋巴结核破溃后，长期不愈合，流棉絮样或豆渣样物，犹如老鼠打洞样子而故名。

头疮：“疮”，指皮肤病。凡发于皮肤浅表，有形、焮痒，破后糜烂的病统称为疮，包括疥、癣、风疹、丹毒等。头疮，生长于头部的疮。《素问》卷二十二·至真要大论篇第七十四：“少阴司天，火淫所胜，则温气流行，金政不平。民病头痛，发热恶寒而疟，热上皮肤痛，色变黄赤，传而为水，身面胕肿，腹满仰息，泄注赤白，疮疡咳唾血，烦心胸中热，甚则鼽衄，病在于肺。”

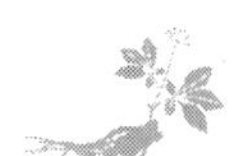

《诸病源候论》卷三十五·疮病诸候·头面身体诸疮候："夫内热外虚，为风湿所乘，则生疮。所以然者，肺主气，候于皮毛；脾主肌肉，气虚则肤腠开为风湿所乘，内热则脾气温；脾气温则肌肉生热也。湿热相搏，故头面身体皆生疮。其疮初如疱，须臾生汁；热盛者，则变为脓，随瘥随发。"

破□："癥"，指腹腔内痞块，一般以隐见腹内，按之形证可验，坚硬不移，痛有定处，常由情志抑郁，饮食内伤，导致肝脾受损，脏腑失和，日久正气不足，气滞血瘀痞块固定不动。《诸病源候论》卷十九·癥瘕病诸候·癥候："癥者，由寒温失节，致府脏之气虚弱，而食饮不消，聚结在内，染渐生长块段磐牢不移动者，是癥也。言其形状可微验也。"

散瘿："瘿"，古病名，又名大脖子。《说文》："瘿，颈瘤也。"颈瘤，俗称大脖子，多指甲状腺肿大一类疾病。《诸病源候论》卷三十一·瘿瘤等病诸候·瘿候："瘿者，由忧恚气结所生，亦曰饮沙水，沙随气入于脉，搏颈下而成之，初作与樱核相似，而当颈下也。皮宽不急，垂槌槌然是也。恚气结成瘿者，但垂核槌，槌无脉也，饮沙水成瘿者，有核瘟瘟，无根，浮动在皮中。又云，有三种瘿，有瘿，可破之；有息肉瘿，可割之；有气瘿，可具针之。"

结气：指结块，气结。如身体各处淋巴结核、瘿瘤、无名肿痛、各种肿瘤、子宫肌瘤、乳腺增生、痛风节结等，夏枯草味辛，具辛散之功，故散各种结气。《诸病源候论》卷十三·结气候："结气病者，忧思所生也，心有所存，神有所止，气留而不行，故结于内。"

脚肿湿痹：指湿邪侵袭人体，趋于下肢所致之湿痹症。湿邪下注，脚气水肿疼痛。夏枯草性寒清热，善治湿痹与热痹，湿痹即湿邪所致之痹症。

轻身：夏枯草治疗上述诸病症，又能清肝明目，肝阳上亢所致之头眩晕痛，故而使人一身轻松。故《本经》言轻身。

药物解读

夏枯草(果穗)

《中华人民共和国药典》2015年版一部收载：夏枯草，为唇形科植物夏枯草 *Prunella vulgaris* L. 的干燥果穗。

【性味归经】性寒，味辛、苦。归肝、胆经。

【功能主治】清热泻火，明目，散结消肿。用于目赤肿痛，目珠夜痛，头痛眩晕，瘰疬，瘿瘤，乳痈，乳癖，乳房胀痛。

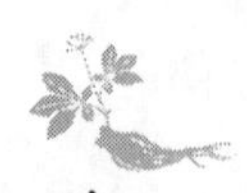

【鉴别要点】带花的果穗呈扁圆柱形，与去芒的麦穗相似，长 3～8cm，直径 0.8～1.5cm。红棕色至棕色。全果序由 4～13cm 轮宿存之花萼与苞片组成，每轮有对生苞片 2 片，呈肾形或横椭圆形，呈急尖尾状，外面有白色细毛。每一苞片内有花 3 朵，花冠多已脱落，花萼钟状，长约 10mm，2 唇形，上唇扁平，顶端几截平，有 3 个不明显的短齿，中齿宽大，下唇 2 裂，裂片披针形小坚果 4 枚，短圆状卵形，黄褐色，略有光泽，尖端有白色突起，体松而轻。气微，味淡。

夏枯草(全草)

《四川省中药材标准》2015 年版收载：夏枯草为唇形科夏枯草属植物夏枯草 *Prunella vulgaris* L. 的干燥全草。

【性味归经】性寒，味辛、苦。归肝、胆经。

【功能主治】清火，明目，散结，消肿。用于目赤肿痛，目珠夜痛，头痛眩晕，瘰疬，瘿瘤，乳痈胀痛，甲状腺肿大，淋巴结结核，乳腺增生，高血压等。

【鉴别要点】

药材鉴别　夏枯草为草本，长 10～40cm，茎方形，根状茎节上生须根，茎基部多分枝，茎具浅槽，紫红色至绿褐色，全体被稀疏的糙毛。叶对生，具短柄；叶片卵状长圆形，顶端尖，基部楔形，边缘有不明显的波状齿或近全缘。轮状花序顶生，由数轮宿萼与苞片组成。每轮有苞片 2 枚，对生，苞片肾形；花萼钟状，二唇形，上唇扁平，先端截形，微 3 裂，下唇 2 裂，裂片尖三角形；宿萼内有小坚果 4 枚，棕色。花冠已脱落，体轻，质脆。气微，味淡，微苦。

饮片鉴别　饮片呈不规则的段，茎方形，根状茎节上可见须根或须根痕，茎具浅槽，紫红色至淡绿褐色，被稀疏糙毛。叶对生，具叶柄，叶片皱缩破碎，用水浸润展开，可见叶片卵状长圆形或近圆形，花序轮状，花萼钟状。气微，味淡，微苦。

【临床药师、临床医师注意事项——夏枯草全草用药的必要性】

★ 夏枯草千百年来均是全草入药，1949 年以后只有部分省区单独使用其果穗入药。

★ 现代药理学研究证实全草入药，疗效与其果实相同，且对部分中医病证，使用全草更佳，单独使用果穗入药，亦是一种资源浪费。

★ 夏枯草，按中国文化与语言习惯，应是指全草而言，且亦符合中药饮

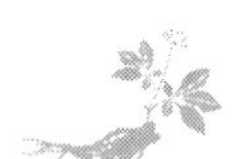

片名称“特定”与“单义”意义。故夏枯草药材名称应修订为“Prunellae Herba.”

★ 夏枯草全草，在国外亦有较高声誉，欧洲人曾把夏枯草视为灵丹妙药。如在英语中把夏枯草叫作“self-heal”（自己治疗），在欧洲，夏枯草还被叫作“heal-all”（包治百病）。是说夏枯草全草可以用于多种疾病的治疗，人们只要一草在手，就可以给自己治病。这些名字则更直接地表现了夏枯草全草入药的神奇。

医籍论选

太阳主表，表邪外入，则太阳有病而恶寒发热矣；其主之者，味辛可以散表寒，味苦可以清热也。瘰疬鼠瘘，皆少阳胆经风热之毒。夏枯草禀金水之气味，所以专入少阳，解风热之毒也。头乃太阳行经之地，膀胱湿热则生头疮；其主之者气寒清热，味苦燥湿也。

积聚而有形可征谓之癥，乃湿热结气也；味辛可以散结，味苦可以燥湿，所以主之也。瘿亦少阳之癥，其主之者，以夏枯草专治少阳之病，而有辛散之功也。湿邪伤下，脚肿湿痹，无非湿也；苦能燥湿，所以主之。且入肺与膀胱，而有祛湿之力。湿胜则身重，既有祛湿之功，所以能轻身也。

——清·叶天士《本草经解》

夏枯草禀金水之气，故气味苦辛寒，无毒。主治寒热，瘰疬，鼠瘘，颈疮者，禀水气而上清其火热也。破癥瘕、瘿结气者，禀金气而内削其坚积也。脚肿乃水气不行于上，湿痹乃水气不布于外。夏枯草感一阳而生，能使水气上行环转，故治脚气湿痹，而且轻身。

——清·张志聪《本草崇原》

夏枯草，此以物禀之气候为治，又一义也。凡物皆生于春，长于夏，惟此草至夏而枯。盖其性禀纯阴，得少阳之气勃然兴发，一交盛阳，阴气将尽，即成熟枯槁。故凡盛阳留结之病，用此为治，亦即枯灭，此天地感应之妙理也。凡药之以时候荣枯为治者，俱可类推。

——清·徐大椿《神农本草经百种录》

益母草。黎居士易简方，夏枯草治目痛，用砂糖水浸一夜用，取其能解内热，缓肝火也。楼全善云：夏枯草治目珠疼至夜则甚者，神效。或用苦寒药点之反甚者，亦神效。盖目珠连目本，即系也，属厥阴之经。夜甚及点苦

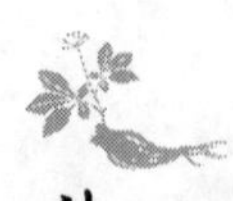

寒药反甚者,夜与寒亦阴故也。夏枯草禀纯阳之气,补厥阴血脉,故治此如神,以阳治阴也。

——明·李时珍《本草纲目》

夏枯草,始载于《本经》。为唇形科多年生植物夏枯草 *Prunella vulgaris* L. 的果穗或全草。为新中国成立后第一次提及果穗单独当夏枯草应用。

——《中药学》

夏枯草,始载于《神农本草经》,为唇形科植物夏枯草 *Prunella vulgaris* L. 的果穗。

——《临床中药学》

祝按:全国统编教材已不再收载夏枯草全草入药了,当然教材是和《药典》相互参考的。

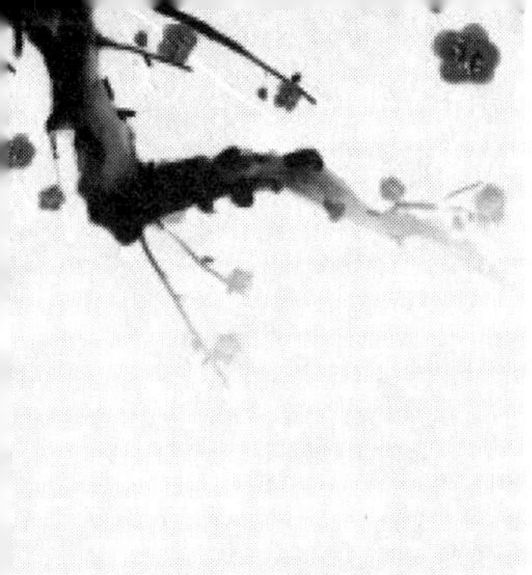

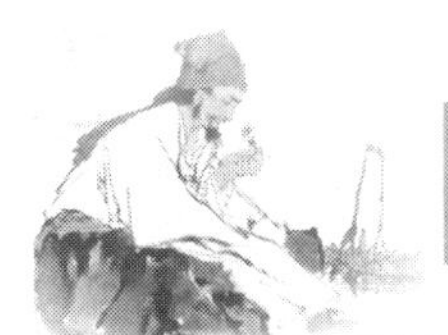

消石 Xiaoshi

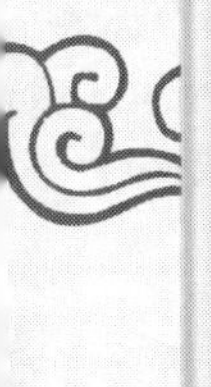

消石，味苦寒。主五藏積熱，胃脹閉，滌去畜結飲食，推陳致新，除邪氣。煉之如膏。久服輕身。生山谷。

【处方用名】芒硝——Natrii Sulfas. 为硫酸盐类芒硝族矿物芒硝 Mirabilite 的加工提纯品。

【经文】消石，味苦寒。主五藏积热，胃胀闭，涤去畜结饮食，推陈致新，除邪气。炼之如膏。久服轻身。生山谷。

本经要义

消石：历代医药文献之谓：朴硝是芒硝原始粗制品，消石是芒硝之精制品，其性味功效大同小异。

古代本草文献对消石的论述

梁·陶弘景《本草经集注》："消石，味苦、辛，寒、大寒，无毒。主治五藏积热，胃胀闭，涤去蓄结饮食，推陈致新，除邪气，治五藏十二经脉中百二十疾，暴伤寒，腹中大热，止烦满消渴，利小便及瘘蚀疮。炼之如膏。久服轻身。天地至神之物，能化成十二种石。一名芒硝。"

唐·苏敬《新修本草》同时收载有：朴消、消石、芒硝。并在朴消项注解云："此物有两种，白软者，朴消苗也，虚软少力，炼为消石，所得不多，以当消石，名芒消尔。后名医别载此说，其疗与消石正同，疑此即是消石……

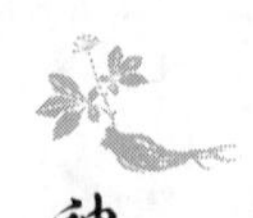

《本经》云生于朴消，朴消一名消石朴，消石一名芒消，现既明白，不合重出之。”

《雷公炮炙论》在芒硝条：“芒硝是朴硝中炼出，形似麦芒者，号曰芒硝。”

唐·甄权《药性论》：“消石……一名芒硝，烧之即成消石矣。主破积，散坚结。一作苦消，甚治腹胀。其消石、芒硝多川原人制作，问之详其理。”

祝按：甄权同时又收载有：“芒硝，使，味咸，有小毒。能通女子月经，癥瘕，下瘰疬，黄疸病……朴消。君，味苦、咸，有小毒。能治腹胀，大小便不通，女子月候不通。”芒硝与朴硝实为一物之不同品质而已。

宋·苏颂《图经本草》：“朴消，生益州山谷有咸水之阳。消石，生益州山谷及武都、陇西、西羌。芒硝生于朴消，今南北皆有之，而以西川者为佳。旧说三物同种，初采得其苗，以水淋取汁，煎炼而成，乃朴消也。一名消石朴，以消石出于其中。又炼朴消或地霜而成，坚白如石者，乃消石也，一名芒硝。又取朴消，以暖水淋汁，炼之减半，投于盆中，经宿而有细芒生，乃芒硝也。虽一体异名，而修炼之法既殊，则主治之功别矣。然《本经》各载所出，疑是二种。而今医、方家所用，亦不复能究其所来，但以未炼成块，微青色者，为朴消。炼成盆中上有芒者，为芒硝，亦谓之盆消。其芒硝底澄凝者，为消石。朴消力紧，芒硝次之，消石更缓，未知孰为真者。”

祝按：说明朴消、芒硝、消石其原料均相同，同一种炼治方法，所得不同质量的芒硝。

明·李时珍《本草纲目》：“消石，诸卤地皆产之……秋冬间遍地生白，扫取煎炼而成。货者苟且，多不洁净，须再以水煎化，倾盆中，一夜结成。澄在下者，状如朴消，又名生消，谓炼过生出之消也。结在上者，或有锋芒如芒消，或有圭棱如马牙消，如消石亦有芒消、牙消之名，与朴消之芒、牙同称，而水火之性则异也……崔昉《外丹本草》云：消石，阴石也。此非石类，乃碱卤煎成，今呼焰硝。”

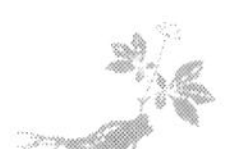

李时珍又云："诸消，自晋唐以来，诸家皆执名而猜，都无定见。惟马志《开宝本草》以消石为地霜炼成，而芒消、马牙消是朴消炼出者，一言足破诸家之惑矣。诸家盖因消石一名芒消，朴消一名消石朴，三名相混，遂致费辨不决。而不知消有水、火二种，形质虽同，性气迥别也，惟《神农本草经》朴消、消石二条为正。其《别录》芒消，《嘉祐》马牙消，《开宝》生消，俱系多出，今并归并之。《神农》所列朴消，即水消也，有二种：煎炼结出细芒者，为芒消；结出马牙者，为牙消。其凝底成块者，通为朴消。其气味皆咸而寒。《神农》所列消石，即火消也，亦有二种：煎炼结出细芒者亦名芒消；结出马牙者亦名牙消，又名生消。其凝底成块者通为消石。其气味皆辛苦而大温。二消皆有芒消、牙消之称，故古方有相代之说。自唐、宋以下，所用芒消、牙消，皆是水消也。"

李鸿超等《中国矿物药》："朴消。异名：芒硝、马牙硝、盐消、皮消、风消。是由天然硫酸钠——芒硝加工精制而成。"古代制法：皮消，生于卤地，刮取初起煎成为朴（朴者未化之义），由朴（消）再煎为芒硝。芒硝再煎则成玄明粉，其性缓，不似芒硝。

祝按：芒硝，为硫酸盐类矿物芒硝族芒硝，经加工精制而成的结晶体，主含含水硫酸钠（$Na_2SO_4 \cdot 10H_2O$）。有将芒硝的别名朴消、土消、皮硝者。实际朴消、土消为较不纯的含水硫酸钠结晶，可视为供精制芒硝的原料；皮硝为极不纯的含水硫酸钠，不宜直接药用。

芒硝、朴消、消石三者历代较为含混。《本经》朴消实为硝酸钾，即称火硝，为制造炸药原料；消石为硫酸钠，《名医别录》朴消为硫酸钠，消石为硝酸钾，芒硝为硫酸镁。《开宝本草》以后，芒硝和朴消被合而为一。《本草纲目》强调，芒硝即朴消。

味苦寒：《本经》言："消石，味苦寒"。现行统编教材《临床中药学》言：芒硝，性寒，味咸，苦。归胃、大肠经。软坚泻下，消热消肿。《药典》2015年版一部载：芒硝，别名朴硝等，性寒，味咸、苦，归胃、大肠经。泻下通便，润燥软坚，清火消肿。

五藏积热："五藏"即心、肝、脾、肺、肾五个脏器的合称。《素问》卷三·

五藏别论篇第十一:“所谓五藏者,藏精气而不泻也,故满而不能实。”《灵枢》卷七·本藏第四十七:“五藏者,所以藏精神血气魂魄者也。”根据藏象学说,五脏是人体生命活动的中心,精神意识活动分属五脏。加上六腑的配合,把人体表里的组织器官联系起来,构成一个统一的整体。

积热,“积”,积聚,“热”,发热。积热,即指胃、肠道等因有形积滞等引发的热证,芒硝可以通过泻下作用,祛除胃肠道积滞而消除五脏热邪。

胃肠闭,畜结:“畜结”即“蓄结”。“胃肠闭”“畜结”均指肠胃道之有形积滞(均由食、饮留蓄不散所致),“胀”“闭”均为不通之意。

推陈致新:此处指消除五脏水、饮等邪气,从而产生新的正气、恢复五脏的正常功能。详见:大黄本经要义之“推陈致新”条。

除邪气:“邪气”又称之为“邪”,与人体正气相对而言。泛指各种致病因素(风、寒、暑、湿、燥、火六淫和疫疠之气等致病因素)及病理损害。《素问》卷九·评热病论篇第三十三:“邪之所凑,其气必虚。”此处邪气,指燥、火等热邪。

炼之如膏。**久服轻身**:此为道家思想,不必深究。

药物解读

《中华人民共和国药典》2015年版一部收载:芒硝,为硫酸盐类矿物芒硝族芒硝,经加工精制而成的结晶体。主含含水硫酸钠($Na_2SO_4 \cdot 10H_2O$)。

【别称】芒消,马牙硝,火硝,焰消,地霜,苦消,朴消,盆消。

【性味归经】性寒,味咸、苦。归胃、大肠经。

【功能主治】泻下通便,润燥软坚,清火消肿。用于实热积滞,腹满胀痛,大便燥结,肠痈肿痛。外治乳痈、痔疮肿痛。

【药材鉴别要点】本品呈棱柱状、长方形或不规则块状及粒状。无色透明或类白色半透明。质脆、易碎,断面呈玻璃样光泽。气微,味咸。

【临床药师、临床医师注意事项——药物名称与意义】

传统中医自古以来所用芒硝与现今有别,现今所用芒硝为机制精细品。

★ 采收与加工流程所得芒硝品种取天然的不纯芒硝,俗称“土硝”或“皮硝”,即古人所谓“地霜”,加水溶解、放置,使其杂质沉淀,过滤,其滤液

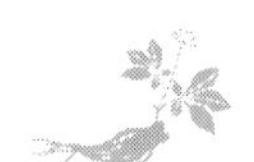

加热浓缩(土法用淋晒法),放冷后析出结晶,习称“朴硝”(芒硝粗制品,又称火硝)。再将朴硝溶于水,加入打碎萝卜同煮后,使其重新结晶,即药用芒硝。

★ 芒硝易溶于水,不溶于乙醇。在空气中易风化,芒硝经风化所得即药用“玄明粉”(主含硫酸钠)。

【拓展阅读——中药材经验鉴别专用术语】

皮硝为未经精制的芒硝,杂质多,不可内服药用。

朴消为较不纯的硫酸钠结晶,亦不作内服用药,只供制取芒硝的原料,亦有将精制芒硝时结于下面较粗的结晶称作“芒硝”(有的称谓马牙硝),其上面的结晶称谓“朴硝”。

玄明粉精制芒硝,经风化后干燥即得,其性味功效同芒硝。

风化指中药材中某些含水化合物或钠盐类品种,在空气中干燥条件下,表面逐渐出现的粉末状物。

【临床药师、临床医师注意事项】

★ 芒硝一般不入煎剂,待汤剂煎得后,溶入汤液中服用。外用适量。

★ 本品不宜与硫黄、三棱同用,孕妇慎用。

医籍论选

硝石,又名火硝,又名焰硝。丹炉家用制五金八石,银工用化金银,军中用作烽燧火药,得火即焰起,故有火硝、焰硝之名……蜀中皆有,乃地霜也。冬间遍地生如白霜,扫取以水淋汁,煎炼而成,状如朴硝,又名生硝。再煎提过,或有锋芒如芒硝,或有圭棱如马牙硝,故硝石亦有芒硝、牙硝之名,与朴硝之芒、牙同称,然水火之性则异也。主治五脏积热,胃胀闭者,言积热在脏,致胃府之气胀闭不通。硝石禀水寒之气,而治脏热。具火焰之性,而消胃胀也。涤去蓄结饮食,则胃府之脏闭自除。推陈致新,除邪气,则五脏之积热自散。炼之如膏,得阴精之体,故久服轻身。

——明·张志聪《本草崇原》

芒硝气寒,禀天冬寒之水气,入手太阳寒水小肠经;味苦无毒,得地南方之火味,入手少阳相火三焦经。气味俱降,阴也。其主五脏积热胃胀闭者,五藏本为藏阴之经,阴枯则燥,而火就之,则热积于脏而阳偏盛矣。阳者胃脘之阳,阳偏盛,故胃胀而闭塞也。其主之者,芒硝入三焦,苦寒下泄,水谷之道路通,而胀者平矣。小肠为受盛之官,化物出焉之府,小肠燥热,

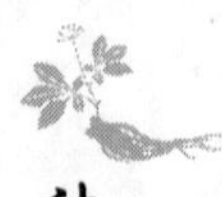

则物受而不化，饮食蓄结于肠矣。芒硝入太阳，苦寒下泄，咸以软坚，则陈者下而新者可进也。除邪气，苦寒治燥热之邪气也。

炼之如膏，久服轻身者，指三焦小肠有实积者言也，盖积去身自轻也。

——清·叶天士《本草经解》

芒硝，苦、辛，性寒。入手少阴心、足太阳膀胱经。泻火而退燔蒸，利水而通淋沥。芒硝咸苦大寒，下清血分，泻火救焚，软坚破积，利水道而通淋涩，利谷道而开结闭。结热瘀蒸，非此不退，宿痰老血，非此不消，寒泻之力，诸药不及。

——清·黄元御《长沙药解》

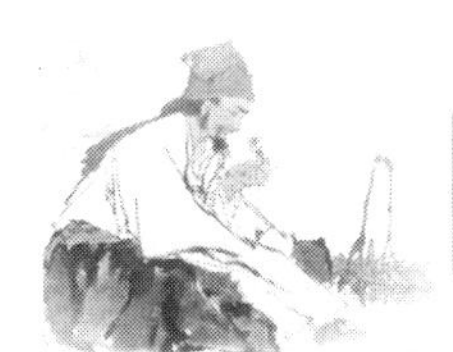

薏苡仁 Yiyiren

薏苡仁，味甘微寒。主筋急，拘攣不可屈伸，風濕痹，下氣，久服輕身益氣。其根下三蟲。一名解蠡。生平澤及田野。

【处方用名】薏苡仁——禾本科 Gramineae.

【经文】薏苡仁，味甘微寒。主筋急，拘挛不可屈伸，风湿痹，下气，久服轻身益气。其根下三虫。一名解蠡。生平泽及田野。

本经要义

筋急：筋，体之肌腱，附于骨节的筋，包于肌腱外的叫筋膜。筋，性坚韧刚劲，对骨节肌肉等运动器官有约束和保护之功能。《灵枢》卷三·经脉第十："人始生，先成精，精成而脑髓生，骨为干，脉为营，筋为刚，肉为墙，皮肤坚而毛发长，谷入于胃，脉道以通，血气乃行。"筋和筋膜的功能是由肝所主，并由肝血濡养。《素问》卷十二·痿论篇第四十四："肺主身之皮毛，心主身之血脉，肝主身之筋膜，脾主身之肌肉，肾主身之骨髓。"肝的精气盛衰与筋力的强弱有密切关系。

筋急，指筋脉拘急不柔，屈伸不便，多因体虚受风寒及血虚津耗，筋脉失养所致。《素问》卷三·五藏生成篇第十："是故多食咸，则脉凝泣而变色；多食苦，则皮槁而毛拔；多食辛，则筋急而爪枯；多食酸，则肉胝皱而唇揭；多食甘，则骨痛而发落。此五味之所伤也。"本证可见于破伤风，痉病，痹，惊风等。

拘挛：又作痀挛，属筋病，病证名。指肢体的筋

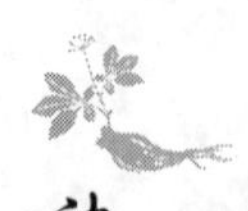

肉痉挛抽急收缩，不能伸展自如的症状。

《素问》卷十八·缪刺论篇第六十三：“邪客于足太阳之络，令人拘挛背急，引胁而痛。”多因阴血不足，风寒湿热侵袭及瘀血留滞所致。其症状，四肢牵引拘挛，活动不能自如。拘，肢体上的筋肉痉挛拘急收缩，不能伸展自如。《素问》卷一·生气通天论篇第三：“因于湿，首如裹，湿热不攘，大筋緛[①]短，小筋弛长，緛短为拘，弛长为痿。”

风湿痹：风湿，风和湿两种病邪。风，六淫之一，属阳邪，为外感疾病的先导，常与其他邪结合而致病。湿，六淫之一，属阴邪，性质重浊，能阻滞气的活动。风湿即风和湿两种病邪结合所致病证。

《金匮要略》卷上·痉湿暍病脉证第二：“风湿相搏，骨节疼痛，掣病不得伸，近之则痛剧，汗出短气，小便不利，恶风不欲去衣，或身微肿者，甘草附子汤主之。”“风湿痹”，痹症之一种，以风气、湿气偏盛而致。《诸病源候论》卷一·风病诸候上·风湿痹身体手足不随候：“风寒湿三气，合而为痹，其三气时来，亦有偏多偏少，而风湿之气偏多者，名风湿痹也。”又风湿痹候：“风湿痹痛之状：或皮肤顽厚，或肌肉酸痛，风寒湿三气杂至，合而成痹，其风湿之多，而寒气少者，为风湿痹也。由血气虚，则受风湿，而成此病，久不瘥，入于经络，搏于阳经，亦变令身体手足不随。”

下气：其义有三。

一则，病证名，指肠胃郁结而排泄气体，即矢气（放屁）。多因脾虚饮食不化或气滞不行所致。《素问》卷十·咳论篇第三十八：“心咳不已，则小肠受之，小肠咳状，咳而失气，气与咳俱失。”

二则，指人体下部之气。《灵枢》卷五·口问第二十八：“上气不足，脑为之不满，耳为之苦鸣，头为之苦倾，目为之眩。中气不足，溲便为之变，肠为之苦鸣。下气不足，则乃为痿厥心悗。”

三则，指药物的降气功效。《本经》言主“下气”药物尚有石斛、辛夷、吴茱萸、枳实、杏核仁、半夏、蜀椒、旋覆花等。

轻身益气：薏苡仁，健脾益气，除痹，利湿，使机体强健，药食两用，可久服。故言“轻身益气”。

三虫：指人体寄生虫，古代文献中之长虫、赤虫、蛲虫等。

---

① 緛：读 ruan。

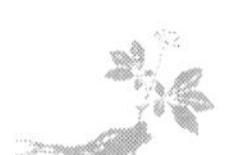

《诸病源候论》卷十八·三虫候："三虫者，长虫、赤虫、蛲虫也，为三虫。犹是九虫之数也。长虫，蚘虫也，长一尺，动则吐清水，出则心痛，贯心则死。赤虫状如生肉，动则肠鸣。蛲虫至细微，形如菜虫也。"

药物解读

《中华人民共和国药典》2015年版一部收载：薏苡仁，为禾本科植物薏苡 *Coix lacryma-jobi* L. var. ma-yuen（Roman.）Stapf 的干燥成熟种仁。

【性味归经】性凉，味甘、淡。归脾、胃、肺经。

【功能主治】利水渗湿，健脾止泻，除痹，排脓，解毒散结。用于水肿，脚气，小便不利，脾虚泄泻，湿痹拘挛，肺痈，肠痈，赘疣，癌肿等。

【药材(饮片)鉴别要点】本品呈宽卵形或长椭圆形，长4～8mm，宽3～6mm。表面乳白色，光滑，偶有残存的黄褐色种皮。一端钝圆，另端较宽而微凹，有一淡棕色点状种脐。背面圆凸，腹面有一条较宽而深的纵沟。质坚实，断面白色，粉性。气微，味微甜。

【拓展阅读——仲景使用薏苡仁情况】

仲景汤方应用薏苡仁共三方。

薏苡附子散(《金匮要略》方)　薏苡仁十五两，炮附子十枚，为末，每服一方寸匕，日三次。治疗寒湿而致之胸痹，平时痛缓，发时痛急。

薏苡附子败酱散(《金匮要略》方)　薏苡仁十分，附子二分，败酱草五分。为粗末，每服一方寸匕，水煎顿服。功能排脓消肿。治肠痈已成脓，身无热，肌肤甲错，腹皮急，按之濡，如肿状，脉数者。

麻黄杏仁薏苡甘草汤(《金匮要略》方)　麻黄半两，炙甘草一两，薏苡仁半两，杏仁十个。为粗末，每服四钱，水煎服，有微汗避风。功能发汗解表，祛风利湿。治风湿在表，一身尽疼，发热，日晡所剧者。本方是麻黄汤去桂枝加薏苡仁而成，方中麻黄散风寒，薏苡仁除湿热，杏仁利肺气，炙甘草和中，合用有发散风湿兼清湿热之效。

【临床药师、临床医师注意事项——薏苡仁"补脾"功效之说】

有文献记载薏苡仁补脾，这和党参、白术等之补脾意义迥别。薏苡仁补脾实为渗脾之湿而见补脾之效，且其补益之力较为和缓，切勿误读。

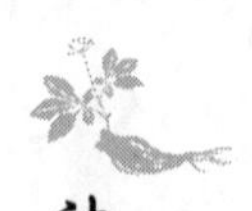

医籍论选

薏苡仁，米谷之属，夏长秋成，味甘色白，其性微寒，禀阳明金土之精。主治筋急拘挛，不可屈伸者，阳明润宗筋，宗筋主束骨而利关节。盖宗筋润，则诸筋自和；利关节，则屈伸自如。又，金能制风，土能胜湿，故治久风湿痹，肺属金而主气，薏苡禀阳明金气，故主下气。治久风湿痹，故久服轻身，下气而又益气。

——清・张志聪《本草崇原》

薏苡仁夏长秋成，味甘色白，禀阳明金土之精。金能制风，土能胜湿，故治以上诸症。久服轻身益气者，以湿行则脾健而身轻，金清则肺治而气益也。

——清・陈修园《神农本草经读》

苡仁气微寒，禀天秋金之燥气，入手太阴肺经。味甘无毒，得地中平之土味，入足太阴脾经。气降味和，阴也。《经》云：湿热不攘，则大筋软短而拘挛。苡仁气微寒，清热利湿，所以主筋急拘挛不可屈伸也。久风，长久之风也，风淫则末疾，所以手足麻木而湿痹生焉。苡仁甘寒，其主之者，甘以行之，寒以清之也。

微寒，禀秋金之燥气而益肺，肺气治则下行，故主下气。久服轻身益气者，湿行则脾健而身轻，金清则肺实而气益也。

——清・叶天士《本草经解》

薏苡。味甘，气香。入足太阴脾、足阳明胃经。燥土清金，利水泻湿，补己土之精，化戊土之气，润辛金之燥渴，通壬水之淋沥。最泻经络风湿，善开胸膈痹痛。

《金匮》薏苡附子散：薏苡十五两，附子十枚。杵为散，服方寸匕。治胸痹缓急者。以水土湿寒，浊阴上逆，清气郁阻，胸膈闭塞。证有缓急不同，而总属湿寒。薏仁泻湿而降浊，附子驱寒而破壅也。

——清・黄元御《长沙药解》

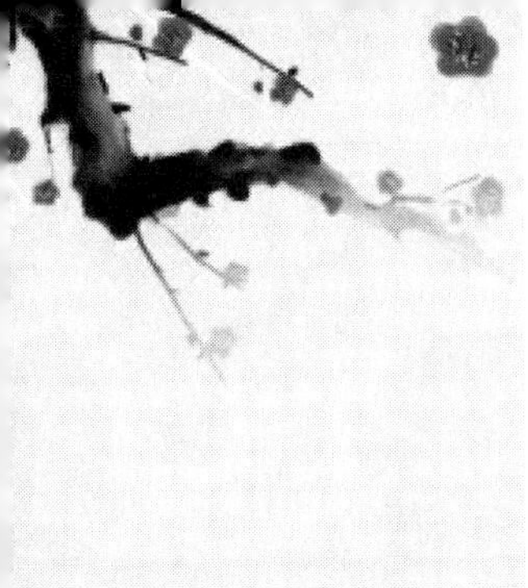

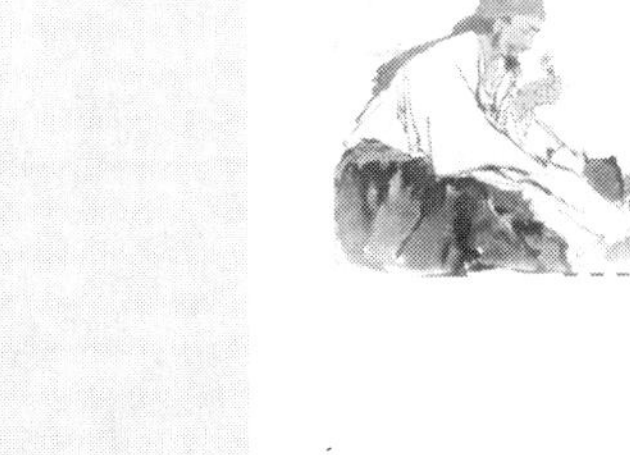

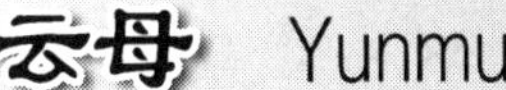

云母 Yunmu

【处方用名】白云母(Muscovite)。

【经文】云母，味甘平。主身皮死肌，中风寒热，如在车船上，除邪气，安五脏，益子精，明目。久服轻身延年。一名云珠，一名云华，一名云英，一名云液，一名云沙，一名磷石。生山谷。

经考证，云母，即现今硅酸盐类矿物白云母(Muscovite)$KAl_2[Si_3AlO_{10}](OH,F)_2$，单斜晶系。

云母在古代是较常用的单味药。后世至今较少应用。

本经要义

身皮死肌：徐大椿言：主身皮死肌，即皮肤疾患，如皮肤痈肿疮肿。云母色白入肺，肺主皮毛故也。“死肌”可参阅“猪牙皂”之本经要义“死肌”条。

中风寒热，如在车船上：肺气不固，肺气震荡，云母能镇之。中风寒热，指外感中风之恶寒发热。

除邪气，安五脏：取其云母清镇之功能。“邪气”，可参阅猪牙皂本经要义之“邪气”条和枸杞子本经要义之“五内邪气”项。

益子精：肺为肾之上源，故有此之功。“明目”，肺为肾之上源，眼白属肺，故能明目。

久肺轻身延年：肺气旺则全身气旺，故能使人健在。黄宫绣云：云母专入脾，兼入肝、肺。云母能

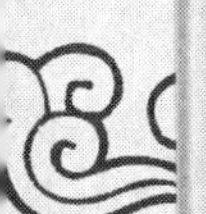

雲母，味甘平。主身皮死肌，中風寒熱，如在車船上，除邪氣，安五臟，益子精，明目。久服輕身延年。一名雲珠，一名雲華，一名雲英，一名雲液，一名雲沙，一名磷石。生山谷。

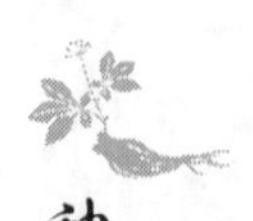

达肌温肉，安藏定魄，凡死肌败肉、恶毒阴疽及车船眩晕、痰饮头痛，皆当用此调治，与《本经》意同。

经方“蜀漆散”（《金匮要略》卷上方）：蜀漆洗去腥、云母烧二日夜、龙骨等分。用于助阳、祛痰、截疟等。治疗温疟证。

药物解读

【性味归经】味甘温，入肺、脾、膀胱经。

【功能主治】纳气坠痰，止血敛疮。治虚喘，眩晕，惊悸，癫痫，寒疟，久痢，金创出血，痈疽疮毒。

【要点】呈不规则的片状，大小不一，为多数薄片叠成，一般长 2～6cm。无色透明或呈白色，具玻璃样光泽。质韧，不易折断，但可片片剥离，薄片表面平滑，透明如玻璃纸，有弹性，能曲折，断面不平坦。有泥土气，无味。以易剥离、片大、透明者为佳。不溶于酸类，加碳酸钾烧之能溶解。

医籍论选

云母出太山山谷、齐山、庐山，及琅琊、北定山石间，今兖州云梦山及江州、淳州、杭越间，亦有生土石间，作片成层可析，明滑光白者为上。候云气所出之处，于下掘取即获，但掘时忌作声，此石乃云之根，故名云母，而云母之根，则阳起石也。今时用阳起石者有之，用云母者甚鲜，故但存《本经》原文，不加诠释，后凡存《本经》而不诠释者，义俱仿此。

——清·张志聪《本草崇原》

味甘，入足少阳胆、足太阳膀胱经。利水泻湿，消痰除疟。《金匮》蜀漆散方在蜀漆。用之治牝疟多寒，以其泻湿而行痰也。疟以寒湿之邪，结于少阳之经，与淋沥之证，皆缘土湿而阳陷。云母泻湿行痰，故治牝疟而除淋。

——清·黄元御《长沙药解》

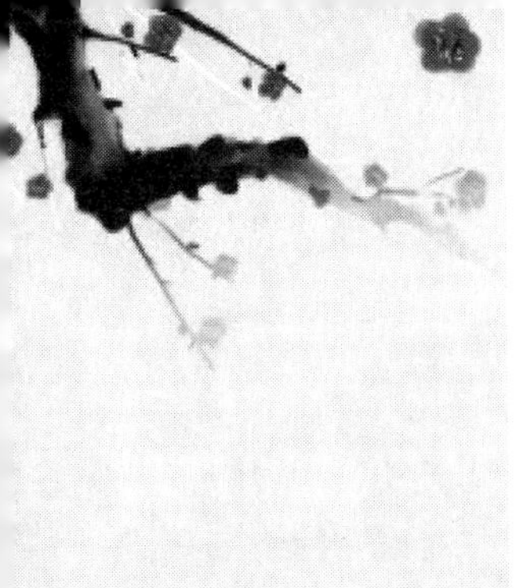

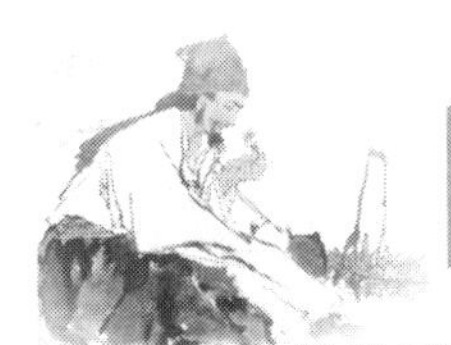

柞蝉 Zhachan

【处方用名】蝉蜕——蝉科 Cicadidae.

【经文】柞蝉，味咸寒。主小儿惊痫，夜啼，瘨病，寒热。生杨柳上。

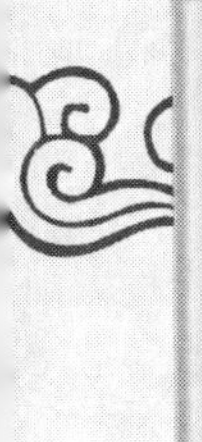

柞蟬，味鹹寒。主小兒驚癇，夜啼，瘨病，寒熱。生楊柳上。

本经要义

柞蝉：“柞”通“蚱”。《广雅》云：“蚼蛣，蝉也，旧作柞蝉。为蝉的虫体”。

关于柞蝉历代文献记载

梁·陶弘景《本草经集注》：“蚱蝉，味咸、甘；寒。无毒。主小儿惊痫，夜啼，癫病，寒热，惊悸，妇人乳难，胞衣不出，又堕胎。生杨柳上。五月采，蒸干之，勿令蠹。”言干燥虫体入药。

梁·陶弘景《名医别录》：“蚱蝉，味甘，无毒。主治惊悸，妇人乳难，胞衣不出，又堕胎。五月采，蒸干之，勿令蠹。又，壳名枯蝉，一名伏蜟，主小儿痫，女人生子不出，灰服之，主久痢。”言示干燥虫体和蝉蜕同等入药，其临床疗效有利。

宋·苏颂《图经本草》：“本草所谓蚱蝉，其实一种。蝉类虽众而为时用者独此一种耳。又医方多用蝉壳，亦此蝉所蜕壳也。又名枯蝉……今蜀中有一种蝉，其蜕壳头上有一

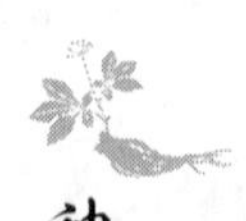

种如花冠状，谓之蝉花……医工云入药最奇。”

唐·苏敬《新修本草》：“蚱蝉，味咸、甘，寒，无毒。主小儿惊痫，夜啼，癫病，寒热，惊悸，妇人乳难，胞衣不出，又堕胎。生杨柳上，五月采，蒸干之，勿令蠹(虫)”。言明用干燥虫体。

五代·韩保昇《蜀本草》：“蚱蝉，味咸、甘，寒；无毒。主小儿惊痫，夜啼，癫病，寒热，惊悸，妇人乳难，胞衣不出，又堕胎，生杨柳上。五月采，蒸干，勿令蠹。”

明·李时珍《本草纲目》：“蚱蝉，主治小儿惊痫夜啼，癫病寒热，惊悸，妇人乳难，胞衣不出，能堕胎。小儿痫绝不能言，小儿惊哭不止，杀疳虫，去壮热。治肠中幽幽作声。蝉主产难，下胞衣，亦取其能退蜕之义。圣惠治小儿发痫，有蚱蝉汤、蚱蝉散、蚱蝉丸等方，今人只知用蜕，而不知用蝉也。”又云：“蝉蜕……治头风眩晕，皮肤风热，痘疹作痒，破伤风及疔肿毒疮，大人失音，小儿噤风天吊，惊哭夜啼，阴肿等”。

祝按：《本草纲目》所言说明两个问题。一是，蝉之全体和蝉蜕(蝉衣)同等入药。二是，蚱蝉和蝉蜕其临床性味、功效和所治病证有明显区别。李时珍还云：“蝉有五德：头上有帻，文也；含气吸露，清也；黍稷不享，廉也；处不巢居，俭也；应候有常，信也。”

清·张志聪《本草崇原》：“蚱蝉，气味咸甘寒，无毒。主治小儿惊痫，夜啼，癫病寒热。”“蝉蜕，气味咸甘，无毒。主治小儿惊痫，妇人生子不下。烧灰水服，治久痢。古人用身，后人用蜕”。

祝按：从西汉时期至清代，蚱蝉虫体入药，宋以后，蝉蜕与蚱蝉同等入药，但其性味、功用均有较大区别。现代教科书和《药典》所载蝉蜕之性味、归经与临床性效，并非是蝉蜕之真实功效，实则包含蚱蝉虫体功效。即临床中药中的一种现象：同基原不同入药部位，其临床性效有别，如桂枝与肉桂；瓜蒌根与瓜蒌壳；枳实与枳壳；青皮与陈皮；酸枣与酸枣仁；王不留行与王不留行子；木通与八月札等。

味寒咸：《经》言，蚱蝉，味咸寒。现代教科书和《药典》言，蝉蜕，性寒，

味甘。古今有明显差别。

小儿惊痫:"惊",原意指马因受突然而来的刺激而精神紧张,行动失常。《说文·马部》:"惊,马骇也。"《玉篇·马部》:"惊,逸也"。"逸",逃跑,奔跑等义。"惊"又表恐惧,惶恐等。《尔雅·释诂上》:"惊,惧也。"《诸病源候论》卷四十五·惊候:"小儿惊者,由血气不和,热实在内,心神不定,所以发惊,其者掣缩变成痫。"

"痫",病名,发作时手足痉挛,意思消失,俗称羊痫疯。《说文》:"痫,病也"。《诸病源候论》卷四十五·小儿杂病诸候一·痫候:"痫者,小儿病也。十岁已上为癫,十岁以下为痫。其发三状,或口眼相引,而目睛上摇,或手足掣纵,或背脊强直,或颈项反折。"

"小儿惊痫",指小儿急惊风发作。泛指"惊风"。《诸病源候论》卷四十五·惊痫候:"惊痫者,起于惊怖大啼,精神伤动,气脉不定,因惊发作成痫也。"

夜啼:病证名。《诸病源候论》卷四十七·小儿杂病诸候·夜啼候:"小儿夜啼者,藏冷故也。夜阴气盛,与冷相搏则冷动,冷动与藏气相并,或烦或痛,故令小儿夜啼也。然亦有犯触禁忌,亦令儿夜啼。"

祝按:所谓"犯触禁忌",即患儿受惊吓,恐惧等外部因素所致。

婴幼儿日间安静,夜晚多哭啼,甚至通宵难以入睡,天明始则渐转静。夜啼为婴幼儿神气未充,心火上乘所致。治宜清心安神。常用方剂如:甘麦大枣汤(《金匮要略》):甘草三两,小麦一升,大枣十枚。蝉花散(《小儿药证直诀》方):蝉蜕、僵蚕、炙甘草各一分,延胡索半分,共为末,一岁小儿,每服一字,四五岁,每服五分,食后蝉蜕煎汤送下。治惊风,夜啼,咬牙,咳嗽,及咽喉壅痛。

瘨病:"瘨",古代称重病。病轻者为疾。《说文·病部》:"病,疾加也"。《玉篇·病部》:"病,疾甚也"。"瘨"音 dian,癫。病名。《说文·疒部》:"瘨,病也"。《广韵·先韵》:"瘨,病也。癫,同瘨。"《神农本草经》蛇床子:"……除痹气,利关节,瘨痫恶疮。""瘨疾",即"癫痫"病。癫证和痫证的合称。癫,指精神错乱一类疾病。《诸病源候论》卷四十五·小儿杂病诸候:"十岁已上为癫……"《备急千金药方》卷十四·风癫第五:"黄帝问曰:人生而病癫疾者,安所得之?岐伯对曰:此得之在腹中时,其母有所数大惊也,气上而不下,精气并居,故令子发为癫疾。"

祝按:《本草经》蚤休之主"瘨疾"与柞蝉之主"瘨病"同类也,只是病之严重程度而言。

寒热:指恶寒发热症状的简称。"寒",是由寒邪引起,或阳气衰弱,阴气过盛而导致身体功能与代谢活动衰退,抵抗力减弱而出现的证候。"热"是由热邪而引起的阳气亢盛,出现的一系列症候群,如身热、烦躁、面目红赤、不恶寒反恶热、口干咽燥、喜冷饮、大便秘结、小便短赤、脉数等。"寒热"指忽寒忽热,寒与热相互出现。《诸病源候论》卷十二·黄病诸候凡二十六论·寒热候:"夫阳虚则外寒,阴虚则内热;阳盛则外热,阴盛则内寒。阳者受气于上焦,以温皮肤分肉之间,令寒气在外,则上焦不通,不通则寒独留于外,故寒栗也……"

药物解读

蚱蝉在现今教科书和《药典》中未收载,《中药大辞典》收载:蚱蝉,为蝉科昆虫黑蚱 *Cryptotoympana atrata* Fabricius. 的全虫。

【性味归经】性寒,味咸甘。归心、肝经。

【功能主治】清热,息风,镇惊。治疗小惊风,癫痫,夜啼。

【拓展知识——小议蚱蝉与蝉蜕】

入药部位不同,性效有别,古代用蚱蝉虫体,今只用其蝉蜕。有两点值得注意:一是蚱蝉包括了蝉蜕功效,二是蝉蜕不具备蚱蝉功效,这种现象在《神农本草经》《伤寒杂病论》中有很多实例。

医籍论选

蝉感秋气而生,应月周而去,禀金水之气化也。金能制风,水能清热,故主治小儿惊痫。昼鸣夜息,故止小儿夜啼。水火不交,则癫病寒热。蝉禀金水之精,能启下焦之水气,上合心包,故治癫病寒热……其味甘寒,能除风热,其性善蜕,能脱翳障,及女子生子不下。

古时用蝉身,今时只用蝉蜕,不复用身。

蝉蜕,气味咸甘寒,无毒。主治小儿惊痫,妇人生子不下,烧灰水服,治久痢。古人用身,后人用蜕。蜕者,褪脱之义。故眼膜翳障,痘瘖不起,皮肤瘾疹,一切风热之证,取而用之,学者知蝉性之本原,则知蝉蜕之治疗矣。

——清·张志聪《本草崇原》

古人用蝉，今人用蜕，气性亦相近。味咸寒。主小儿惊痫夜啼，癫病寒热。皆小儿风热之疾。蚱蝉感凉风清露之气以生，身轻而声嘹亮，得金气之发扬者也。又脱落皮壳，亦属人身肺经之位，故其性能清火驱风，而散肺经之郁气。若其质轻虚，尤与小儿柔弱之体为宜也。蚱蝉日出有声，日入无声，止夜啼，取其意也。

——清·徐大椿《神农本草经百种录》

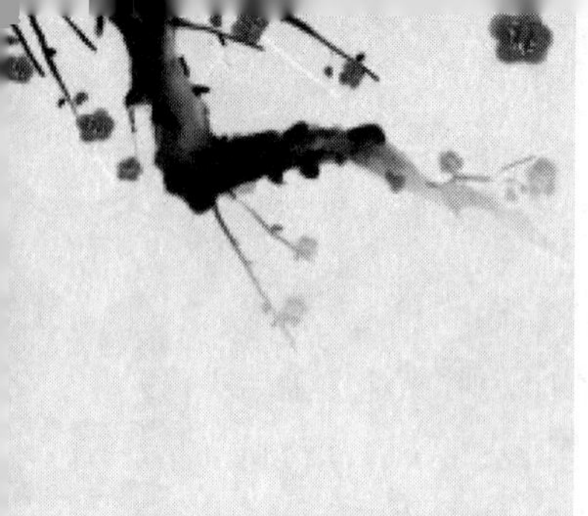

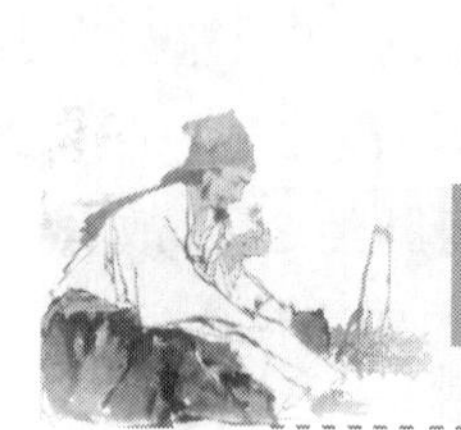

梓白皮 Zibaipi

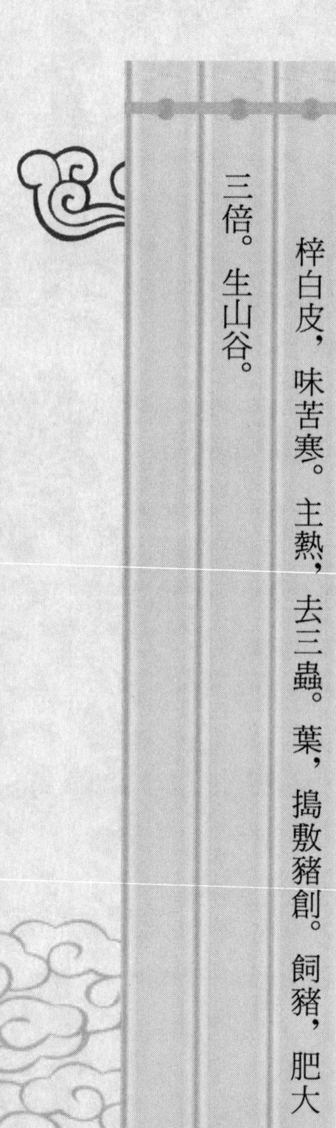

【处方用名】梓白皮——紫葳科 Bignoniaceae.

【经文】梓白皮，味苦寒。主热，去三虫。叶，捣敷猪创。饲猪，肥大三倍。生山谷。

梓白皮始载于《神农本草经》，历代本草文献均有记载，现代教科书和《药典》未收载。

本经要义

梓白皮：系紫葳科植物梓 *Catalpa ovata* G. Don. 的根皮或树皮。我国南北各地均产，资源极为丰富，其根、木材、叶、果实均供药用，现代教科书和《药典》均未收载。民间广泛用于肝、胆和肾脏疾病。其叶为极好的养猪饲料。

主热：“热”，在中医领域有三种解释。

一指热邪。在六淫中与火同一属性的致病因素。《素问》卷十九・五运行大论篇第六十七：“南方生热，热生火，火生苦，苦生心，心生血，血生脾。其在天为热，在地为火……热伤气，寒胜热。”

二指热证。辨证的八纲之一，各种原因引致阳气亢盛的病证。《素问》卷二・阴阳应象大论篇第五：“阴胜则阳病，阳胜则阴病。阳胜则热，阴胜则寒。重寒则热，重热则寒。”

三指中医治疗方法，属温法或祛寒法。《素问》卷二十二・至真要大论篇第七十四：“治诸胜复，寒

者热之，热者寒之，温者清之，清者热之……"

四为治病药物之寒、热、温、凉、平五性（气）之一，指热性（气）。

去三虫：参阅"蚯蚓"【本经要义】之"去三虫"解。

叶，捣敷猪创：应是最早兽医的外治法。

饲猪，肥大三倍：指用梓树也，用于养猪的饲料。

药物解读

梓白皮，为紫葳科 Bignoniaceae. 植物梓 *Catalpa ovata* G. Don. 的树皮。

【性味归经】性寒，味苦。归胆、胃经。

【功能主治】清热，解毒，杀虫。治疗时病发热，湿热黄疸，反胃，皮肤瘙痒，疥疮等。

【药材鉴别要点】梓白皮呈块片状，大小不等，皮片多呈卷曲状，外表栓皮层棕褐色，皱缩，具不明显的皮孔，有小支根脱落的痕迹。栓皮层易脱落，内表面黄白色，平滑细致，有细小的网状纹理，断面不整齐，呈纤维状，性微，味苦、涩。

祝按：梓白皮，目前市面上无该品种，未进入医院药房调配，但在民间广泛应用，已有几千年的药用历史。国内外对其研究成果颇多。关于梓白皮与桑白皮临床应用区别点可参阅《伤寒论药物古今变异与应用研究》（P23-26）：梓白皮与桑白皮。

【拓展阅读——张仲景使用梓皮情况】

仲景用梓白皮，仅见麻黄连轺赤小豆汤一方。用量一升。

仲景云："伤寒瘀热在里，身心发黄，麻黄连轺赤小豆汤主之。"方中梓白皮清热利湿。正如黄元御所云："梓白皮苦寒清利，入胆胃而泄湿热，湿热消则黄自退。"

麻黄连轺赤小豆汤方解："生梓白皮苦寒清热除湿以退黄……惟梓白皮药肆不备，可代以桑白皮，或再加茵陈。"此说不妥，易造成后学者误解。桑白皮和梓白皮基原、性味、归经、临床性效迥别，梓白皮在我国资源极为丰富，苦寒，清热除湿退黄，不能用桑白皮代替。《订正伤寒论》指出："无梓白皮，以茵陈代之。"其说可取。

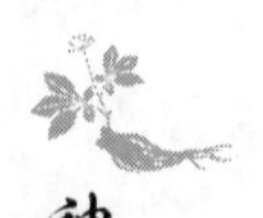

医籍论选

梓白皮，无毒，主治目中患。皮主吐逆胃反，去三虫，小儿热疮，身头热烦，蚀疮。汤浴之，并封薄散敷。嫩叶，主烂疮也。

——梁·陶弘景《名医别录》

梓白皮，气味苦寒，无毒。主治热毒，去三虫。梓楸同类；梓，从辛，楸，从秋，禀金气也。气味苦寒，禀水气也。禀水气，故主治热毒。禀金气，故主杀三虫。阳明篇云：伤寒瘀热在里，身必发黄，麻黄连轺赤小豆汤主治之，内用梓白皮，义可知矣。

——清·张志聪《本草崇原》

梓白皮，苦寒无毒，取根去外黑皮用。《本经》治热毒，杀三虫。《发明》梓皮苦寒，能利太阳、阳明经湿热。仲景麻黄连轺赤小豆汤用之，其治温病复伤寒饮变为胃啘者，煮汁饮之，取其引寒饮湿邪下泄也。

——清·张璐《本经逢原》

生梓白皮，味苦、性寒。入足少阳胆、足阳明胃经。泻戊土之湿热，清甲木之郁火。《伤寒》麻黄连轺赤小豆汤。用之治阴病，瘀热在里而发黄者，以其清胃胆上逆之瘀热也。

太阴土湿，胃气逆行，胀满不运，壅碍甲木下行之路。甲木内侵，束逼戊土，相火郁遏，湿化为热，则发黄色，以木主五色，入土化黄故也。梓白皮苦寒清利，入胆胃而泻湿热，湿热消则黄自退。

胆胃上逆，浊气熏冲，则生恶心呕秽之证；湿热郁遏，不得汗泄，则生疥痤癣痱之病。其诸主治，清烦热，呕吐，洗癣疥，除瘙痒。

——清·黄元御《长沙药解》

12